Manual de práticas NAS DOENÇAS INFLAMATÓRIAS INTESTINAIS

ALBERT EINSTEIN
SOCIEDADE BENEFICENTE ISRAELITA BRASILEIRA

Manual de práticas NAS DOENÇAS INFLAMATÓRIAS INTESTINAIS

Coordenador
Arceu Scanavini Neto

manole
editora

Editora: Cristiana Gonzaga S. Corrêa
Projeto gráfico: Departamento Editorial da Editora Manole
Diagramação: Elisabeth Miyuki Fucuda
Ilustrações: Eduardo Borges
Capa e ilustração da capa: Iuri Guião

CIP-BRASIL. CATALOGAÇÃO NA PUBLICAÇÃO
SINDICATO NACIONAL DOS EDITORES DE LIVROS, RJ

M251
Manual de práticas nas doenças inflamatórias intestinais / coordenação Arceu Scanavini Neto. - 1. ed. - Santana de Parnaíba [SP] : Manole, 2023.

Inclui bibliografia
ISBN 9788520464915

1. Doenças inflamatórias intestinais. 2. Intestinos - Doenças. I. Scanavini Neto, Arceu.

23-85143 CDD: 616.344
CDU: 616.34-002

Gabriela Faray Ferreira Lopes - Bibliotecária - CRB-7/6643

Edição – 2023

Editora Manole Ltda.
Alameda América, 876
Tamboré – Santana de Parnaíba – SP – Brasil
CEP: 06543-315
Fone: (11) 4196-6000
www.manole.com.br | https://atendimento.manole.com.br/

Impresso no Brasil
Printed in Brazil

Sumário

Coordenador

Arceu Scanavini Neto
Coordenador do Grupo Médico Assistencial de Doenças Inflamatórias Intestinais do Hospital Israelita Albert Einstein. Cirurgião Assistente do Grupo de Doenças Inflamatórias Intestinais da Disciplina de Coloproctologia/Disciplina de Cirurgia do Aparelho Digestivo do Hospital das Clínicas da Faculdade de Medicina da Universidade de São Paulo.

Autores

Adriana Murari França
Enfermeira Estomaterapeuta pela Faculdade Israelita Albert Einstein. Enfermeira Pleno da Gastroenterologia, 10A, do Hospital Israelita Albert Einstein.

Alexandre de Sousa Carlos
Médico Assistente do Departamento de Gastroenterologia e Coordenador do Centro Diagnóstico em Gastroenterologia do Hospital das Clínicas da Faculdade de Medicina da Universidade de São Paulo. Membro do GMA de Doença Inflamatória Intestinal do Hospital Israelita Albert Einstein. Membro Titular da Federação Brasileira de Gastroenterologia, Sociedade Brasileira de Endoscopia e Grupo de Estudos da Doença Inflamatória Intestinal no Brasil.

André Ibrahim David
Professor Adjunto Chefe da Disciplina de Técnica Operatória e Cirurgia Experimental do Departamento de Cirurgia da Escola Paulista de Medicina da Universidade Federal de São Paulo. Cirurgião do Programa de Transplante de Intestino e Multivisceral do Hospital Israelita Albert Einstein. Pós-doutorado em Transplante Multivisceral. MBA em Gestão de Saúde.

André Mello Gerhardt
Médico Cardiologista da Unidade de Pronto Atendimento do Hospital Israelita Albert Einstein. Médico Assistente do Setor de Coronariopatias Crônicas do Instituto Dante Pazzanese de Cardiologia (IDPC). Especialista em Aterosclerose pelo Instituto do Coração do Hospital das Clínicas da Faculdade de Medicina da Universidade de São Paulo. Cardiologista pelo IDPC.

Arceu Scanavini Neto

Coordenador do Grupo Médico Assistencial de Doenças Inflamatórias Intestinais do Hospital Israelita Albert Einstein. Cirurgião Assistente do Grupo de Doenças Inflamatórias Intestinais da Disciplina de Coloproctologia/Disciplina de Cirurgia do Aparelho Digestivo do Hospital das Clínicas da Faculdade de Medicina da Universidade de São Paulo.

Camilla de Almeida Martins

Gastroenterologista pela Faculdade de Medicina da Universidade de São Paulo. Doutoranda em Ciências Médicas em Gastroenterologia. Membro do Grupo de Estudos em Doenças Inflamatórias Intestinais Brasileiro.

Elaine Vilar Jacobsen Azevedo

Enfermeira Referência no Centro de Doenças Inflamatórias Intestinais e em Feridas do Hospital Israelita Albert Einstein – Unidade Avançada Perdizes. Especialista em Enfermagem Dermatológica pela Universidade Estácio de Sá.

Eliane Aparecida Rosseto Welter

Residência Médica em Patologia Clínica. Título de Especialista em Patologia Clínica/Medicina Laboratorial. Mestre e MBA pela Sociedade Beneficente Israelita Brasileira Hospital Albert Einstein. Médica Assistente Coordenadora do Setor de Imunoquímica do Laboratório Clínico do Departamento de Patologia Clínica e Anatomia Patológica do Hospital Israelita Albert Einstein.

Fabiana Corcovado

Nutricionista do Centro de Oncologia e Hematologia do Hospital Israelita Albert Einstein. Especialista em Nutrição Oncológica pelo Instituto do Câncer do Estado de São Paulo (ICESP)/Faculdade de Medicina da Universidade de São Paulo (FMUSP) e em Nutrição Hospitalar pela Faculdade Israelita de Ciências da Saúde Albert Einstein.

Fábio Grunspun Pitta

Médico Assistente da Unidade Clínica de Aterosclerose do Instituto do Coração do Hospital das Clínicas da Faculdade de Medicina da Universidade de São Paulo. Médico do Programa de Cardiologia do Hospital Israelita Albert Einstein.

Igor Calil
Cirurgião do Programa de Transplantes de Órgãos Abdominais do Hospital Israelita Albert Einstein. Cirurgião Geral e do Aparelho Digestivo do Hospital das Clínicas da Faculdade de Medicina de Ribeirão Preto da Universidade de São Paulo.

Jaime Zaladek Gil
Gastroenterologista do Hospital Israelita Albert Einstein e da Universidade Federal de São Paulo.

Jane Oba
Médica da Clínica de Especialidades Pediátricas do Hospital Israelita Albert Einstein – Área de Atuação em Gastroenterologia Pediátrica. Pós-doutoranda, Mestre e Doutora em Gastroenterologia Pediátrica pelo Departamento de Pediatria da Faculdade de Medicina da Universidade de São Paulo. *Fellow* em Gastroenterologia pela Universidade de Osaka, Japão. Coordenadora do Departamento de Pediatria do Grupo de Estudos em Doenças Inflamatórias Intestinais Brasileiro.

Juliana Harumi Mendes Yasui
Enfermeira Especialista em Oncologia pela Faculdade Israelita Albert Einstein. Enfermeira Sênior da Gastroenterologia, 10A, do Hospital Israelita Albert Einstein.

Luísa Leite Barros
Gastroenterologista e Hepatologista do Hospital das Clínicas da Faculdade de Medicina da Universidade de São Paulo (HCFMUSP). Doutora em Ciências em Gastroenterologia pela USP. Pós-doutorado em Doenças Inflamatórias Intestinais na Mayo Clinic, EUA.

Maiara Mattosinho Soares Zukauskas
Psicóloga do Centro de Excelência em Doenças Inflamatórias do Hospital Israelita Albert Einstein. Especialização em Psicologia Hospitalar Infantil e Adulta. Aperfeiçoamento em Psico-oncologia.

Marcos Takeo Obara
Médico Patologista do Hospital Israelita Albert Einstein.

Maria Lucia Facundo de Souza Saito
Enfermeira Estomaterapeuta pela Universidade Estadual de Campinas. Coordenadora de Enfermagem da Gastroenterologia, 10A, do Hospital Israelita Albert Einstein.

Maria Lucicleide da Silva Santos
Enfermeira referência no Centro na Imunização do Hospital Albert Einstein – Unidade Avançada Perdizes.

Marcelo Assis Rocha
Médico Radiologista do Grupo de Abdome da Diretoria de Imagem do Hospital Israelita Albert Einstein.

Marcelo Franken
Doutor em Cardiologia pela Faculdade de Medicina da Universidade de São Paulo. Gerente Médico do Programa de Cardiologia do Hospital Israelita Albert Einstein.

Mirna Maria Dourado Gomes da Silva
Nutricionista Clínica da UTI Neonatal do Hospital Israelita Albert Einstein. Especialista em Nutrição Clínica Pediátrica pelo Hospital das Clínicas da Faculdade de Medicina da Universidade de São Paulo. Pós-graduada em Nutrição Pediátrica pela Boston University School of Medicine, EUA.

Natascha Silva Sandy
Pediatra e Gastropediatra com Especialização Clínica em Gastroenterologia, Hepatologia e Nutrição Pediátricas pelo Hospital for Sick Children da Universidade de Toronto, Canadá. Médica Gastroenterologista Pediátrica no Hospital Israelita Albert Einstein. Médica Hepatologista Pediátrica no Instituto da Criança e do Adolescente do Hospital das Clínicas da Faculdade de Medicina da Universidade de São Paulo.

Nayara Salgado Carvalho
Especialização em Gastroenterologia na Irmandade Santa Casa de Misericórdia de São Paulo. Pós-Graduação em Doenças Funcionais e Manometria do Aparelho Digestivo no Hospital Israelita Albert Einsten. Título de Especialista em Gastroenterologia pela Federação Brasileira de Gastroenterologia.

Rafael Antonio Arruda Pecora

Professor Assistente de Clínica Cirúrgica da Faculdade Israelita de Ciências da Saúde Albert Einstein. Doutor pela Faculdade de Medicina da Universidade de São Paulo. Responsável Técnico pelo Programa de Transplante Intestinal e Multivisceral do Hospital Israelita Albert Einstein.

Renata Emy Ogawa

Médica Radiologista do Grupo de Abdome da Diretoria de Imagem do Hospital Israelita Albert Einstein.

Ricardo Akiba

Cirurgião do Aparelho Digestivo. Assistente do Grupo de Coloproctologia e Ambulatório de Doenças Inflamatórias Intestinais da Universidade Federal de São Paulo. Coordenador de Cirurgia Geral do Hospital Municipal Vereador José Storopolli.

Silvia Sanches Rodrigues

Biomédica pela Escola Paulista de Medicina da Universidade Federal de São Paulo. Especialização pela Universidade de Santo Amaro. Analista de Laboratório Sênior no Setor de Imunologia do Laboratório Clínico do Hospital Israelita Albert Einstein.

Vera Lucia Sdepanian

Professora Adjunta e Chefe da Disciplina de Gastroenterologia Pediátrica da Escola Paulista de Medicina da Universidade Federal de São Paulo (EPM-Unifesp). Pós-Doutorado no Departamento de Gastroenterologia Pediátrica da Universidade de Maryland, EUA. Doutora e Mestre em Medicina pela EPM-Unifesp e em Gastroenterologia Pediátrica e Nutrição pela Universidade Internacional de Andaluzia, Espanha. Supervisora do Programa de Residência Médica em Gastroenterologia Pediátrica da EPM-Unifesp. Orientadora do Programa de Pós-graduação em Pediatria e Ciências Aplicadas à Pediatria da EPM-Unifesp. Presidente do Departamento de Gastroenterologia da Sociedade de Pediatria de São Paulo.

Prefácio

Ainda que não sejam as enfermidades gastrointestinais mais prevalentes, as doenças inflamatórias intestinais (DII) estão entre as que mais impactam na qualidade de vida dos pacientes – em geral indivíduos jovens, na faixa dos 15 a 40 anos –, impondo severas limitações às atividades profissionais, escolares, sociais e de lazer. No Brasil, segundo estudo[1] que analisou informações de mais de 212 mil pacientes, a prevalência de DII por 100 mil habitantes tem aumentado, passando de 30,01 em 2012 para 100,13 em 2020.

Do diagnóstico ao tratamento, as DII envolvem uma teia de dimensões tão complexa quanto suas causas, que combinam fatores genéticos, imunológicos e alterações na microbiota intestinal com fatores ambientais associados à alimentação e ao estilo de vida moderno. Embora ainda tenhamos muito a desvendar a respeito dessas doenças, o fato é que os conhecimentos gerados principalmente nas duas últimas décadas trouxeram avanços significativos.

Este *Manual* traz conteúdos atualizados e abrangentes sobre esse caleidoscópio de dimensões das DII, em particular as duas principais moléstias desse grupo: a doença de Crohn e a retocolite ulcerativa. Coordenada pelo Dr. Arceu Scanavini Neto, um dos coordenadores da pós-graduação em Coloproctologia do Einstein, esta obra reúne um conjunto de autores com amplo conhecimento teórico e sólida experiência prática no cuidado das DII.

O papel das investigações radiológicas, endoscópicas, histológicas e bioquímicas; os fatores de risco e estudos genéticos; os aspectos nutricional e psicológico; e as frentes de tratamento clínico e cirúrgico são detalhados ao longo dos capítulos, incluindo abordagens diferenciadas nos pacientes adultos e pediátricos. O atendimento multidisciplinar integrado e efetivamente centrado no paciente é essencial. São pessoas portadoras de uma doença que reflete negativamente em todos os aspectos de sua vida e que seguirá sempre presente com seus períodos de remissão e exacerbação. Assim, tão importante como os cuidados assistenciais é o autocuidado, um campo em que a enfermagem tem atuação importante, preparando o paciente para práticas que o ajudarão a conviver com a doença sem abrir mão da qualidade de vida. Esse tema também está presente no manual, assim como outra face perversa das DII que merece atenção: o aumento do risco de infarto e de outras doenças cardiovasculares.

Apesar dos avanços em medicamentos, como os imunobiológicos, e dos procedimentos cirúrgicos menos invasivos, as DII ainda não têm cura. Portanto, o desafio do médico é mantê-las sob controle, evitar complicações e agravamento dos quadros. Este *Manual* é um aliado precioso para estudantes e profissionais que querem aprofundar seus conhecimentos no tema e aplicá-los para proporcionar aos seus pacientes com DII aquilo que eles mais aspiram: melhor qualidade de vida.

Boa leitura.

Sidney Klajner
Presidente da Sociedade Beneficente Israelita
Brasileira Hospital Albert Einstein.

REFERÊNCIA BIBLIOGRÁFICA

1. AB Quaresma, AOMC Damiao, CSR Coy, DO Magro, DA Valverde, R Panaccione, et al. Temporal Trends in the epidemiology of Inflammatory Bowel Diseases in the public healthcare system in Brazil: A large population-based study. DOP 41, ECCO congress, 2021. Disponível em: https://www.thelancet.com/journals/lanam/article/PIIS2667-193X(22)00115-6/fulltext. Acesso em 10 ago 2023.

Apresentação

Idealizamos esta obra com intuito de ser um guia de consulta rápida aos colegas de muitas das disciplinas e especialidades envolvidas na atenção e cuidado de pacientes com doenças inflamatórias intestinais (DII).

Como somos, ano após ano, premiados como o melhor Hospital do país na área de Gastroenterologia, nos sentimos pressionados a tirar esta obra da fase de planejamento e colocá-la em curso de produção, tendo em vista o crescente interesse das DII dentre os tópicos da Gastroenterologia e da Cirurgia do Aparelho Digestivo e Coloproctologia.

Surgiu a dúvida sobre a estrutura, sobre quais temas deveriam ser abordados, e não gostaríamos de realizar uma obra sem o caráter de ineditismo, que a ocasião ensejava. A ideia de ser, como mencionado, um guia prático foi a escolha.

Da mesma forma, a definição dos temas que compõem os capítulos do livro partiu de consenso dentro do Grupo Médico Assistencial (GMA) do Hospital Israelita Albert Einstein. Alguns, como os capítulos sobre transplante intestinal ou o de risco cardiovascular, ganharam espaço espontaneamente e se tornaram destaque, pois não serão encontrados com facilidade em outras obras que interessem às DII, já que exigem estrutura da organização não facilmente reprodutível, mas que aqui temos incorporadas no cotidiano do Hospital. Não escolhemos temas que não sejam realmente do nosso dia a dia.

A missão do Hospital Israelita Albert Einstein, de estar sempre à frente dos recursos suficientes ou necessários para atendimento da população, nos estimula a sempre estudar, buscando a fronteira do conhecimento para acompanhar a disponibilidade destes recursos de ponta.

Agradecemos a todos os envolvidos, autores, equipe de apoio dos GMAS, direção do Hospital, equipe da Editora Manole, pois não conseguiríamos executar esta obra sem vocês.

Para os leitores, que esta obra os ajude a cuidar melhor dos pacientes, sempre com embasamento técnico e ético.

Para Deus, nossos agradecimentos pela oportunidade de tratar de nossos pacientes, irmãos, que necessitem de nossa ajuda, sempre contado com sua iluminação nos momentos de dúvida e tomada de decisões.

CAPÍTULO 1

Propedêutica laboratorial nos pacientes com doença inflamatória intestinal

Natascha Silva Sandy
Eliane Aparecida Rosseto Welter
Silvia Sanches Rodrigues

Pontos-chave

- Nenhum exame laboratorial é específico o suficiente para estabelecer de forma definitiva o diagnóstico de doença inflamatória intestinal (DII) ou indicar de forma absoluta a ocorrência de atividade de DII; e estudos laboratoriais normais também não excluem o diagnóstico de DII.
- A propedêutica laboratorial inclui testes gerais, testes para apoio ao diagnóstico de DII, diagnósticos diferenciais, avaliação dos pacientes em preparo para o tratamento, marcadores substitutos para atividade/inflamação intestinal e avaliação de resposta ao tratamento, assim como estratificação de risco e avaliação do estado nutricional.
- A detecção de uma infecção entérica não afasta o diagnóstico de DII.
- A calprotectina fecal é considerada um biomarcador com maior valor diagnóstico para DII ativa quando comparada com marcadores sanguíneos.
- Antes do início de terapia imunossupressora, está indicada a realização de triagem para tuberculose latente, hepatites B e C, VZV e HIV. Durante a pandemia de covid-19, foi recomendada também a triagem para SARS-CoV-2.
- Testes para monitoramento terapêutico incluem atividade da enzima tiopurina-S-metil transferase (TPMT) e/ou metabólitos 6-tioguanina (6-TGN), no caso de uso de tiopurinas, e do nível terapêutico de droga (TDM – do inglês *therapeutic drug monitoring*), no caso de biológicos.

INTRODUÇÃO

Muitos aspectos das doenças inflamatórias intestinais (DII) ainda representam desafios para os médicos que tratam dessas condições nos mais diversos aspectos: diagnóstico, avaliação de prognóstico, da atividade e gravidade da doença, bem como desfechos da terapia. Para cada um desses aspectos, não existe um único teste ou exame padrão-ouro.[1] Testes laboratoriais são úteis para apoiar o diagnóstico e o manejo das DII, embora não sejam específicos para a definição diagnóstica ou exclusivos para a avaliação da atividade da DII – esses diagnósticos se baseiam na combinação de exame clínico, testes laboratoriais, endoscopia, histologia e exames de imagem. Por outro lado, também se faz necessário enfatizar que testes laboratoriais sem alterações não excluem o diagnóstico de DII.[2]

Exames laboratoriais podem contribuir com o diagnóstico da DII, auxiliar na diferenciação entre a doença de Crohn (DC) e a retocolite ulcerativa (RCU), no início de terapia e no seguimento clínico, para atividade inflamatória intestinal e avaliação de resposta ao tratamento, estratificação de risco e avaliação do estado nutricional. Além disso, os exames laboratoriais podem auxiliar em diagnósticos diferenciais, ou em diagnósticos concomitantes, como o da colangite esclerosante primária (CEP).[3,4]

EXAMES GERAIS

Na investigação de quadros inflamatórios intestinais, considera-se a solicitação de um perfil de testes gerais que pode incluir hemograma, provas de atividade inflamatória, albumina, enzimas hepáticas e canaliculares, perfil de ferro, investigação de quadros infecciosos entéricos (incluindo o *C. difficile*), dentre outros.

O hemograma completo permite avaliar indicadores úteis da atividade da doença. Comumente pode ser observada anemia, como a anemia de doença crônica (geralmente com volume corpuscular médio – VCM – normal), anemia por deficiência de ferro (geralmente com VCM baixo) resultante de perda sanguínea ou por má absorção, e anemia macrocítica (por deficiência de folato e/ou vitamina B12 – com VCM alto). Deve-se notar que o VCM pode estar elevado em pacientes em uso de tiopurinas. Uma contagem elevada de leucócitos é comum em pacientes com DII ativa e não necessariamente indica infecção, e também pode acontecer em resposta à corticoterapia. A contagem de plaquetas pode estar normal ou elevada no contexto de inflamação ativa.

A velocidade de hemossedimentação (VHS) e o nível de proteína C reativa (PCR) são frequentemente usados como marcadores sorológicos inflamatórios, não sendo específicos para DII. A medição desses marcadores também auxilia no monitoramento da atividade da doença e na resposta ao tratamento. Entretanto, deve-se observar que uma parcela menor, mas significativa, de até 15%

dos pacientes com DC ou RCU pode não ter níveis elevados de VHS ou PCR, mesmo apresentando inflamação ativa significativa.[5] A PCR já foi mais utilizada para seguimento, porém sua baixa sensibilidade e baixa correlação com avaliação endoscópica têm desestimulado esse uso.[6]

EXAMES LABORATORIAIS PARA DIAGNÓSTICOS DIFERENCIAIS

Infecções intestinais/entéricas

As infecções intestinais constituem importante diagnóstico diferencial de DII, além de também poderem atuar como desencadeantes de atividade da DII. É fundamental notar que a detecção de uma infecção entérica não afasta o diagnóstico de DII. Quando possível/disponível, deve ser realizada coprocultura para excluir *Salmonella*, *Shigella*, *Yersinia* e *Campylobacter*. Além disso, para *Entamoeba histolytica*, é recomendado realizar reação em cadeia de polimerase (*polymerase chain reaction* – PCR) para *Entamoeba* ou teste de antígeno nas fezes, assim como reação em PCR ou toxinas (A e B) do *Clostridium difficile*, e pesquisa de ovos e parasitas nas fezes. Para pesquisa de helmintíase (*Strongyloides stercoralis*, *Schistosoma* spp.), o coprológico teria menor sensibilidade e especificidade para o diagnóstico; a placa de ágar e a sorologia Elisa são mais frequentemente utilizados e também mais específicos. Alternativamente, pode ser realizado, se disponível, um painel molecular para pesquisa de múltiplos agentes causadores de diarreias infecciosas – esses painéis incluem diferentes bactérias, vírus e parasitas, conforme o tipo do painel, mas têm a desvantagem do custo relativamente elevado. Exames sorológicos para *Giardia lamblia*, *Yersinia* (Elisa usando antígeno *Y. enterocolitica* sorogrupo O:3 LPS para medir anticorpos específicos IgA, IgG e IgM) e amebíase podem ser úteis para populações de risco ou em áreas endêmicas. Finalmente, a avaliação da colite por citomegalovírus deve ser considerada em pacientes com colite aguda grave refratária a esteroides. A infecção por *Helicobacter pylori* também deverá ser considerada. Os testes invasivos consistem em endoscopia, teste rápido da urease (TRU), histologia e cultura. Os testes não invasivos incluem o teste respiratório com ureia (UBT), teste de antígeno da *Helicobacter pylori* nas fezes por imunoensaio (Elisa), sorologias (*Helicobacter* IgG, IgA e IgM por quimioluminescência ou Elisa) e diagnóstico molecular.[7]

Outros agentes etiológicos responsáveis por infecções intestinais incluem: tuberculose intestinal (*Mycobacterium tuberculosis*); actinomicose (*Actinomyces israelii*) e histoplasmose (*Histoplasma capsulatum*).[8] Para esses agentes, normalmente a suspeita diagnóstica é histológica, podendo ser realizados testes direcionados para confirmação diagnóstica.

Outras causas de ileocolite

Outros testes podem ser solicitados para contribuir na identificação de causas da ileocolite e diagnósticos diferenciais relevantes das doenças inflamatórias intestinais. Causas importantes incluem doenças vasculares que cursam com ileocolite, ileíte ou colite induzida por drogas, e DII-*like* por doenças monogênicas que causam imunodeficiência ou imunodesregulação.[8]

Causas vasculares de ileocolite que mimetizam doença inflamatória intestinal

Colite isquêmica; vasculite de grandes vasos (arterite de Takayasu e arterite de células gigantes), médios vasos (lúpus eritematoso sistêmico e poliarterite nodosa) e pequenos vasos; vasculite por imunocomplexos (p. ex., púrpura de Henoch-Schönlein) e vasculite associada a ANCA (anticorpos anticitoplasma de neutrófilos), como poliangeíte microscópica, granulomatose com poliangeíte (antigamente chamada de granulomatose de Wegener) e granulomatose eosinofílica com poliangeíte (síndrome de Churg-Strauss); síndrome de Behçet. Nessas investigações pode ser solicitado o teste FAN-HEp-2, para triagem de doenças autoimunes; o teste ANCA direcionado à proteinase 3 (PR3 – normalmente associado ao padrão c-ANCA) e à mieloperoxidase (MPO – normalmente associado ao padrão p-ANCA) é comumente realizado para apoiar o diagnóstico de vasculites associadas ao ANCA (VAA), que englobam granulomatose com poliangeíte (GPA), poliangeíte microscópica (PAM) e granulomatose eosinofílica com poliangeíte (Gepa).

Enterite ou colite induzida por drogas que mimetiza doença inflamatória intestinal

Anti-inflamatórios não esteroides (Aine), micofenolato mofetil e no tratamento do câncer com inibidores de *checkpoint* imunológico, como o ipilimumabe (anticorpo anti-CTLA-4) e o nivolumabe ou pembrolizumabe (anticorpos anti-PD-1), são drogas que classicamente podem causar enterite induzida por drogas, sem testes laboratoriais específicos disponíveis.

EXAMES DIRECIONADOS PARA DOENÇA INFLAMATÓRIA INTESTINAL

Muitos estudos avaliaram a utilidade dos exames sorológicos mais direcionados para o apoio do diagnóstico de DII, como ANCA, anticorpos anti-*Saccharomyces cerevisiae* (ASCA) e outros anticorpos, assim como a utilidade da calprotectina fecal. Os testes ASCA e ANCA têm utilidade limitada para diferenciar DC e RCU. No teste ASCA são avaliados anticorpos das classes IgG e IgA, que podem ser por método manual imunoenzimático (Elisa) ou automatizados, como o imunoenzimático fluorimétrico (Elia). O teste ANCA é realizado por método manual de imunofluorescência indireta (IFI) em neutrófilos humanos fixados com etanol e formalina. Os resultados reagentes são descritos por padrões de leitura como padrão citoplasmático (c-ANCA), padrão perinuclear (p-ANCA), padrão atípico (a-ANCA) e padrão p-ANCA atípico, em diferentes títulos. De forma geral, considera-se que a combinação de p-ANCA positivo e ASCA negativo seja mais sugestiva de RCU, enquanto o padrão inverso – ASCA positivo, p-ANCA negativo – é mais sugestivo de DC. No entanto, esse padrão não tem boa acurácia para diferenciar DC colônica, RCU e DII não classificada, limitando a utilidade desses marcadores.[9] Há diversos estudos que discutem esses marcadores sorológicos como fatores prognósticos ou preditores de resposta, com resultados inconsistentes e com pouca aplicabilidade clínica. Em estudo nacional com pacientes pediátricos, a proporção de pacientes com teste positivo para p-ANCA foi significativamente maior no grupo com RCU (69,9%) em comparação ao grupo com DC (30,4%), além de ser significativamente maior no grupo DC *versus* o grupo-controle ($P < 0,001$ para ambas).[10]

A dosagem de calprotectina fecal tem sido cada vez mais usada como marcador de atividade da doença, por ser sensível e ter boa associação com os resultados da colonoscopia. É formada por um heterocomplexo de proteínas S100A8 e S100A9, sendo uma proteína de ligação ao cálcio e ao zinco. É considerada um biomarcador proteico produzido e liberado pelos granulócitos durante a inflamação intestinal, secretada extracelularmente por neutrófilos estimulados ou liberada por ruptura ou morte celular. A presença de calprotectina nas fezes relaciona-se quantitativamente com a migração de neutrófilos através da parede intestinal inflamada, para a luz do intestino; assim, representa um marcador útil de inflamação intestinal.

Os níveis de calprotectina fecal são diretamente proporcionais ao grau de inflamação da mucosa e sua dosagem laboratorial tem valor preditivo negativo alto, podendo considerar exclusão da doença inflamatória intestinal e em muitos casos evitar colonoscopias desnecessárias. É um marcador de alta sensibilidade utilizado na diferenciação entre o diagnóstico de DII (na diferenciação das síndromes inflamatórias intestinais – DC ou colite ulcerativa, (CU) das doenças funcionais – síndrome do intestino irritável, SII), e também na avaliação de atividade e recidiva da DII. Trata-se de um teste mais acurado que as provas séricas de atividade inflamatória. Metodologias disponíveis incluem Elisa, turbidimetria e imunocromatografia de fluxo lateral quantitativa. Os pontos de corte para diagnóstico e remissão são controversos entre estudos e métodos. Para exclusão das doenças orgânicas, alguns utilizam o corte de 50 mcg/g para avaliação da remissão, podem variar de 100 a 300 mcg/g ou mais, conforme parâmetros clínicos e endoscópicos. Deve-se notar que valores de referência estão estabelecidos apenas para crianças acima de 4 anos.[11,12]

EXAMES INDICADOS ANTES DE INICIAR A TERAPIA

Risco aumentado de infecções oportunistas e recaída de infecções latentes são observados durante a terapia imunossupressora para DII; assim, é necessário identificar infecções latentes e às vezes silenciosas antes do início da terapia. Em particular, é indicada a avaliação da possível infecção por tuberculose, tanto para o diagnóstico diferencial com tuberculose intestinal quanto em preparação para tratamento imunossupressor. A radiografia de tórax também é recomendada para avaliação de tuberculose pulmonar, mas essa modalidade de imagem não exclui TB extrapulmonar.

Está indicada a avaliação com o derivado de proteína purificada de tuberculina (PPD) ou ensaios de interferon-gama (por exemplo, QuantiFERON-TB). Além da avaliação para tuberculose latente, são recomendadas sorologias para hepatites B e C, vírus varicela-zóster (VZV) e vírus da imunodeficiência humana (HIV).[13] Adicionalmente, durante a pandemia do covid-19, foi reconhecido que pacientes com doença inflamatória intestinal podem ter risco aumentado de infecção por SARS-CoV-2 e de um curso clínico grave de covid-19, e que o risco de induzir a ativação clínica em indivíduos com infecção assintomática por SARS-CoV-2 não pode ser excluído. Assim, foi recomendado na triagem, antes do início dos biológicos, incluir, pelo menos temporariamente, testes para SARS-CoV-2.[14]

TESTES PARA MONITORAMENTO TERAPÊUTICO

Antes do início do tratamento com azatioprina ou 6-mercaptopurina, é recomendada, se disponível, a atividade da enzima tiopurina-S-metil transferase (TPMT), capaz de prever toxicidade importante a essa classe de medicamentos. Aproximadamente 1 em cada 11 indivíduos de uma população caucasiana **é** heterozigoto para variantes comuns no gene da TPMT, o que determina importante queda da atividade enzimática (cerca de 50%), enquanto cerca de 1 em 300 é homozigoto ou tem heterozigosidade composta, apresentando atividade da enzima praticamente nula. A exposição desses indivíduos a doses padrão de azatioprina ou 6-mercaptopurina determina produção excessiva do metabólitos 6-tioguanina (6-TGN) e alto risco do efeito colateral grave de mielossupressão.[15] Na impossibilidade de avaliar inicialmente a atividade da enzima, seria recomendada, ao menos, a monitoração dos níveis de 6-TGN intraeritrocitários na fase de manutenção, com o objetivo de reduzir a toxicidade dose-dependente da droga. Na prática clínica, esses métodos são poucos disponíveis em nossa realidade.

Para pacientes em uso de biológicos, é recomendado o monitoramento precoce ou "proativo" do nível terapêutico de droga (TDM – do inglês *therapeutic drug monitoring*), seguido de otimização da dose quando necessário, conceito amplamente consolidado para pacientes em uso de terapia biológica anti-TNF. O uso do TDM deve ser considerado para orientar o escalonamento empírico da dose ou a troca de terapia. Especificamente, o primeiro TDM proativo é recomendado imediatamente antes da quarta infusão de infliximabe (6ª ou 14ª semana após a primeira dose) ou da terceira injeção (4 semanas após a primeira dose) de adalimumabe.[16] Também existe a possibilidade de realizar TDM para certolizumabe, vedolizumabe e ustekinumabe, mas atualmente esses são bem menos disponíveis.

Os níveis séricos de biológicos devem ser dosados no "vale" (colher o sangue imediatamente antes da próxima dose), e deve-se estar atento para manter dosagens com o mesmo método, no mesmo laboratório, com o mesmo valor de referência, o que pode garantir melhor acompanhamento do paciente. É recomendado dosar anticorpos antidroga na queda ou ausência dos níveis de droga, a fim de avaliar a perda de resposta secundária. Metodologias disponíveis para nível sérico da droga incluem imunocromatografia de fluxo lateral quantitativo, imunoenzimático, e cromatografia líquida-espectrometria de massas em tandem; e para avaliação da presença de anticorpos antidroga são utilizados imunocromatografia de fluxo lateral, ensaio imunoenzimático e imunoensaio de ponte eletroquimioluminescente com dissociação ácida.

CONCLUSÃO

Sequência laboratorial

1. Testes gerais: hemograma, albumina, enzimas hepáticas, perfil de ferro, provas de atividade inflamatória (PCR, VHS, A1GP), perfil autoimune (FAN-HEp-2, ANCA e outros marcadores específicos) e avaliação de patógenos fecais.
2. Testes mais direcionados (calprotectina fecal, ASCA, ANCA, MPO, PR3).
3. Exames histológicos e imuno-histoquímicos
4. Testes para monitoramento da droga e antidroga (biológicos anti-TNF alfa, anti-integrina, anti-interleucina).

REFERÊNCIAS BIBLIOGRÁFICAS

1. Vermeire S, Van Assche G, Rutgeerts P. Laboratory markers in IBD: useful, magic, or unnecessary toys? Gut. 2006 Mar;55(3):426-31.
2. Levine A, Koletzko S, Turner D, Escher JC, Cucchiara S, de Ridder L, et al. European Society of Pediatric Gastroenterology, Hepatology, and Nutrition. ESPGHAN revised porto criteria for the diagnosis of inflammatory bowel disease in children and adolescents. J Pediatr Gastroenterol Nutr. 2014;58(6):795-806.
3. Dantas W. Colangite esclerosante primária [Primary sclerosing cholangitis]. Rev Gastroenterol Peru. 2000 Jul-Sep;20(3):270-84.
4. Karlsen TH, Folseraas T, Thorburn D, Vesterhus M. Primary sclerosing cholangitis: a comprehensive review. J Hepatol. 2017 Dec;67(6):1298-323.
5. Mosli MH, Zou G, Garg SK, Feagan SG, MacDonald JK, Chande N et al. C-reactive protein, fecal calprotectin, and stool lactoferrin for detection of endoscopic activity in symptomatic inflammatory bowel disease patients: a systematic review and meta-analysis. Am J Gastroenterol. 2015; 110(6):802-19.
6. Mosli MH, Zou G, Garg SK, Feagan SG, MacDonald JK, Chande N, et al. C-reactive protein, fecal calprotectin, and stool lactoferrin for detection of endoscopic activity in symptomatic inflammatory bowel disease patients: a systematic review and meta-analysis. Am J Gastroenterol. 2015 Jun;110(6):802-19; quiz 820.
7. Sabbagh P, Javanian M, Koppolu V, Vasigala VR, Ebrahimpour S. Helicobacter pylori infection in children: an overview of diagnostic methods. Eur J Clin Microbiol Infect Dis. 2019 Jun;38(6):1035-45.
8. Gecse KB, Vermeire S. Differential diagnosis of inflammatory bowel disease: imitations and complications. Lancet Gastroenterol Hepatol. 2018 Sep;3(9):644-53. doi:10.1016/S2468-1253(18)30159-6. Epub 2018 Aug 8.

9. Birimberg-Schwartz L, Wilson DC, Kolho KL, Karolewska-Bochenek K, Afzal NA, Spray C, et al.; paediatric IBD Porto group of ESPGHAN. pANCA and ASCA in children with IBD-unclassified, Crohn's colitis, and ulcerative colitis: a longitudinal report from the IBD Porto Group of ESPGHAN. Inflamm Bowel Dis. 2016 Aug;22(8):1908-14.
10. Rodrigues M, Bueno C, Lomazi EA, Fernandes MIM, Neufeld CB, D'Amico MFM, et al. Classical serological markers in pediatric inflammatory bowel disease in Brazil. Arq Gastroenterol. 2021 Oct-Dec;58(4):495-503.
11. Holtman GA, Lisman-van Leeuwen Y, Day AS, Fagerberg UL, Henderson P, Leach ST, et al. Use of laboratory markers in addition to symptoms for diagnosis of inflammatory bowel disease in children: a meta-analysis of individual patient data. JAMA Pediatr. 2017 Oct 1;171(10):984-91.
12. Cisaro F, Pizzol A, Rigazio C, Calvo PL. Fecal calprotectin in the pediatric population: a 2020 update. Minerva Pediatr. 2020 Dec;72(6):514-22.
13. Chebli JM, Gaburri PD, Chebli LA, da Rocha Ribeiro TC, Pinto AL, Ambrogini Júnior O, Damião AO. A guide to prepare patients with inflammatory bowel diseases for anti-TNF-α therapy. Med Sci Monit. 2014 Mar 26;20:487-98.
14. Zingone F, Savarino EV. Viral screening before initiation of biologics in patients with inflammatory bowel disease during the covid-19 outbreak. Lancet Gastroenterol Hepatol. 2020 Jun;5(6):525.
15. Sanderson JD. TPMT testing before starting azathioprine or mercaptopurine: surely just do it? Gastroenterology. 2015 Oct;149(4):850-3.
16. Ricciuto A, Aardoom M, Orlanski-Meyer E, Navon D, Carman N, Aloi M, et al.; Pediatric Inflammatory Bowel Disease-Ahead Steering Committee. Predicting outcomes in pediatric Crohn's disease for management optimization: systematic review and consensus statements from the Pediatric Inflammatory Bowel Disease-Ahead Program. Gastroenterology. 2021 Jan;160(1):403-36.e26.
17. Menezes JM, Rossener R, Silva APMAD, Rodrigues SS, Mangueira CLP. Comparison between enzyme-linked immunosorbent assay and indirect immunofluorescence for detection of antineutrophil cytoplasmic antibodies. Einstein (Sao Paulo). 2020 Jan 27;18:eAO5132.
18. Moiseev S, Cohen Tervaert JW, Arimura Y, Bogdanos DP, Csernok E, Damoiseaux J, et al. 2020 international consensus on ANCA testing beyond systemic vasculitis. Autoimmun Rev. 2020 Sep;19(9):102618.
19. Okobi OE, Udoete IO, Fasehun OO, Okobi T, Evbayekha EO, Ekabua JJ, et al. A review of four practice guidelines of inflammatory bowel disease. Cureus. 2021 Aug 3;13(8):e16859.

CAPÍTULO 2

Radiologia e medicina nuclear na doença inflamatória intestinal: cenários específicos

Renata Emy Ogawa
Marcelo Assis Rocha
Jaime Zaladek Gil

Pontos-chave

- Os métodos de imagem evoluem rápida e constantemente.
- O exame ideal é aquele que responde às dúvidas do médico e que pode ser realizado pelo paciente sem causar desconfortos excessivos.
- Cada dúvida clínica, nos diversos cenários clínicos, pode ser avaliada por diferentes métodos de imagem.
- Sendo as doenças inflamatórias intestinais crônicas, levam os pacientes a realizar muitos exames ao longo da vida e não devem se tornar um fardo para o médico ou para o paciente.

Diante do aumento da prevalência das doenças inflamatórias intestinais (DII) nas últimas décadas mundo afora, não são raras as vezes em que a confirmação diagnóstica e o acompanhamento evolutivo das DII se tornam difíceis e complexos; o espectro de acometimento e resposta a tratamentos varia de caso a caso, sendo muitas vezes difícil estabelecer certezas no diagnóstico e na evolução, já que sabemos da dificuldade de estabelecer um padrão-ouro tanto nos estudos de material de biópsias como nos achados de colonoscopias, assim como nos exames de laboratório, que não preenchem muitas das lacunas com as quais nos deparamos no dia a dia, inclusive nos diagnósticos diferenciais com outras doenças que mimetizam DII em casos limítrofes.

Os diversos métodos de imagem, como veremos a seguir, ganham cada vez mais espaço e importância, tanto no diagnóstico inicial como no acompanhamento do tratamento adequado, já que proporcionam possibilidades de avaliar a extensão, a gravidade e complicações, os quais outras metodologias não contemplam.

Portanto, assume-se a necessidade de o clínico-cirurgião-patologista e outros colegas que fazem parte desse quebra-cabeça aliarem-se e alinharem-se aos radiologistas no desenvolvimento de métodos cada vez mais acurados e sensíveis para diagnóstico adequado da DII e de sua evolução.

Também se torna cada vez mais importante saber as corretas indicações dos exames e os momentos mais adequados para serem realizados de acordo com cada situação, devendo o médico assistente estar a par dessas possibilidades e ciente da grande ajuda que pode proporcionar em conjunto com a radiologia; esta, muitas vezes, é a última voz no diagnóstico e com certeza no acompanhamento evolutivo da DII.

A seguir, será feita a descrição técnica de cada exame e a situação mais adequada de sua utilização, informação de grande valia para todos os que lidam com DII.

CONSIDERAÇÕES TÉCNICAS QUANTO AOS MÉTODOS DE IMAGENS NÃO ENDOSCÓPICOS PARA DIAGNÓSTICO E ACOMPANHAMENTO DE PACIENTES COM DOENÇA INFLAMATÓRIA INTESTINAL

Radiação ionizante

Por se tratar de doenças crônicas que frequentemente atingem pacientes jovens e que necessitam de exames recorrentes, sempre que possível é melhor utilizar exames que não empreguem radiação ionizante. A radiação ionizante pode induzir mutações nas células expostas e não há dose limiar para que tal efeito ocorra.

São exames que utilizam radiação ionizante: tomografia computadorizada (TC), tomografia por emissão de pósitrons (PET), trânsito de intestino delgado, enema opaco, enema duplo contraste e radiografia de abdome. A ultrassonografia e a ressonância magnética (RM) não usam radiação ionizante.

Meios de contraste por via oral

Adequada distensão intestinal é essencial para melhorar os diagnósticos das doenças intestinais. Contrações peristálticas e alças murchas podem obscurecer ou simular lesões (Figura 1). Assim, alguns líquidos podem fazer as vezes de preenchedores do trato digestivo que se deseja estudar:

- Água pura (800 a 1.000 mL ingeridos em 15 minutos) pode ser usada, mas é rapidamente absorvida, não sendo ideal para avaliação do intestino delgado.
- Sucos, água de coco e isotônicos (1.000 a 1.500 mL ingeridos em 45 minutos) são capazes de dar um incremento na distensão do intestino delgado. Por serem mais bem tolerados pelos pacientes, podem ser uma alternativa, principalmente na faixa pediátrica.
- Macrogol diluído (1.000 mL ingeridos em 40 minutos) é o padrão utilizado no hospital para os exames enterográficos por TC e RM (associados ou não à PET), mas seu sabor desagrada a muitos pacientes; ainda assim, a maior parte deles consegue ingerir a quantidade adequada no tempo ideal. Por ser laxativo, espera-se acentuação do trânsito intestinal, por vezes já acelerado em alguns pacientes.

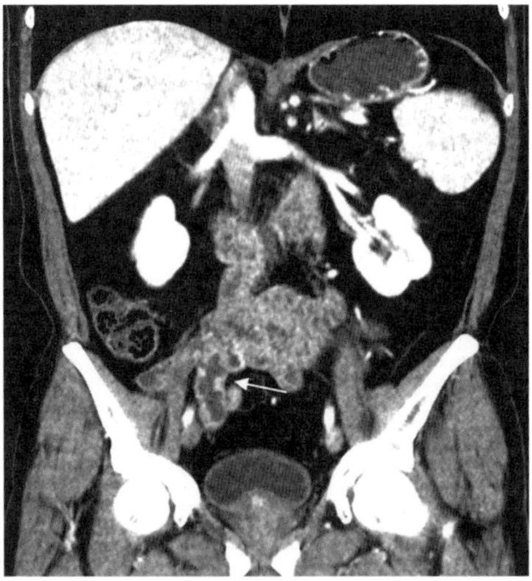

Figura 1 Paciente masculino, 56 anos, assintomático, fazendo tratamento com budesonida. Exame de êntero-TC, reformatação coronal. O macrogol diluído administrado por via oral determinou adequada distensão das alças ileais que demonstram pequenos espessamentos nodulares com realce pelo meio de contraste, indicando doença em atividade. Caso o intestino não tenha distensão adequada, tais lesões não podem ser demonstradas.

- Meio de contraste iodado diluído (1.000 a 1.500 mL ingeridos em 45 a 120 minutos) é capaz de distender muito bem a luz intestinal, que fica hiperatenuante na TC. Também preencherá os tratos sinusais e trajetos fistulosos e eventualmente abscessos. Por ter atenuação muito diferente do conteúdo intestinal, pode ser usado para avaliar o tempo de trânsito intestinal. A avaliação da mucosa é parcialmente limitada com esse meio de contraste, pois algumas lesões só aparecem por apresentarem hiper-realce pelo meio de contraste intravenoso; o hiper-realce fica obscurecido na presença do contraste hiperatenuante na luz intestinal.

Antiespasmódico

Caso o paciente não tenha contraindicações para seu uso, sempre é administrado nos exames de RM de abdome e de pelve e em enterografias por TC ou RM ou PET-êntero-TC ou PET-êntero-RM para reduzir as contrações intestinais.

Informações clínicas

Quanto mais informações clínicas houver sobre o caso, mais adequado será o protocolo de exame utilizado e mais informações radiológicas pode-se oferecer no relatório. Há um questionário padrão para os exames enterográficos por TC e RM, PET-êntero-TC e PET-êntero-RM, no qual o paciente relata sua queixa principal, cirurgias pregressas, medicações em uso e a aferição do índice de Harvey-Bradshaw. Há uma máscara de relatório estruturado para esses exames na qual são seguidas as recomendações mais recentes das entidades especializadas no assunto, padronizando a terminologia e a comunicação dos achados. De maneira resumida, as informações fornecidas no relatório visam estimar a extensão das alças intestinais doentes e sua localização (passível ou não de acesso endoscópico), classificar o comportamento da doença conforme a classificação de Montreal e avaliar os sinais de atividade e de cronicidade da doença de Crohn, bem como diagnosticar ou afastar a possibilidade dessa doença.

DESCRIÇÃO DOS MÉTODOS DE IMAGENS NÃO ENDOSCÓPICOS PARA DIAGNÓSTICO E ACOMPANHAMENTO DE PACIENTES COM DOENÇA INFLAMATÓRIA INTESTINAL (TABELA 1)

Tabela 1 Métodos de imagem não endoscópicos para avaliação de doença inflamatória intestinal

TC	▪ TC de abdome total. ▪ TC de pelve. ▪ Êntero-TC. ▪ Enteróclise por TC. ▪ Colonografia por TC.
RM	▪ RM de abdome total. ▪ RM de pelve. ▪ Êntero-RM. ▪ Enteróclise por RM.
Radiografia	▪ Radiografia de abdome. ▪ Trânsito de intestino delgado. ▪ Enema opaco. ▪ Enema duplo contraste.
Ultrassonografia	Ultrassonografia do abdome total com Doppler para avaliação intestinal.
Medicina nuclear	▪ PET-êntero-TC. ▪ PET-êntero-RM.

PET: tomografia por emissão de pósitrons; RM: ressonância magnética; TC: tomografia computadorizada.

Tomografia computadorizada

- TC de abdome total (ou abdome e pelve) com contraste intravenoso: quando solicitado dessa maneira, o exame será feito com água por via oral e meio de contraste iodado intravenoso sem antiespasmódico. São feitas fases sem contraste e pós-contraste portal. Caso seja mencionada a suspeita ou presença de doença penetrante, faz-se meio de contraste iodado diluído por via oral (1.000 mL em 45 minutos, se doença penetrante gástrica ou no intestino delgado, ou 1.500 mL em 1,5 a 2 horas, se doença penetrante nos cólons ou reto). Caso haja suspeita de doença estenosante, inicialmente o exame será feito com água por via oral. Caso o grau de obstrução seja moderado ou alto (presença de vômitos, parada na eliminação de flatos ou fezes, muita distensão abdominal ou sonda nasogástrica com débito alto), o exame será com contraste iodado diluído por via oral (1.500 mL em 1,5 a 2 horas) ou nenhum meio de contraste por via oral (nos casos mais graves).

Preparo em casa: jejum de 2 horas. Duração do exame (dentro do aparelho): 5 minutos.

- Enterotomografia computadorizada (ou enterografia por TC): na maior parte dos pacientes, será feito o exame com macrogol por via oral e fase única entérica pós-contraste venoso (a fase entérica é o momento de maior contrastação das paredes intestinais normais). No acompanhamento de doença penetrante, dá-se preferência ao meio de contraste iodado diluído por via oral. Preparo em casa: jejum de 6 horas. Duração do exame (dentro do aparelho): 3 minutos.
- Enteróclise por TC: esse exame é feito somente em pacientes que necessitam de avaliação do intestino delgado sob anestesia geral ou que já estejam com sonda enteral sem necessitar de sedação. O paciente é inicialmente anestesiado e intubado para proteção das vias aéreas e depois uma sonda nasoenteral é passada o mais distal possível com auxílio endoscópico. Macrogol diluído é administrado por essa sonda em 15 a 30 minutos e imagens pós-contraste venoso em fase entérica são adquiridas. Preparo em casa: jejum de 6 horas. Duração do exame (dentro do aparelho): 5 minutos. O tempo de permanência no hospital para esse exame é de pelo menos 4 horas, podendo ser prolongado de acordo com necessidade de associar procedimentos à endoscopia digestiva alta (como biópsias) e eventuais intercorrências técnicas ou médicas. Também é possível realizar múltiplos exames sob anestesia geral em conjunto, por exemplo, enterorressonância magnética ou enterotomografia computadorizada, endoscopia digestiva alta diagnóstica (com ou sem biópsias) e colonoscopia óptica diagnóstica (com possibilidade de biópsias).
- TC da pelve (ou do abdome inferior): quando solicitado para avaliar abscesso perianal, é administrada água por via oral e adquiridas imagens sem contraste venoso e com contraste venoso em fase venosa portal. Preparo em casa: jejum de 2 horas. Duração do exame (dentro do aparelho): 5 minutos.
- Colonoscopia virtual ou colonografia por TC: o objetivo principal desse exame é rastreamento de câncer colorretal. Pode ser usado para avaliação do cólon proximal a estenoses ou angulações, tanto para pesquisa de pólipos como de tumores. Sua sensibilidade é reduzida para pesquisa de tumores em meio a lesões de doença inflamatória intestinal, não sendo possível utilizá-lo como substituto da colonoscopia convencional com biópsias. Outra indicação seria avaliação morfológica pré-cirúrgica. Há necessidade de preparo intestinal na véspera e em alguns casos na antevéspera, com dieta

pobre em resíduos e laxativos e jejum no dia do exame. É realizada sondagem retal com sonda de Foley para insuflação gasosa dos cólons e reto. A insuflação é feita por equipamento automatizado e o gás utilizado, o carbônico, gera menos desconforto para o paciente. A aquisição de imagens padrão é em dois decúbitos horizontais, dorsal e ventral. Não é feita injeção venosa do meio de contraste de rotina, mas pode ser feita caso seja encontrada uma neoplasia com características malignas, para completar o estadiamento e em situações de dúvidas diagnósticas.

Ressonância magnética

- RM do abdome total (ou abdome e pelve) com contraste intravenoso: quando solicitada dessa maneira, não é administrado nenhum meio de contraste por via oral. Devido ao alto contraste entre os tecidos, é possível fornecer muita informação mesmo assim, mas lesões superficiais não são passíveis de serem detectadas. Também são realizadas muitas imagens no plano axial, que às vezes limitam a avaliação do intestino como um todo. Como o exame é prolongado (50 a 60 minutos), o efeito do antiespasmódico não é duradouro o suficiente para o exame todo, e assim algumas lesões podem ficar obscurecidas. Preparo em casa: jejum de 4 horas. Duração do exame (dentro do aparelho): 50 a 60 minutos.
- Enterorressonância magnética (ou enterografia por RM): o paciente recebe o macrogol diluído por via oral e a dose do antiespasmódico é repartida, sendo administrada no início e no meio do exame. São adquiridas muitas imagens no plano coronal, para avaliação intestinal como um todo. Também são feitas imagens antes da administração do antiespasmódico para avaliação do peristaltismo intestinal e do efeito estenosante das lesões. Preparo em casa: jejum de 6 horas. Duração do exame (dentro do aparelho): 40 a 60 minutos;
- Enteróclise por RM: esse exame é feito somente em pacientes que necessitam de avaliação do intestino delgado sob anestesia geral ou que já estejam com sonda enteral sem necessitar de sedação. O paciente é inicialmente anestesiado e intubado para proteção das vias aéreas e depois uma sonda nasoenteral é passada o mais distal possível com auxílio endoscópico. Macrogol diluído é administrado pela sonda em 15 a 30 minutos. As imagens são adquiridas como na enterografia por RM. Preparo em casa: jejum de 6

horas. Duração do exame (dentro do aparelho): 40 a 50 minutos. O tempo de permanência no hospital para esse exame é de pelo menos 4,5 horas, podendo ser prolongado de acordo com a necessidade de associar procedimentos à endoscopia digestiva alta (como biópsias) e eventuais intercorrências técnicas ou médicas. Também é possível realizar múltiplos exames sob anestesia geral em conjunto, por exemplo, enterorressonância magnética ou enterotomografia computadorizada, endoscopia digestiva alta diagnóstica (com ou sem biópsias) e colonoscopia óptica diagnóstica (com possibilidade de biópsias).

- RM da pelve (ou do abdome inferior) para avaliação de doença perianal: não é dado nenhum meio de contraste por vias oral ou retal. O exame é focado no períneo e no canal anal, abrangendo toda a extensão dos abscessos, trajetos fistulosos e tratos sinusais. São feitas imagens antes e após a injeção do contraste venoso. Preparo em casa: jejum de 4 horas. Duração do exame (dentro do aparelho): 30 minutos.

Outros exames

- Trânsito de intestino delgado: faz-se uma imagem sem contraste e sequencialmente imagens após a ingestão de 200 mL de meio de contraste baritado por via oral. Preparo em casa: jejum de 6 horas. Duração do exame: indeterminado; depende dos achados de imagem, do tempo de trânsito intestinal e da dúvida diagnóstica.
- Enema opaco ou enema duplo contraste: exame que precisa de preparo intestinal com laxativos na véspera e no dia do exame. Faz-se uma imagem sem contraste e depois é injetado meio de contraste baritado por via retal seguido de ar ambiente para obtenção de duplo contraste. Preparo em casa: jejum no dia do exame, dieta sem resíduos e Guttalax® na véspera. Duração do exame (dentro do aparelho): 30 minutos.
- Ultrassonografia do abdome total com Doppler para avaliação intestinal: apenas jejum é solicitado; eventualmente o paciente ingere água para distensão intestinal durante o exame. Preparo em casa: jejum de 6 horas. Duração do exame (dentro do aparelho): 60 minutos.
- PET-êntero-TC: o paciente recebe macrogol diluído por via oral, assim como na enterografia por TC, e o 18-FDG é injetado intravenoso em tempo oportuno para aquisição das imagens funcionais no mesmo momento que as

imagens anatômicas pós-contraste em fase entérica. Preparo em casa: jejum de 6 horas. Dieta especial para PET-TC na véspera e no dia do exame (12 horas sem ingestão de carboidratos, sendo permitidos carnes, peixes, aves, ovos, verduras e fiambres). Duração do exame (dentro do aparelho): 30 minutos.

- PET-êntero-RM: o paciente recebe macrogol diluído por via oral, assim como na enterografia por RM, e o 18-FDG é injetado intravenoso em tempo oportuno para aquisição das imagens funcionais no mesmo momento em que as imagens anatômicas pré e pós-contraste. Preparo em casa: jejum de 6 horas. Dieta especial para PET-TC na véspera e no dia do exame (12 horas sem ingestão de carboidratos, sendo permitidos carnes, peixes, aves, ovos, verduras e fiambres). Duração do exame (dentro do aparelho): 70 minutos.

MÉTODOS DE IMAGEM NÃO ENDOSCÓPICOS NOS DIVERSOS CENÁRIOS CLÍNICOS

Suspeita de doença de Crohn, exame inicial

- Pacientes colaborativos (conseguem tomar o contraste oral em tempo adequado, ficam parados em decúbito horizontal durante o exame e conseguem fazer apneias de 10 a 20 segundos), sem contraindicações aos meios de contrastes oral e venoso: TC de abdome total, êntero-TC e êntero-RM são métodos bastante adequados nesse cenário tanto pelo ACR quanto pelo Ecco-Esgar. Caso o paciente realmente tenha doença de Crohn, a RM é capaz de dar mais informações acerca do grau de atividade de doença, sendo um melhor meio de monitorização de tratamento. Também há alguma preferência pela RM por não se utilizar radiação ionizante. A ultrassonografia do intestino é bastante citada em literatura europeia, mas não é tão usada no nosso meio por falta de costume do solicitante com o método e é uma alternativa para o exame inicial.
- Pacientes colaborativos, com contraindicações aos meios de contrastes venosos (alergias, disfunção renal, recusa do paciente): nesse cenário inicial, TC de abdome total e êntero-RM sem contraste venoso são bastante adequadas. O exame de trânsito do intestino delgado e a ultrassonografia do intestino também podem ser boas alternativas.

- Pacientes pouco colaborativos, sem contraindicações aos meios de contraste oral e venoso: esses pacientes se beneficiam preferencialmente de exames rápidos – TC de abdome total e êntero-TC ou que tenham alguma flexibilidade em sua realização com intervalos de descanso, por exemplo – ultrassonografia do intestino e trânsito do intestino delgado.
- Pacientes não colaborativos: enteróclise por RM (ou êntero-RM) com anestesia geral é o exame de escolha.

Paciente com diagnóstico de doença de Crohn, suspeita de exacerbação da doença

- Sem distensão intestinal ou com pouca distensão intestinal: êntero-TC e êntero-RM são os mais adequados. Caso haja exames anteriores para comparação, a êntero-RM apresenta maior número de parâmetros avaliáveis para determinar se houve aumento de atividade inflamatória. Caso haja contraindicação ao uso de meio de contraste venoso, êntero-RM sem contraste venoso é o exame de escolha, principalmente se não se dispuser de exames anteriores para comparação.
- Com distensão intestinal: podem ser feitos exames de êntero-TC e êntero-RM com contraste venoso e sem o macrogol por via oral nesse cenário. Caso o paciente tenha muita êmese, a êntero-TC é preferível por ser mais rápida. Caso haja contraindicação ao uso de meio de contraste venoso, TC de abdome total e êntero-RM sem macrogol e sem contraste venoso são os exames de escolha.
- Suspeita de abscesso/massa inflamatória: TC de abdome total com contraste iodado por via oral e contraste venoso (Figura 2) é o exame que pode dar mais informações ao demonstrar qual alça origina a fístula e a estenose associada.

Paciente com diagnóstico de doença de Crohn em acompanhamento, assintomático

- Pacientes colaborativos, sem contraindicações aos meios de contrastes oral e venoso: êntero-TC e êntero-RM. Há alguma preferência pela RM por não utilizar radiação ionizante (Figura 3).

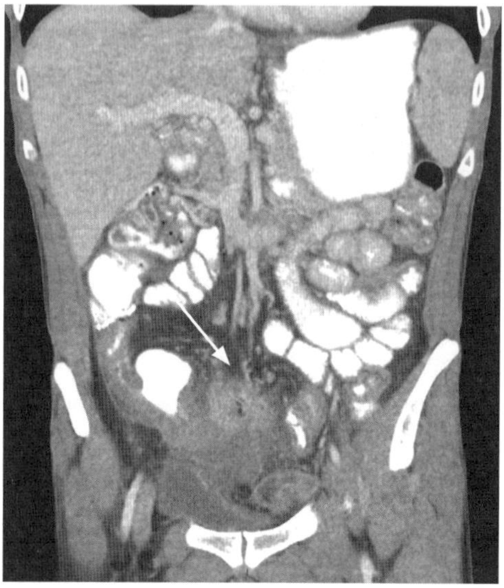

Figura 2 Reformatação coronal de TC do abdome total utilizando meio de contraste iodado diluído para avaliação de doença de Crohn penetrante em paciente masculino de 40 anos. Presença de massa inflamatória no mesentério no hipogástrio (seta), sem passagem do meio de contraste para seu interior.
TC: tomografia computadorizada.

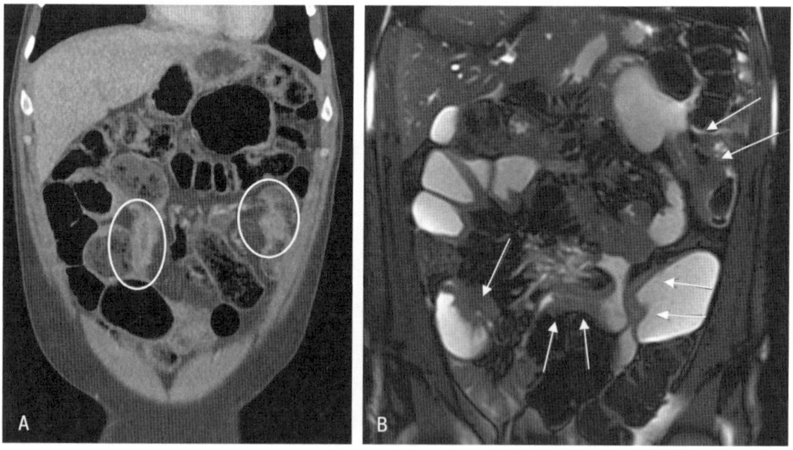

Figura 3 Paciente masculino de 36 anos, portador de doença de Crohn, assintomático. Apresenta doença fibroestenosante com atividade inflamatória demonstrada igualmente por imagens em plano coronal em (A) TC do abdome total com água por via oral e contraste venoso e em (B) êntero-RM sem contraste venoso e com macrogol por via oral. Setas e elipses apontam os segmentos de alça intestinal acometidos pela doença.
TC: tomografia computadorizada; RM: ressonância magnética.

- Pacientes colaborativos, com contraindicações aos meios de contrastes venosos: êntero-TC e êntero-RM sem contraste venoso são bastante adequados. A ultrassonografia do intestino é boa alternativa. Devido ao alto contraste entre os tecidos obtidos na RM, ela é capaz de dar mais informações acerca do grau de atividade de doença, sendo um melhor meio de monitorização de tratamento.
- Pacientes pouco colaborativos, sem contraindicações aos meios de contraste oral e venoso: TC de abdome total, êntero-TC ou ultrassonografia do intestino. Trânsito do intestino delgado também é uma alternativa.
- Pacientes não colaborativos: enteróclise por RM (ou êntero-RM) com anestesia geral.

Paciente com diagnóstico de doença de Crohn com suspeita de fístulas enteroentérica, enterocólica ou colocólica

- TC de abdome com contraste iodado por via oral: caso a investigação seja somente da presença da fístula e se ela está aberta, não é necessário o uso do contraste venoso.
- Trânsito do intestino delgado.
- Enema opaco para fístulas retais e cólicas.

Avaliação de doença perianal

- RM de pelve (abdome inferior): é o exame de escolha. Permite identificar orifício(s) mucoso(s), extensão profunda (supraelevatória), trajetos secundários, presença de abscessos e diferenciar trajetos fibrosos de trajetos com tecido inflamatório.
- TC de pelve (abdome inferior): permite detectar a maior parte dos abscessos. Há maior dificuldade de identificar orifícios mucosos, trajetos secundários e diferenciar fibrose de inflamação. Também tem menor contraste entre os tecidos, com consequente menor detalhamento anatômico para avaliação dos esfíncteres anais e diversos grupos musculares do assoalho pélvico.
- Ultrassonografia da pelve (abdome inferior) e períneo: a qualidade do exame tem grande dependência do biotipo do paciente (obesos têm avaliação

muito limitada) e do grau de infiltração inflamatória da gordura perineal e perianal (muita celulite/erisipela torna os tecidos gordurosos muito ecogênicos, não permitindo a penetração do feixe ultrassonográfico em profundidade). Usada em situações de urgência para pesquisa de abscessos.

- Ultrassonografia endoanal 3D: excelente avaliação do assoalho pélvico muscular, dos esfíncteres anais e dos trajetos fistulosos e abscessos, mas pode ser muito doloroso, às vezes impossível, em vigência de inflamação. Na presença de estenose do canal anal também pode haver dificuldade ou impossibilidade da realização do exame. Também é excelente para estadiamento local de neoplasias de reto e de canal anal, mais prevalentes nessa população.

Retocolite ulcerativa

- Suspeita clínica: na investigação inicial da doença, os métodos de imagem têm o papel de ajudar a diferenciar da doença de Crohn. Então, os métodos que melhor avaliam o intestino delgado são utilizados nesse cenário, principalmente TC do abdome total, êntero-TC e êntero-RM. Ultrassonografia intestinal e trânsito do intestino delgado podem ser uma alternativa.
- Complicações: na suspeita de megacólon tóxico, a TC de abdome demonstra a distensão do cólon e se há também distensão do intestino delgado, alterações perfusionais das paredes cólicas, sinais de eventual pileflebite ou perfuração ou abscessos cavitários.
- Avaliação do cólon proximal a uma estenose intransponível ao colonoscópio: apesar de ser limitada a avaliação da doença por seu acometimento superficial, a TC do abdome total consegue mostrar a extensão da estenose, eventual espessamento parietal do cólon a montante, sinais indiretos de inflamação como presença de linfonodos mesocólicos e alterações perfusionais parietais intestinais. Caso não haja obstrução intestinal clinicamente, pode ser feita a colonoscopia virtual por TC, na qual é feito um preparo intestinal e injeção de gás carbônico por via retal para distensão cólica e melhor avaliação da estenose e das paredes cólicas. Também pode ser feita a pesquisa de pólipos. A sensibilidade é bastante reduzida em relação à presença de neoplasia em meio às lesões da doença inflamatória, não podendo de maneira nenhuma substituir a colonoscopia convencional com biópsias para cumprir esse objetivo.

- Avaliação de bolsite: complicação muito prevalente nos pacientes operados. A TC do abdome total mostra o espessamento parietal da bolsa ileal e alterações inflamatórias no mesoíleo. Para diferenciar de fístula anastomótica, é feita a injeção do meio de contraste iodado por via transanal.

CAPÍTULO 3

Epidemiologia e fatores de risco das doenças inflamatórias intestinais

Luísa Leite Barros
Jane Oba

As doenças inflamatórias intestinais (DII), representadas pela doença de Crohn (DC) e pela retocolite ulcerativa (RCU), são consideradas desordens de caráter crônico e progressivo que afetam todo o trato gastrointestinal. Essas doenças acarretam alto impacto na qualidade de vida, elevada morbidade e custos diretos e indiretos para o Sistema Único de Saúde brasileiro.[1,2]

A fisiopatologia das DII é complexa e vem sendo extensivamente estudada nas duas últimas décadas, o que a torna desafiadora. Apesar das importantes descobertas no conhecimento dos mecanismos reguladores da homeostase intestinal, sua patogênese não foi totalmente esclarecida. A evolução dos conhecimentos reforça que são a interação mútua entre os quatro pilares principais da patogênese das DII, os fatores ambientais, os fatores imunológicos, os genes e a microbiota, que induzem a doença.[1-3] Todavia, nenhum desses componentes pode isoladamente explicar sua manifestação. Assim, atualmente pode-se dizer que a inflamação intestinal se deve à interação de uma microbiota anormal, com sistemas imunes inato e adaptativo amplamente desregulados, sob influência de fatores ambientais desfavoráveis, em doentes geneticamente suscetíveis.

Outro componente da patogênese que evoluiu muito foi a genética. É cada vez maior o número de genes associados com a DC, com a RCU, ou com ambas. Mais de 260 *loci* de suscetibilidade e variantes de penetrância baixa ou intermediária já foram identificados por estudos de associação do genoma (GWAS). Os *loci* gênicos mais conhecidos incluem NOD2/CARD15, IRGM, ATG16L, IL23R, LRRK2, IRGM, PTPN22, e a maioria está associada à detecção e resposta às bactérias intestinais.[4]

A mutação do gene NOD2 foi a primeira descrita em pacientes com DC, e a prevalência de seu alelo é 30%. Ele é um membro da família de receptores semelhantes a NOD citosólicos e é encontrado tanto no citoplasma quanto nos receptores de membrana. NOD2 é expresso em monócitos e macrófagos, mas também em células epiteliais intestinais, lâmina própria e linfócitos T. Modula a resposta imune por meio do reconhecimento do dipeptídeo muramil compartilhado em bactérias Gram-negativas ou Gram-positivas e ativação da via de sinalização de NF-kappa-B e MAPK, levando à secreção de citocinas pró-inflamatórias, como a IL-12. Além disso, NOD2 também tem sido implicado na autofagia, um importante mecanismo patogênico na DII.[5]

Dados recentes mostraram que a mutação NOD2 distinguiu o fenótipo da DC ileal da DC colônica e foi associado ao maior uso de corticosteroides e doença refratária a anti-TNF.[6] Por outro lado, pacientes com DII de início precoce exibem mutações genéticas de alta penetrância, especialmente associadas a disfunções da barreira epitelial, desregulação imunológica de células T e B, defeitos do complexo de fagócitos e NADPH oxidase ou síndromes hiperinflamatórias e autoinflamatórias.[7]

De todos os fatores relacionados com as DII, o que mais vem atraindo a atenção da comunidade científica nos últimos anos são as alterações na composição da microbiota nesses pacientes. De fato, a microbiota intestinal está envolvida não somente na patogêneses das DII, mas na formação do sistema imunológico, e as primeiras semanas de vida representam um período crucial para sua definição.[6] O tipo de parto, o aleitamento natural e o tipo de dieta influenciam na determinação da microbiota nos primeiros anos de vida. Entre o segundo e terceiro ano de vida há estabilização da microbiota, comparável à do adulto, dominado pelos filos Bacteroidetes e Firmicutes, em termos de composição e diversidade. Somente a partir da sétima década de vida começa a ocorrer um remodelamento na microbiota, com aumento da população de patobiontes, caracterizando a inflamação do envelhecimento.[7]

Nos últimos anos, houve um aumento substancial no diagnóstico das DII, principalmente em países em desenvolvimento, devido ao reconhecimento precoce da doença e à maior disponibilidade dos métodos endoscópicos.[8]

Em revisão sistemática recente, observa-se tendência à estabilização da incidência e manutenção da alta prevalência das DII em nações desenvolvidas. Em países em desenvolvimento, como o Brasil e alguns países dos continentes asiático e africano, houve um aumento progressivo tanto de sua incidência quanto da prevalência.[9]

As DII acometem 1 em cada 200 indivíduos europeus e norte-americanos. Nos EUA, aproximadamente 1,6 milhão de habitantes apresentam DII, destes 785 mil com DC e 910 mil com RCU.[10] Os países em desenvolvimento encontram-se na fase de emergência, quando são documentados casos esporádicos de DII. Os países recém-industrializados, como o Brasil, estão no estágio de aceleração da incidência, quando a incidência aumenta e a prevalência é relativamente baixa. Os países ocidentais que foram predominantemente colonizadas por europeus, como América do Norte e Austrália, e que compartilham influências culturais, de estilo de vida, dietéticas e socioeconômicas em sua sociedade estão no estágio de prevalência composta. Nessa fase a incidência é estável, mas a prevalência vem aumentando vertiginosamente. A inclinação do aumento da prevalência se estabilizará com a transição para o estágio de equilíbrio de prevalência, no qual a prevalência acelerada se estabiliza à medida que a população de DII envelhece.

No Brasil, a incidência da DC aumentou de 0,08 por 100.000 hab/ano em 1988 para 0,68 por 100.000 hab/ano em 1991-1995 e para 5,5 por 100.000 hab/ano em 2015.[9] Em São Paulo, a incidência é, em média, de 13,3 casos novos/100.000 hab/ano, enquanto a prevalência das DII é de 52,6 casos/100.000 habitantes.[11]

De fato, esse rápido aumento de sua frequência em populações específicas em todo o mundo sugere fortemente a presença de componentes genéticos e ambientais envolvidos na fisiopatologia das doenças inflamatórias crônicas. Isso pode ser resultado da industrialização dos países em desenvolvimento, além de gatilhos ambientais relacionados às alterações do microbioma.[12]

O padrão etário de acometimento das DII segue um curso bimodal, com predomínio em indivíduos entre 15 e 40 anos. Em aproximadamente 25% dos casos o diagnóstico é confirmado antes dos 20 anos. O segundo pico das doenças acontece em pacientes acima de 60 anos. No mundo, cerca de 10 a 15% dos casos são diagnosticados em maiores de 60 anos, e 10 a 30% dos pacientes com DII são idosos.[13]

Ambos os sexos são igualmente afetados, entretanto, em países da Ásia, observa-se maior prevalência da doença de Crohn no sexo masculino. Há maior predomínio na raça branca, principalmente na população do norte da Europa de origem anglo-saxônica, e é 2 a 4 vezes mais comum em judeus asquenazes.[1,2]

Parentes de primeiro grau dos pacientes com DII têm risco 4 a 20 vezes maior de desenvolver a doença, sendo o risco absoluto em torno de 7%. A herança genética é muito maior na DC do que na RCU, e a concordância entre gêmeos monozigóticos é de até 50 e 15%, respectivamente.[14]

Alguns fatores de risco têm sido relacionados à origem das doenças inflamatórias intestinais como potenciais mediadores da imunidade sistêmica e intestinal. O tabagismo é um dos primeiros e mais estudados fatores ambientais. Ele modula tanto a resposta imune quanto a diversidade e composição do microbioma intestinal. Além disso, a exposição crônica à nicotina altera a integridade da barreira epitelial, o que pode predispor os indivíduos à inflamação. O tabagismo está diretamente relacionado à DC, enquanto é considerado um fator protetor na RCU.

Na DC, o tabagismo está associado ao início precoce da doença, ao uso de imunossupressores, ao risco cirúrgico e a maiores taxas de recidiva da doença no pós-operatório. Em pacientes com RCU, o curso de doença é mais brando e de melhor prognóstico em comparação aos não fumantes.[15]

O microbioma intestinal desempenha um papel importante na fisiopatologia das DII. O uso de algumas medicações, como antibióticos durante a infância, anti-inflamatórios não esteroidais e anticoncepcionais, proporciona desequilíbrio da microbiota e redução da sua diversidade.[16]

As DII são mais prevalentes em indivíduos nascidos de parto cirúrgico que não foram expostos à microbiota vaginal. Estudos populacionais também demonstraram uma associação inversa entre amamentação e o risco de DC e RCU. Essa correlação é dose-dependente, com maior efeito protetor na DC em crianças amamentadas por pelo menos 12 meses.[17]

A dieta é outro fator de risco ambiental. A influência dietética em idade precoce pode modificar o risco de doença durante a fase adulta de forma duradoura. A ocidentalização da dieta, com consumo exagerado de alimentos processados, gordura saturada e açúcar refinado, está associada ao desequilíbrio da microbiota, o que eventualmente aumenta o estado pró-inflamatório basal. De forma contrária, a maior ingestão de fibra alimentar está relacionada a risco reduzido de DC, por exemplo.[15] Alguns estudos observaram aumento da incidência de DC entre os indivíduos que consumiram menos frutas, vegetais e peixes durante a adolescência.[18]

A maior prevalência de DII nos países ocidentais em comparação aos orientais sugere que fatores relacionados à geografia e à urbanização modificam o risco da doença. A perda da imunotolerância aos agentes deflagradores antigênicos bacterianos foi demonstrada por meio da teoria da higiene. A menor exposição a animais e poeira doméstica na infância contribui para o desenvolvimento de uma resposta imunológica direcionada à autoimunidade ou atopia.[19]

A prevalência da DC e da RCU é inferior em residentes de áreas rurais quando comparados àqueles que vivem em centros urbanos. O aumento na incidência das DII no Japão, China, Índia e Coreia foi amplamente atribuído à urbanização, ocidentalização da dieta e melhoria nas condições de higiene.[20]

Outros fatores de risco modificáveis relacionados às DII incluem aumento da poluição ambiental, níveis reduzidos de vitamina D e sedentarismo.[21-23]

REFERÊNCIAS BIBLIOGRÁFICAS

1. Roda G, Chien Ng S, Kotze PG, Argollo M, Panaccione R, Spinelli A, et al. Crohn's disease. Nat Rev Dis Primers. 2020;6(1):22.
2. Kobayashi T, Siegmund B, Le Berre C, Wei SC, Ferrante M, Shen B, et al. Ulcerative colitis. Nat Rev Dis Primers. 2020;6(1):74.
3. Torres J, Halfvarson J, Rodríguez-Lago I, Hedin CRH, Jess T, Dubinsky M, et al. Results of the Seventh Scientific Workshop of ECCO: Precision Medicine in IBD-Prediction and Prevention of Inflammatory Bowel Disease. J Crohns Colitis. 2021;15(9):1443-54.
4. Annese V. Genetics and epigenetics of IBD. Pharmacol Res. 2020;159:104892.
5. Guan Q. A comprehensive review and update on the pathogenesis of inflammatory bowel disease. J Immunol Res. 2019;2019:7247238.
6. Fiocchi C, Iliopoulos D. IBD systems biology is here to stay. Inflamm Bowel Dis. 2021;27(6):760-70.
7. Ouahed J, Spencer E, Kotlarz D, Shouval DS, Kowalik M, Peng K, et al. very early onset inflammatory bowel disease: a clinical approach with a focus on the role of genetics and underlying immune deficiencies. Inflamm Bowel Dis. 2020;26(6):820-42.
8. Ng SC, Shi HY, Hamidi N, Underwood FE, Tang W, Benchimol EI, et al. Worldwide incidence and prevalence of inflammatory bowel disease in the 21st century: a systematic review of population-based studies. Lancet. 2017;390(10114):2769-78.
9. Kotze PG, Underwood FE, Damião AOMC, Ferraz JGP, Saad-Hossne R, Toro M, et al. Progression of inflammatory bowel diseases throughout Latin America and the Caribbean: a systematic review. Clin Gastroenterol Hepatol. 2020;18(2):304-12.
10. Aniwan S, Park SH, Loftus EV. Epidemiology, natural history, and risk stratification of Crohn's disease. Gastroenterol Clin North Am. 2017;46(3):463-80.
11. Gasparini RG, Sassaki LY, Saad-Hossne R. Inflammatory bowel disease epidemiology in São Paulo State, Brazil. Clin Exp Gastroenterol. 2018;11:423-9.
12. Rappaport SM. Redefining environmental exposure for disease etiology. NPJ Syst Biol Appl. 2018;4:30.
13. Kaplan GG. The global burden of IBD: from 2015 to 2025. Nat Rev Gastroenterol Hepatol. 2015;12(12):720-7.
14. Turpin W, Goethel A, Bedrani L, Croitoru Mdcm K. Determinants of IBD heritability: genes, bugs, and more. Inflamm Bowel Dis. 2018;24(6):1133-48.
15. Ananthakrishnan AN, Bernstein CN, Iliopoulos D, Macpherson A, Neurath MF, Ali RAR, et al. Environmental triggers in IBD: a review of progress and evidence. Nat Rev Gastroenterol Hepatol. 2018;15(1):39-49.

16. Mak WY, Zhao M, Ng SC, Burisch J. The epidemiology of inflammatory bowel disease: East meets West. J Gastroenterol Hepatol. 2020;35(3):380-9.
17. Xu L, Lochhead P, Ko Y, Claggett B, Leong RW, Ananthakrishnan AN. Systematic review with meta-analysis: breastfeeding and the risk of Crohn's disease and ulcerative colitis. Aliment Pharmacol Ther. 2017;46(9):780-9.
18. Wark G, Samocha-Bonet D, Ghaly S, Danta M. The role of diet in the pathogenesis and management of inflammatory bowel disease: a review. Nutrients. 2020;13(1).
19. Cholapranee A, Ananthakrishnan AN. Environmental hygiene and risk of inflammatory bowel diseases: a systematic review and meta-analysis. Inflamm Bowel Dis. 2016;22(9):2191-9.
20. Ng SC, Bernstein CN, Vatn MH, Lakatos PL, Loftus EV, Tysk C, et al. Geographical variability and environmental risk factors in inflammatory bowel disease. Gut. 2013;62(4):630-49.
21. Kaplan GG, Hubbard J, Korzenik J, Sands BE, Panaccione R, Ghosh S, et al. The inflammatory bowel diseases and ambient air pollution: a novel association. Am J Gastroenterol. 2010;105(11):2412-9.
22. Nielsen OH, Rejnmark L, Moss AC. Role of vitamin D in the natural history of inflammatory bowel disease. J Crohns Colitis. 2018;12(6):742-52.
23. Jones PD, Kappelman MD, Martin CF, Chen W, Sandler RS, Long MD. Exercise decreases risk of future active disease in patients with inflammatory bowel disease in remission. Inflamm Bowel Dis. 2015;21(5):1063-71.

CAPÍTULO 4

Aspectos endoscópicos na doença inflamatória intestinal

Camilla de Almeida Martins
Alexandre de Sousa Carlos

Pontos-chave

- Lesões elementares na doença inflamatória intestinal (DII).
- Diferenças endoscópicas entre doença de Crohn (DC) e retocolite ulcerativa (RCU).
- Escores endoscópicos.
- Tratamento endoscópico.
- Vigilância e displasia.

INTRODUÇÃO

A endoscopia digestiva é crucial para o manejo da doença inflamatória intestinal (DII), uma vez que consegue avaliar a mucosa do trato gastrointestinal e é útil em diferentes cenários, como: diagnóstico inicial, diagnóstico diferencial, avaliação de atividade, acompanhamento pós-tratamento, vigilância de neoplasias e tratamento.

LESÕES ELEMENTARES NA DOENÇA INFLAMATÓRIA INTESTINAL

Ao lidar com a DII, o endoscopista deve ter conhecimento das lesões elementares típicas (Figuras 1 a 11) e que podem sugerir o diagnóstico de retocolite ulcerativa (RCU) ou doença de Crohn (DC)[1] (Quadro 1).

Quadro 1 Lesões endoscópicas elementares encontradas na doença inflamatória intestinal

Enantema ou eritema	Vermelhidão da mucosa.
Perda da trama vascular submucosa	Não visualização dos vasos típicos submucosos.
Granularidade	Mucosa com aspecto micronodular.
Friabilidade	Sangramento mucoso quer seja ao toque do aparelho ou mesmo à insuflação.
Erosões	Soluções de continuidade da mucosa superficiais e ≤ 3 mm.
Úlceras	Soluções de continuidade da mucosa com centro deprimido.
Úlceras aftoides	Úlceras pequenas, ≤ 5 mm, ovalares ou arredondadas, bem delimitadas.
Estenoses e subestenoses	Estreitamento do lúmen permitindo a passagem do aparelho (subestenose) ou não (estenose).
Pseudopólipos	Lesões polipoides de formatos variados, com superfície lisa e regular de aspecto regenerativo.
Ponte mucosa	São pontes entre 2 segmentos próximos inferindo processo inflamatório intenso prévio ou atual.
Cicatrizes	São retrações cicatriciais após processo inflamatório prévio.

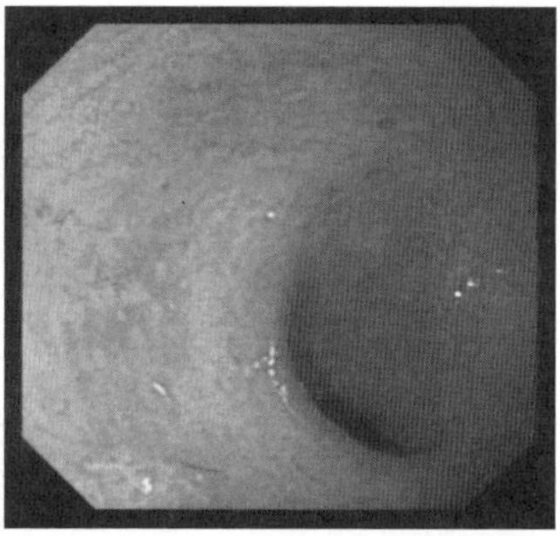

Figura 1 Áreas de enantema em cólon.

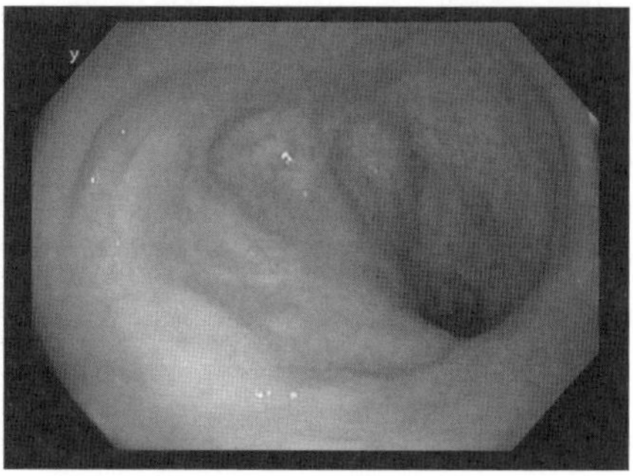

Figura 2 Apagamento da trama vascular submucosa.

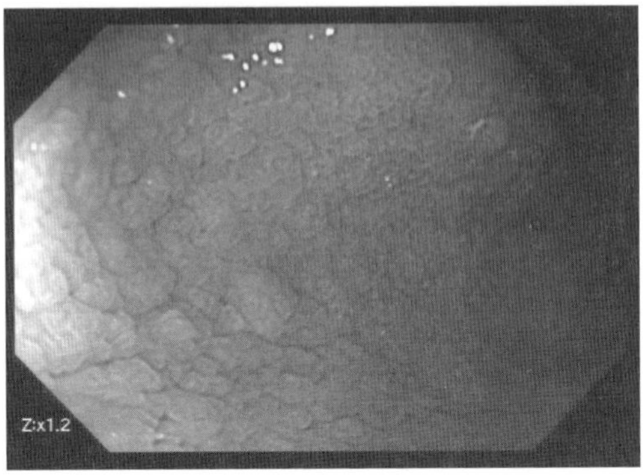

Figura 3 Mucosa com aspecto nodular (granularidade).

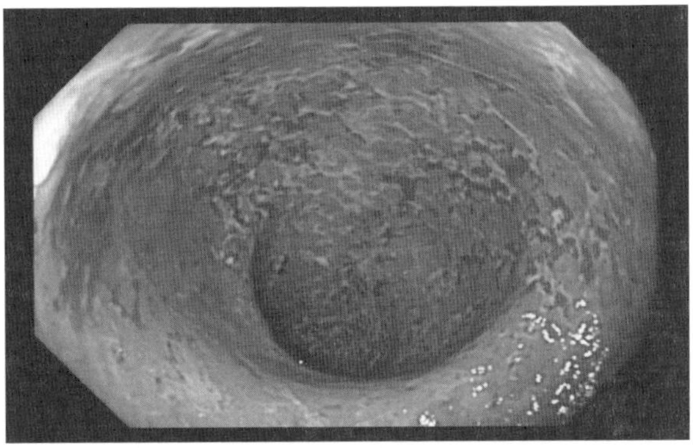

Figura 4 Sangramento da mucosa, seja pelo trauma do aparelho ou à insuflação.

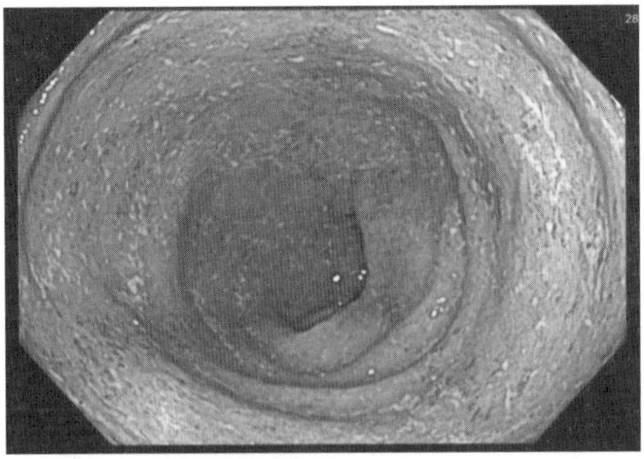

Figura 5 Erosões em cólon.

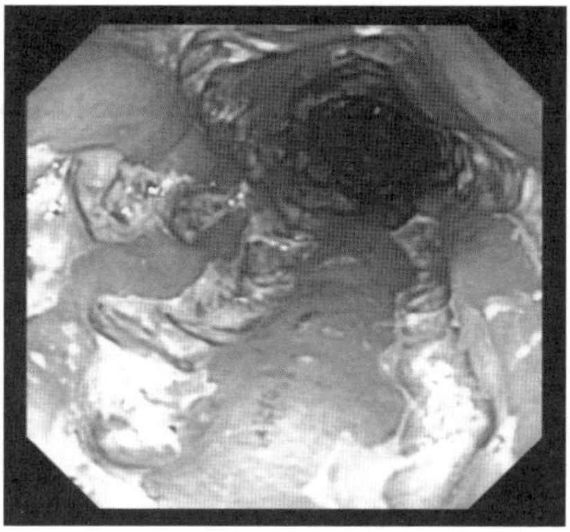

Figura 6 Úlceras profundas em cólon.

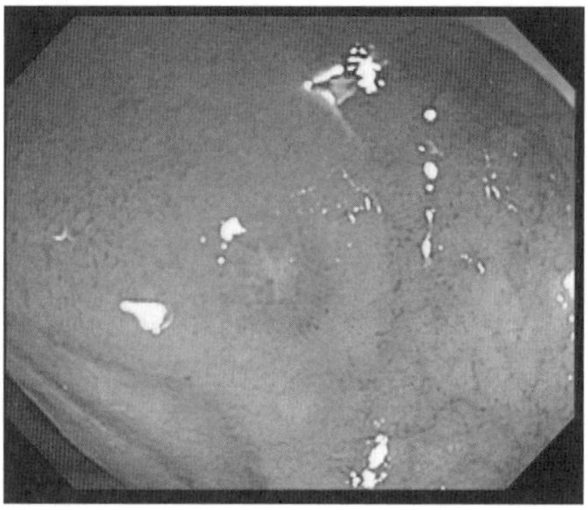

Figura 7 Úlcera aftoide em íleo terminal.

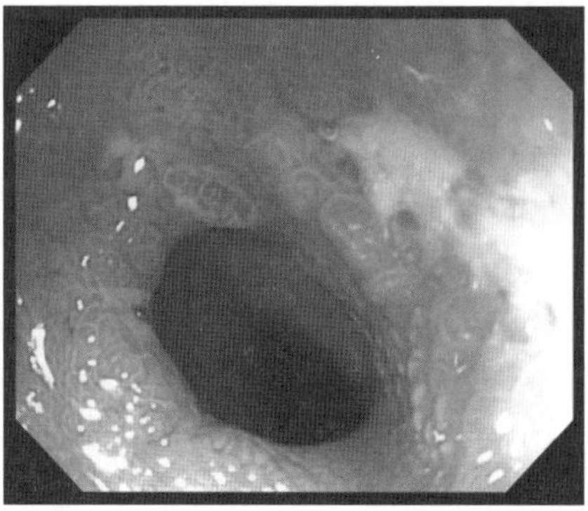

Figura 8 Estreitamento da luz, mas permite a passagem do aparelho com resistência (subestenose).

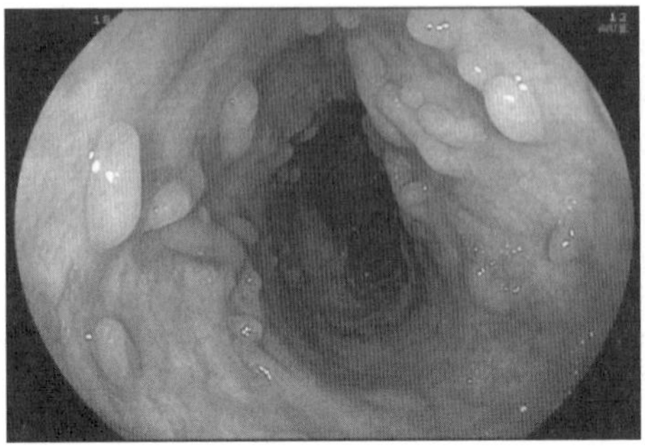

Figura 9 Pseudopólipos em cólon.

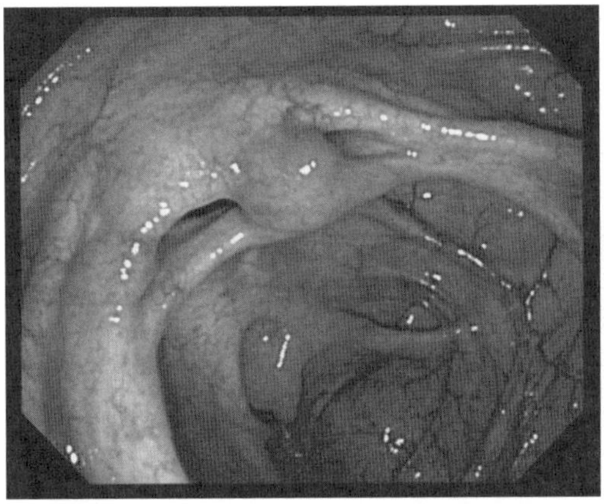

Figura 10 Ponte mucosa.

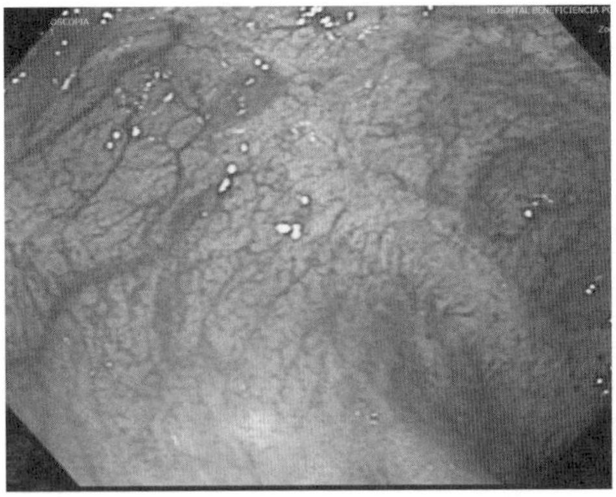

Figura 11 Retrações cicatriciais.

Saber caracterizar bem essas lesões elementares torna mais fácil descrever o laudo de um paciente portador de DII, fornecendo informações valiosas ao médico que assiste o paciente.

CARACTERÍSTICAS ENDOSCÓPICAS DA RETOCOLITE ULCERATIVA E DA DOENÇA DE CROHN

O segundo ponto relevante é como ocorre o acometimento endoscópico da RCU e da DC.[2,3] O processo inflamatório da RCU acontece de forma ascendente, do reto em direção ao ceco, superficial e contínua (Figura 12). Raramente se encontram úlceras profundas. O reto pode estar poupado em crianças, portadores de colangite esclerosante primária (CEP) ou naqueles que já estão em tratamento. Ocasionalmente na RCU forma pancolite pode ser encontrada uma inflamação leve no íleo distal, conhecida com ileíte de refluxo (Figura 13).

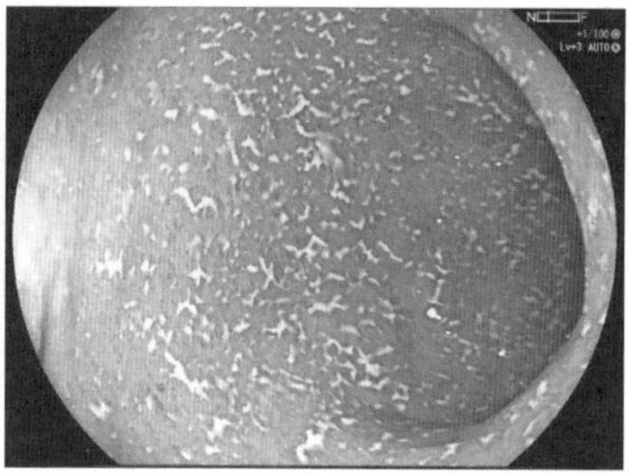

Figura 12 Mucosa difusamente enantematosa com erosões recobertas por fibrina.

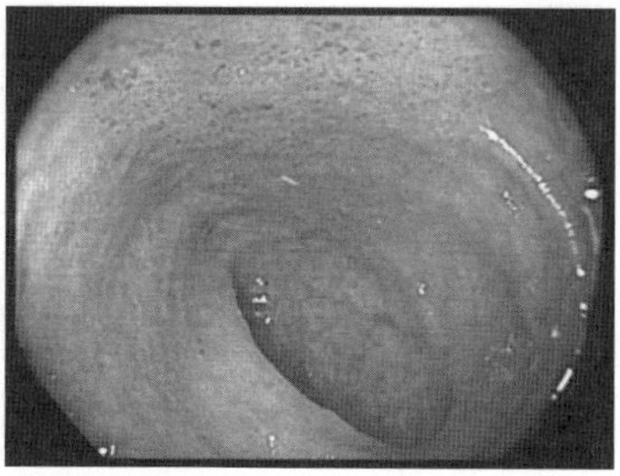

Figura 13 Área de enantema leve e algumas microerosões em íleo terminal em um paciente com RCU (pancolite).
RCU: retocolite ulcerativa.

Algumas vezes pode-se encontrar inflamação distal no reto associada a área isolada de inflamação periorifício apendicular, chamado de *patch* cecal (Figura 14), e mesmo com esse aspecto salteado corrobora o diagnóstico de RCU.

O marco da doença de Crohn são as lesões salteadas, que podem ocorrer da boca até o ânus. Nos casos mais graves são encontradas úlceras profundas intercaladas por ilhotas de mucosa sadia ou edemaciada assumindo aspecto de pedra de calçamento (Figura 15). Algumas vezes, quando há acometimento apenas de delgado, o exame de ileocolonoscopia pode ser normal ou apresentar úlceras aftoides e/ou profundas em íleo terminal e cólon normal. Por esse motivo, deve-se avaliar o íleo distal em todo paciente com suspeita ou diagnóstico de DII (Figura 16).

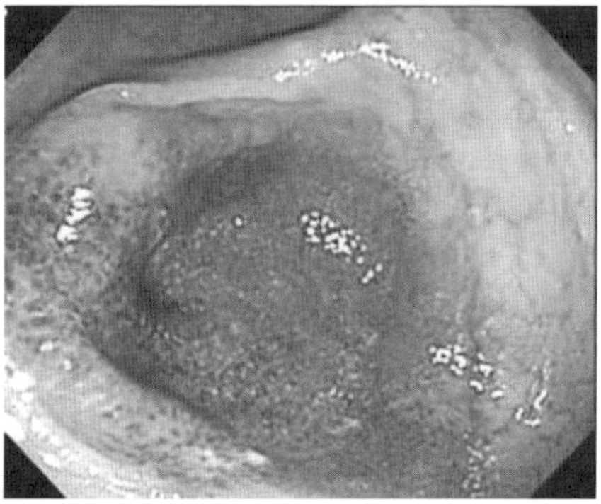

Figura 14 Área focal de enantema e erosões periorifício apendicular em paciente com proctite erosiva. Achado sugestivo de RCU.
RCU: retocolite ulcerativa.

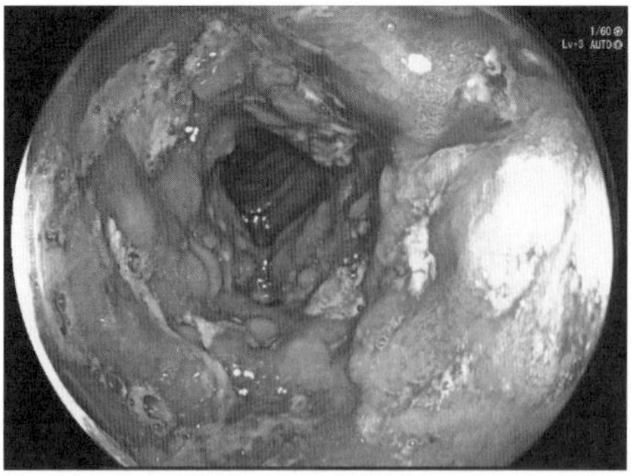

Figura 15 Úlceras profundas extensas, confluentes, intercaladas por mucosa edemaciada – aspecto de pedra de calçamento.

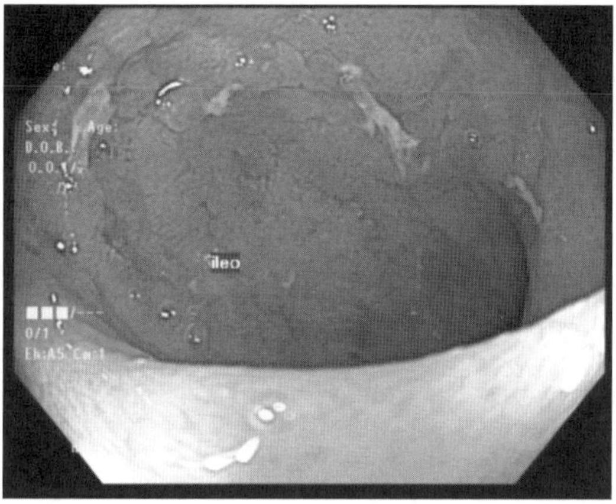

Figura 16 Úlceras raras em íleo terminal.

Interessante lembrar que em até 20% dos casos não se consegue enquadrar adequadamente em RCU ou DC, assumindo o termo colite não classificada.

ESCORES ENDOSCÓPICOS

O endoscopista que não está familiarizado com a DII tende a ficar impressionado e superestima a atividade da doença. Como forma de homogeneizar e diminuir essa variação interobservador, têm surgido alguns escores endoscópicos que devem ser aplicados sempre que possível para melhor compreensão.

Na RCU, os escores endoscópicos mais utilizados são o subescore endoscópico de Mayo (Quadro 2) e o Índice de gravidade da colite ulcerativa (UCEIS) (Quadro 3).[4,5] O escore endoscópico de Mayo, apesar de não ser validado, é o mais utilizado e prático para uso na rotina clínica. O UCEIS é validado, tem excelente concordância interobservador, mas não há *cutoff* para remissão e atividade de doença.

Quadro 2 Escore endoscópico de Mayo (Figuras 17 a 20)

	Subescore endoscópico de Mayo
0	Normal ou doença inativa
1	Doença leve (eritema, redução do padrão vascular, friabilidade leve)
2	Doença moderada (eritema intenso, ausência de padrão vascular, friabilidade, erosões)
3	Doença grave (sangramento espontâneo, ulceração)

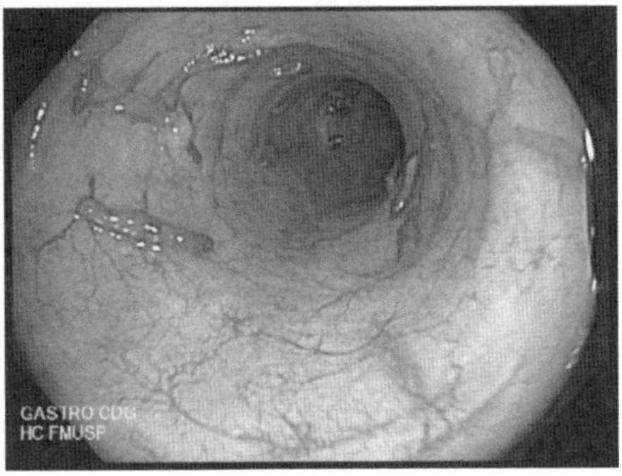

Figura 17 Mayo 0.

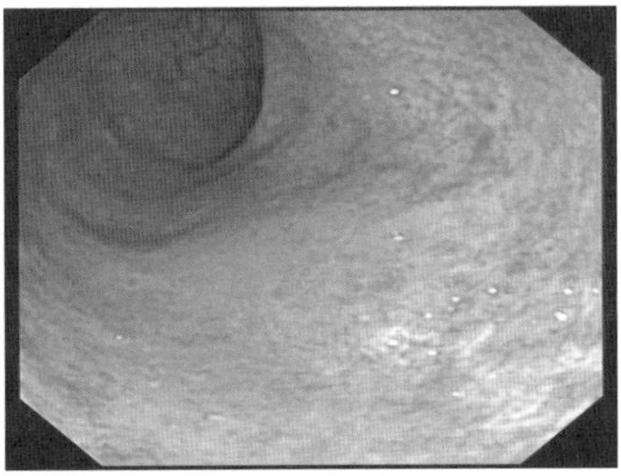

Figura 18 Mayo 1.

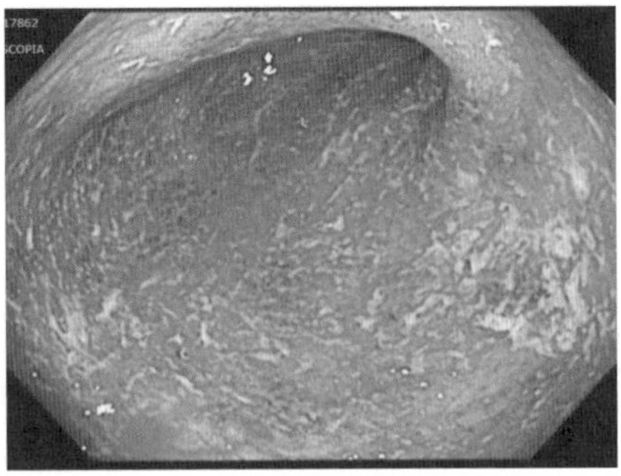

Figura 19 Mayo 2.

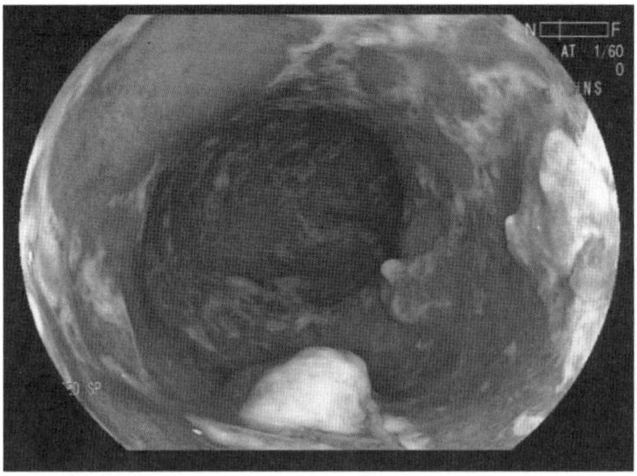

Figura 20 Mayo 3.

Quadro 3 Índice endoscópico de gravidade da colite ulcerativa (UCEIS)

UCEIS	
Padrão vascular	
0 – Normal	Trama vascular bem definida
1 – Obliteração parcial	Perda parcial do padrão vascular
2 – Obliteração total	Perda completa do padrão vascular
Sangramento	
0 – Nenhum	Sem sangramento
1 – Mucoso	Pontilhados aderidos à mucosa que podem ser removidos
2 – Luminal leve	Pequena quantidade de sangue na luz
3 – Luminal moderado ou grave	Sangramento ativo e/ou grande quantidade sangue e/ou mucosa hemorrágica
Erosões e úlceras	
0 – Nenhum	Mucosa normal
1 – Erosões	Soluções de continuidade ≤ 5 mm
2 – Úlcera superficial	Soluções de continuidade > 5 mm
3 – Úlcera profunda	Soluções de continuidade profundas e com margens levemente elevadas

Na doença de Crohn, utilizam-se o SES-CD e o CDEIS;[6,7] nos casos operados submetidos a ileocolectomia direita, aplica-se o escore de Rutgeerts.[8] O SES-CD tende a ser o mais utilizado (Quadro 4). Ele avalia íleo terminal, cólon ascendente, transverso, cólon esquerdo e reto e avalia cada segmento quanto ao tamanho de úlceras, à proporção do segmento em questão que está inflamado, quanto está ulcerado e se há estenoses. O CDEIS é validado, mas pouco utilizado na rotina clínica por consumir mais tempo. O escore de Rutgeerts (Quadro 5), apesar de antigo, é o mais utilizado quando se avalia pós-operatório de ileocolectomia direita. A classificação contempla anastomose e íleo neoterminal. A grande aplicabilidade clínica é que Rutgeerts ≥ 2 significa chance de recorrência endoscópica.

Quadro 4 Escore endoscópico simplificado para doença de Crohn (SES-CD)

Variável	0	1	2	3
Tamanho das úlceras (cm)	Nenhuma	Úlceras aftosas (diâmetro 0,1-0,5)	Úlceras grandes (diâmetro 0,5-2)	Úlceras muito grandes (diâmetro > 2)
Superfície acometida	Não afetada	< 50%	50-75%	> 75%
Superfície acometida por úlceras	Não afetada	< 10%	10-30%	> 30%
Presença de estenoses	Nenhum	Uma estenose, possível de atravessar	Múltiplas estenoses, possível de atravessar	Não é possível atravessar

Pontuação: 0-2 remissão; 3-6 atividade leve; 7-15 atividade moderada; > 15 atividade intensa.

Quadro 5 Escore de Rutgeerts (Figuras 21 a 25)

Grau	Achados endoscópicos
i_0	Ausência de lesões em anastomose e íleo neoterminal
i_1	≤ 5 erosões/úlceras aftoides em anastomose e íleo neoterminal
i_2	> 5 erosões/úlceras aftoides intercaladas por mucosa normal ou úlceras maiores em áreas isoladas ou úlceras maiores confinadas a anastomose
i_3	Ileíte aftosa difusa
i_4	Inflamação difusa com úlceras maiores ou estenose inflamatória

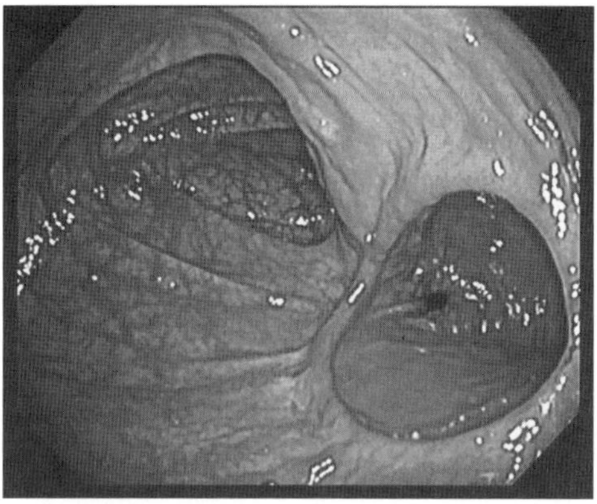

Figura 21 Rutgeerts i_0.

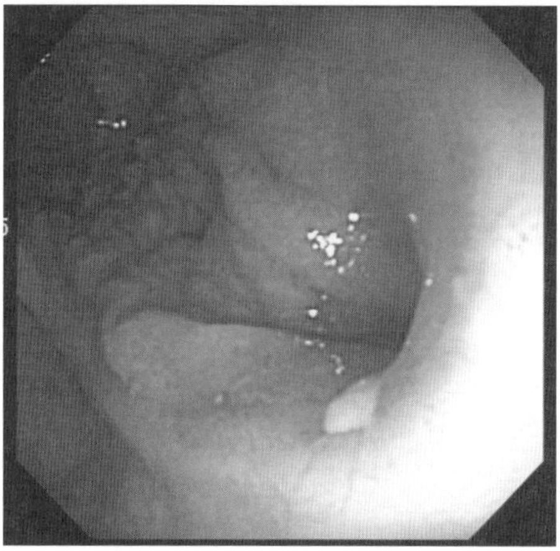

Figura 22 Rutgeerts i_1.

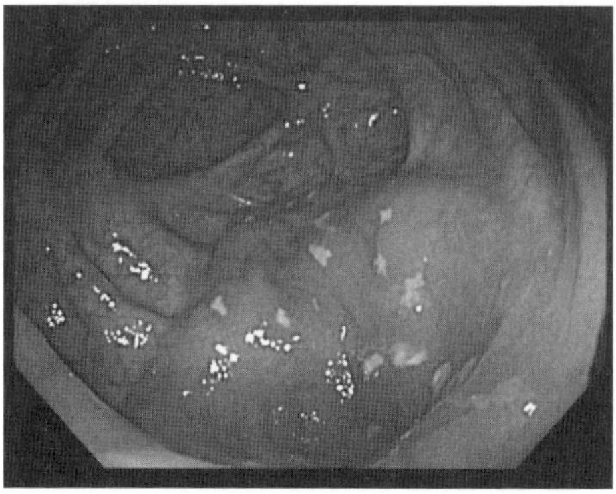

Figura 23 Rutgeerts i_2.

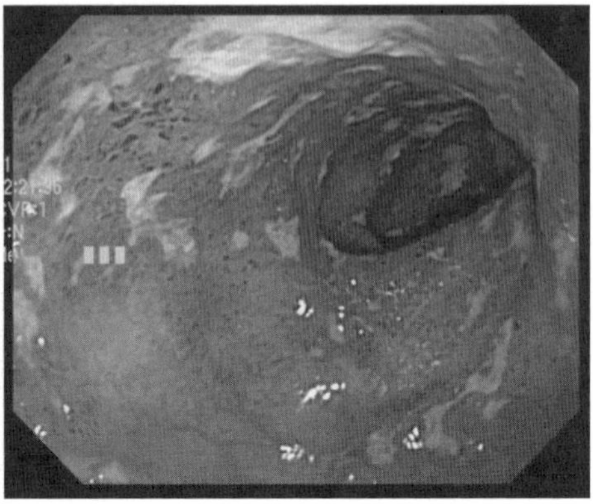

Figura 24 Rutgeerts i_3.

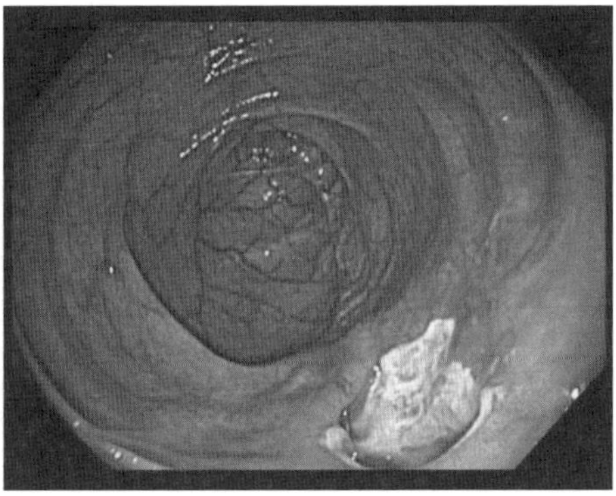

Figura 25 Rutgeerts i_4.

VIGILÂNCIA DE DISPLASIA NA DOENÇA INFLAMATÓRIA INTESTINAL

A vigilância endoscópica está recomendada 8 anos após o diagnóstico, uma vez que a duração da doença é considerada fator de risco independente para câncer colorretal associado a DII. O exame endoscópico minucioso pode mostrar alterações sutis do relevo da mucosa (placa ou área eritematosa com aparência granular, nodular ou pseudovilosa). A aplicação da cromoendoscopia com índigo carmim 0,03% ou azul de metileno 0,04% aumenta a sensibilidade na detecção de lesões displásicas.

Após a publicação do consenso do manejo de displasia na DII (Scenic), alguns conceitos na displasia em DII foram modificados.[8]

Atualmente se recomenda a adoção da Classificação de Paris modificada para descrição das lesões. Os conceitos antes denominados DALM e ALM foram abandonados. Foi criado o termo endoscopicamente ressecável se:

- Margens da lesão bem definidas.
- Ressecção completa da lesão após inspeção visual.
- Histologia comprova a ressecção completa.
- Biópsias de áreas circunjacentes ao leito de ressecção sem displasia.

Caso ocorra a remoção completa da lesão, o seguimento pode ser por colonoscopia, sem necessidade de cirurgia. Se detecção de displasia invisível confirmada por um patologista especialista em DII, é necessário encaminhar para serviço de referência em endoscopia digestiva em DII e utilizar aparelhos de alta definição com cromoendoscopia.

Atualmente, com base em novos estudos que foram publicados após o Scenic, alguns *guidelines* já têm colocado a cromoscopia eletrônica como técnica possível a ser utilizada em colonoscopia de vigilância de displasia na DII.

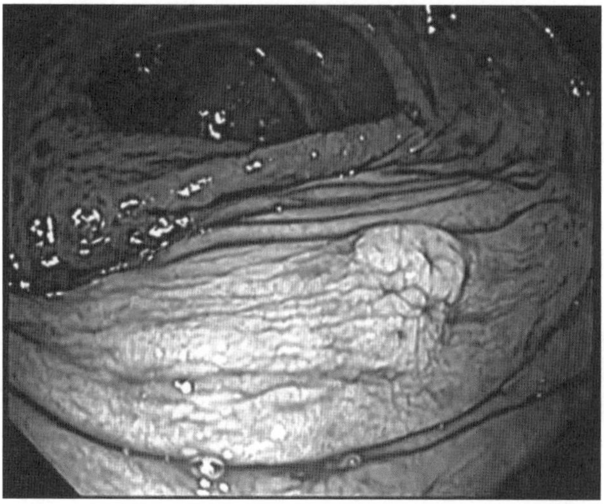

Figura 26 Pólipo visto após cromoendoscopia com índigo carmim.

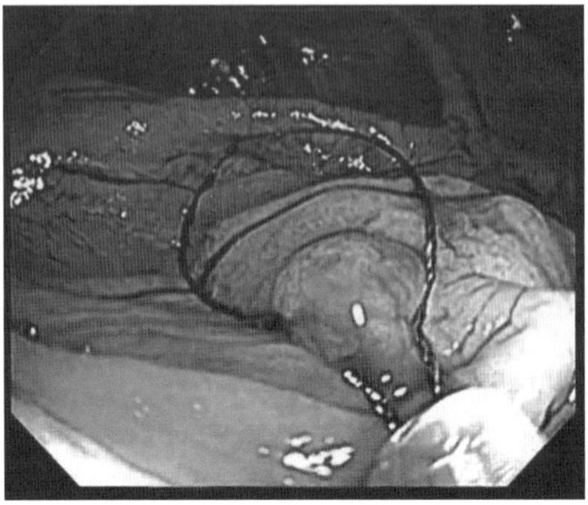

Figura 27 Polipectomia com alça a frio.

DILATAÇÃO ENDOSCÓPICA

A doença de Crohn pode ter caráter estenosante e, em até um terço dos pacientes, pode-se encontrar algum grau de estenose dentro de 10 anos do diagnóstico inicial. A depender da quantidade e localização dessas estenoses, podem-se ter como opções: dilatação endoscópica, estriturotomia, estenoplastia ou passagem de próteses. A dilatação endoscópica é a técnica mais utilizada, podendo postergar o tratamento cirúrgico. A técnica de dilatação é a mesma para outros procedimentos endoscópicos (dilatação hidrostática).

O sucesso para o tratamento endoscópico acontece quando as estenoses são curtas (≤ 5 cm), únicas, não anguladas e fibróticas. Os resultados a curto prazo variam de 80 a 95%, e as taxas de complicações variam de 1 a 4%.

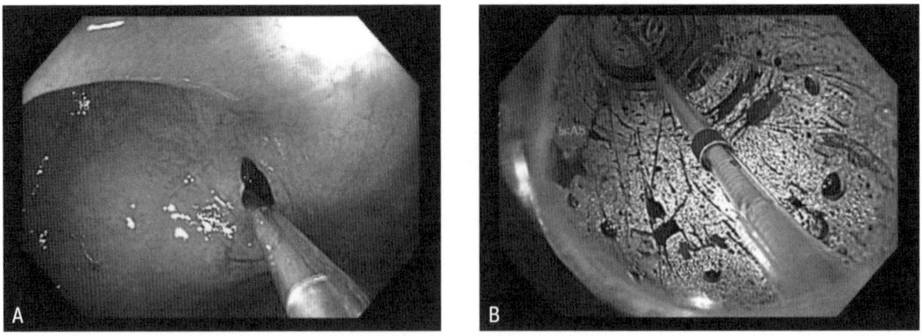

Figura 28 Estenose de anastomose íleocólica (A). Dilatação hidrostática (B).

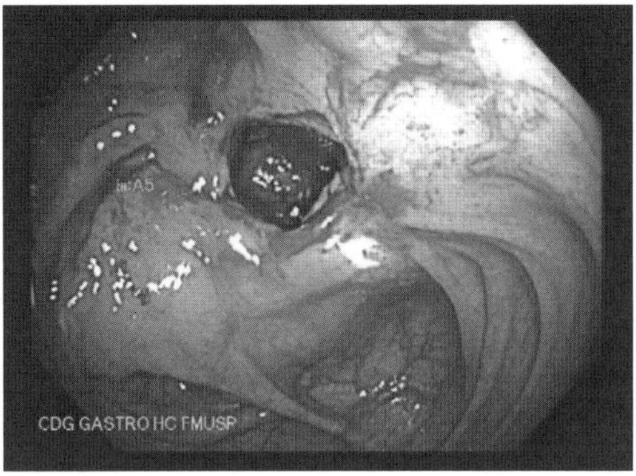

Figura 29 Resultado pós-dilatação, observando-se aumento do lúmen e laceração da mucosa (resultado esperado).

CONSIDERAÇÕES FINAIS

A endoscopia digestiva é peça fundamental no contexto da doença inflamatória intestinal, estando presente em vários cenários desde o diagnóstico inicial, acompanhamento, vigilância e até mesmo como finalidade terapêutica de complicações.

Por ser uma doença complexa, o endoscopista precisa conhecer as lesões encontradas na DII, aplicar sempre que possível os escores endoscópicos e saber como proceder à vigilância de displasias.

REFERÊNCIAS BIBLIOGRÁFICAS

1. Annese V, Daperno M, Rutter MD, Amiot A, Bossuyt P, East J, et al. European evidence based consensus for endoscopy in inflammatory bowel disease. J Crohns Colitis. 2013;7:982-1018.
2. Cheon HE, Kim WH. Recent advances of endoscopy in inflammatory bowel diseases. Gut and Liver. 2007;1:118-25.
3. Moran CP, Neary B, Doherty GA. Endoscopic evaluation in diagnosis and management of inflammatory bowel disease. World J Gastrointest Endosc. 2016 Dec;8(20):723-32.
4. Schroeder KW, Tremaine WJ, Ilstrup DM. Coated ora 5-aminosalicyclic acid therapy for midly to moderately active ulcerative colitis: a randomized study. N Engl J Med. 1987;317:1625-9.
5. Travis SP, Schnell D, Krzeski P, Abreu MT, Altman DG, Colombel J-F, et al. Reliability and initial validation of the ulcerative colitis endoscopic index of severity. Gastroenterology. 2013;145:987-95.
6. Daperno M, D'Haens G, Van Assche G, Baert F, Maunoury V, Sostegni R, et al. Development and validation of a new, simplified endoscopic activity score for Crohn's disease: the SES-CD. Gastrointest Endosc. 2004 Oct;60(4):505-12.

7. Rutgeerts P, Geboes K, Vantrappen G, Beyls J, Kerremans R, Miele M. Predictability of the postoperative course of Crohn's disease. Gastroenterology. 1990;99(4):956-63.
8. Laine L, Kaltenbach T, Barkun A, McQuaid KR, Subramanian V, Soetikno R, et al. Scenic international consensus statement on surveillance and management of dysplasia in inflammatory bowel disease. Gastroenterology. 2015 Mar;148(3):639-51.e28.
9. Navaneethan U. Endoscopic balloon dilation in the management of strictures in Crohn's diasease: a systematic review and meta-analysis of non randomized trials. Surg Endosc. 2016;30:5434-43.

CAPÍTULO 5

Doença inflamatória intestinal de início muito precoce

Natascha Silva Sandy

Pontos-chave

- Define-se doença inflamatória intestinal (DII) de início muito precoce (*very early onset inflammatory bowel disease* – VEOIBD) pelo início das manifestações de DII antes dos 6 anos de idade, DII do lactente para doença de início nos primeiros 2 anos de vida e DII neonatal nos primeiros 28 dias de vida
- Um número crescente de genes é descrito como causador de VEOIBD. Mais de 70 genes devem ser considerados na investigação genética da doença, a maioria envolvendo imunodeficiências primárias.
- Uma parte importante na avaliação diagnóstica em VEOIBD é identificar as crianças com etiologia monogênica mais provável, que podem ser mais suscetíveis a complicações não gastrointestinais, estar em risco aumentado de efeitos colaterais da terapia habitual de DII e/ou se beneficiar de terapias específicas não utilizadas de forma geral em DII.
- Alguns aspectos da história clínica são considerados sinais de alarme e devem levar à pronta investigação de DII monogênica.
- O sequenciamento completo do exoma (do inglês *whole exome sequencing* – WES) pode ser realizado na avaliação genética inicialmente ou após um painel de sequenciamento negativo.

INTRODUÇÃO, DEFINIÇÃO E CLASSIFICAÇÃO

Define-se doença inflamatória intestinal (DII) de início muito precoce (do inglês *very early onset inflammatory bowel disease* – VEOIBD) pelo início das manifestações de DII antes dos 6 anos de idade.[1] Dentro do universo da VEOIBD, ainda conforme a idade de início, há subclassificações: usa-se o termo “DII do lactente" para doença de início nos primeiros 2 anos de vida, e "DII neonatal" nos primeiros 28 dias de vida.[2] Algumas das características marcantes da VEOIBD, que se associam à importância dessas definições, relacionam-se aos fatos de que a idade de início precoce da DII constitui um forte preditor para o risco de DII monogênica, além de maior risco de doença agressiva e refratária à terapia quando comparada à DII do adulto ou de crianças mais velhas e adolescentes.[1,3]

Um número crescente de distúrbios monogênicos raros, incluindo genes envolvidos em processos de imunodeficiência primária e defeitos da barreira intestinal, que se apresentam com inflamação intestinal semelhante à DII (DII-*like*), foi identificado nesse grupo de pacientes.[3] Todavia, deve-se notar que há certa variabilidade no fenótipo VEOIBD, e que parte das crianças com esse diagnóstico pode apresentar doença leve.[4] O objetivo deste capítulo é discutir aspectos do diagnóstico e terapêutica peculiares à VEOIBD.

Há uma crescente incidência da DII bem documentada globalmente nas últimas décadas – sobretudo em países de primeiro mundo, e particularmente de VEOIBD.[5] Estima-se que entre 6 e 15% dos casos de DII se iniciem antes dos 6 anos de idade – caracterizando, portanto, VEOIBD.[5] Ainda que na maioria de casos de VEOIBD não seja identificável uma causa monogênica, a maioria dos pacientes com DII monogênica se apresenta antes dos 6 anos de idade, enquanto uma parcela menor se apresenta mais tarde, mas ainda na faixa etária pediátrica. Já diagnóstico de DII monogênica com apresentação na vida adulta é exceção.[3]

Um número progressivamente maior de genes é descrito como causador de VEOIBD. Mais de 70 genes devem ser considerados na investigação genética da doença (Quadro 1).[3] Cerca de 15 a 20% de todos os casos de VEOIBD são atribuídos a doenças monogênicas,[3] porcentagem que chega a 41% dos casos de DII do lactente.[6] Esses distúrbios monogênicos raros incluem variantes que afetam a barreira epitelial intestinal ou o sistema imunológico, gerando quadros de imunodeficiência primária, hiperinflamação sustentada ou autoinflamação.[3]

Quadro 1 Formas de doença inflamatória intestinal monogênicas atualmente descritas que devem ser incluídas em painel genético (75 genes)

Gene	Doença	Tipo de herança
ADA	SCID atípica	AR
ADAM17	Doença inflamatória neonatal de pele e intestino	AR
AICDA	Imunodeficiência com hiper-IgM	AR

(continua)

Quadro 1 Formas de doença inflamatória intestinal monogênicas atualmente descritas que devem ser incluídas em painel genético (75 genes) *(continuação)*

Gene	Doença	Tipo de herança
ALPI	Deficiência de fosfatase alcalina intestinal	AR
ARPC1B	Síndrome de Wiskott-Aldrich (Wiskott-Aldrich *syndrome-like*)	AR
BTK	Agamaglobulinemia ligada ao X	Ligada ao X
CASP8	Deficiência de caspase-8	AR
CD3G	SCID atípica	AR
CD40LG	Imunodeficiência com hiper-IgM ligada ao X	
CD55	Síndrome CHAPLE – deficiência de CD55 com hiperativação do complemento, trombose angiopática e enteropatia grave perdedora de proteína	AR
COL7A1	Epidermólise bolhosa distrófica	AR
CTLA4	Síndrome linfoproliferativa autoimune, tipo V	AD
CYBA e *CYBB*	Doença granulomatosa crônica	AR e ligada ao X (respectivamente)
DCLRE1C	Síndrome de Omenn	AR
DKC1	Disqueratose congênita – síndrome de Hoyeraal Hreidarsson	Ligada ao X
DOCK8	Deficiência do *dedicator of cytokinesis* 8 (DOCK8)	AR
FERMT1	Síndrome de Kindler	AR
FOXP3	Síndrome de desregulação imune, poliendocrinopatia e enteropatia ligada ao X (IPEX)	Ligada ao X
G6PC3	Neutropenia congênita	AR
GUCY2C	Diarreia familiar	AD
HPS1, *HPS4* e *HPS6*	Síndrome de Hermansky-Pudlak – tipos 1, 4, e 6	AR
ICOS	Deficiência de ICOS	AR
IKBKG	Displasia ectodérmica anidrótica com imunodeficiência ligada ao X	Ligada ao X
IL10	Deficiência de IL-10	AR
IL10RA e *IL10RB*	Deficiência do receptor de IL-10 – unidades A e B, respectivamente	AR
IL21	Deficiência de IL-21 (*combined variable immunodeficiency-like* 11)	AR
IL2RA	Síndrome IPEX-*like*	AR
IL2RB	Desregulação imunológica IL2RB	AR

(continua)

Quadro 1 Formas de doença inflamatória intestinal monogênicas atualmente descritas que devem ser incluídas em painel genético (75 genes) *(continuação)*

Gene	Doença	Tipo de herança
IL2RG	SCID atípica	Ligada ao X
ITCH	Deficiência de ITCH	AR
ITGB2	Deficiência da adesão leucocitária tipo I (LAD-I)	AR
LIG4	SCID atípica	AR
LRBA	Imunodeficiência combinada por deficiência de LRBA	AR
MALT1	Deficiência de MALT1 (IPEX-*like*)	AR
MASP2	Deficiência de serina protease-2 associada à lectina ligadora de manana-2	AR
MVK	Deficiência de mevalonato quinase	AR
NCF1, *NCF 2* e *NCF 4*	Doença granulomatosa crônica	AR
NLRC4	Autoinflamação com enterocolite infantil	AD
NPC1	Doença de Niemann-Pick tipo C	AR
PIK3CD	Deficiência de PIK3CD e síndrome de ativação de PI3K	AR e AD
PIK3R1	Agamaglobulinemia tipo 7 e síndrome PI3K ativada	AR e AD
PLCG2	Autoinflamação, deficiência de anticorpos e síndrome de desregulação imunológica	AD
POLA1	Síndrome PDR (distúrbio pigmentar, reticulado, com manifestação sistêmica)	Ligada ao X
RAG1 e *RAG2*	SCID atípica	AR
RIPK1	Deficiência de RIPK1	AR
RTEL1	Disqueratose congênita – síndrome de Hoyeraal Hreidarsson	AR e AD
SH2D1A	Síndrome linfoproliferativa ligada ao X tipo 1 (XLP1)	Ligada ao X
SKIV2L	Síndrome trico-hepatoentérica tipo 2	AR
SLC37A4	Glicogenose tipo 1b	AR
SLC9A3	Diarreia congênita	AR
SLCO2A1	Deficiência do transportador de prostaglandina	AR
STAT1	IPEX-*like*	AD
STAT3	Doença autoimune multissistêmica com início precoce	AD
STIM1	Deficiência de STIM1	AR
STXBP2	Linfo-histiocitose hemofagocítica familiar tipo 5	AR
STXBP3	Defeito da proteína de ligação à sintaxina 3	AD e AR
TGFB1	Deficiência de TGFB1	AR

(continua)

Quadro 1 Formas de doença inflamatória intestinal monogênicas atualmente descritas que devem ser incluídas em painel genético (75 genes) *(continuação)*

Gene	Doença	Tipo de herança
TGFBR1	Síndrome de Loeys-Dietz tipo 1	AD
TGFBR2	Síndrome de Loeys-Dietz tipo 2	AD
TNFAIP3	Síndrome autoinflamatória familiar, síndrome Behçet-*like*	AD
TRIM22	Defeito do TRIM22	AR
TRNT1	SIFD – anemia sideroblástica congênita, imunodeficiência B, febre periódica e atraso do desenvolvimento	AR
TTC37	Síndrome trico-hepatoentérica tipo 1	AR
TTC7A	Deficiência de TTC7A	AR
WAS	Síndrome de Wiskott-Aldrich	Ligada ao X
XIAP	Síndrome linfoproliferativa ligada ao X tipo 2 (XLP2)	Ligada ao X
ZAP70	SCID atípica	AR
ZBTB24	Síndrome de imunodeficiência, instabilidade centromérica e anomalias faciais	AR

AR: autossômica recessiva; AD: autossômica dominante; IgM: imunoglobulina M; IPEX: síndrome de desregulação imune, poliendocrinopatia e enteropatia ligada ao X; SCID: síndrome da imunodeficiência combinada grave.
Fonte: adaptado de Uhlig et al. (2021).[3]

DIAGNÓSTICO DA DOENÇA INFLAMATÓRIA INTESTINAL DE INÍCIO MUITO PRECOCE

A avaliação clínica e com exames complementares para o diagnóstico inicial de DII da criança com VEOIBD para que seja feito o diagnóstico de DII segue inicialmente os mesmos princípios gerais do diagnóstico de DII na faixa etária pediátrica. Inclui, portanto, anamnese completa e exame físico minucioso, avaliação laboratorial, exames de imagem e avaliação com endoscopia digestiva alta e colonoscopia, com biópsias.

Uma parte importante na avaliação diagnóstica em VEOIBD é identificar as crianças com etiologia monogênica mais provável, que podem ser mais suscetíveis a complicações não gastrointestinais, estar em risco aumentado de efeitos colaterais da terapia habitual de DII e/ou se beneficiar de terapias específicas não utilizadas de forma geral em DII.[4] Além disso, a ocorrência de doença monogênica pode ter implicações significativas quanto a aconselhamento genético familiar. Alguns aspectos da história clínica são considerados sinais de alarme e devem levar à pronta investigação de DII monogênica (Quadro 2).[4]

Há ainda outros aspectos clínicos e de exames complementares que podem ser particularmente úteis no contexto de VEOIBD. Na anamnese, história de doença perianal extensa neonatal ou em lactentes pode direcionar para um defeito da via da interleucina-10 (IL-10). História de infecções de início precoce e recorrente sinaliza imunodeficiência primária de forma geral, e especificamente, se associadas a manifestações intestinais em meninos, deve chamar a atenção para doença granulomatosa crônica (DGC) e/ou síndrome linfoproliferativa ligada ao X (XIAP).

Na avaliação da história familiar, além de atenção para antecedente de DII e outras manifestações de autoimunidade, deve-se atentar a antecedentes sugestivos de imunodeficiências e de linfo-histiocitose hemofagocítica (LHH) e suscetibilidade a malignidades, com atenção ao padrão de herança (autossômica recessiva, autossômica dominante, ligado ao X ou esporádico), mas fazendo a

Quadro 2 Resumo dos sinais de alarme da história clínica que devem levar à pronta investigação de doença inflamatória intestinal monogênica

Idade de apresentação	< 2 anos de início dos sintomas de DII ou < 6 anos de início dos sintomas de DII, em particular quando outros sinais de alerta estão presentes.
História familiar	▪ Membro da família afetado com suspeita de doença monogênica. ▪ Consanguinidade. ▪ Vários membros da família com DII de início precoce (antes dos 10 anos de idade).[2] ▪ Morte precoce por causa desconhecida.
Comorbidades e manifestações extraintestinais*	▪ Infecções graves recorrentes ou infecções atípicas, consistentes com os critérios diagnósticos de uma imunodeficiência primária. ▪ LHH. ▪ Características autoimunes, em particular da síndrome IPEX (síndrome de desregulação imune, poliendocrinopatia e enteropatia ligada ao X). ▪ Malignidades. ▪ Atresias intestinais múltiplas.

* Relevantes para consideração diagnóstica de DII monogênica quando raras ou atípicas para a idade do paciente, independentemente do órgão de manifestação.
DII: doença inflamatória intestinal; IPEX: síndrome de desregulação imune, poliendocrinopatia e enteropatia ligada ao X; LHH: linfo-histiciose hemofagocítica.
Fonte: adaptado de: Kelsen et al. (2020).[4]

ressalva de que algumas condições de desregulação imunológica não têm o mesmo fenótipo em diferentes membros da família afetados.

No exame físico, avaliar, além dos sinais de acuidade da doença, especificamente, atentar à presença de doença perianal, alterações cutâneas, artrite, adenopatia e esplenomegalia.[4] Alguns genes associados a doenças monogênicas e as respectivas características fenotípicas são resumidos no Quadro 3.

Quadro 3 Alguns genes associados a doenças monogênicas e as respectivas características fenotípicas

Gene(s)	Características
CD55	Síndrome Chaple – deficiência de CD55 com hiperativação do complemento, trombose angiopática e enteropatia grave perdedora de proteína.
CYBA, CYBB, NCF1, NCF2, NCF4	Doença granulomatosa crônica: infecções (sobretudo piogênicas), inflamação intestinal, manifestações autoimunes.
FOXP3, STAT1, MALT1	Síndrome de desregulação imune, poliendocrinopatia e enteropatia ligada ao X (IPEX) e IPEX-*like*. Enteropatia e doença colônica, déficit de crescimento, infecções, *rash* cutâneo, diabetes, tireoidite, citopenias.
G6PC3	Neutropenia congênita, infecções de repetição, inflamação intestinal Crohn-*like*, doença perianal, foliculite.
HPS1, HPS4, HPS6	Síndrome de Hermansky-Pudlak: Crohn-*like* com possível envolvimento perianal, albinismo oculocutâneo, coagulopatia, fibrose pulmonar.
IL10, IL10RA, IL10RB	Defeito da via IL-10: enterocolite e doença perianal graves neonatal ou do lactente, artrite, foliculite, eczema, risco aumentado de linfoma.
ITGB2	Deficiência da adesão leucocitária tipo I (LAD-I) – infecções de repetição bacterianas, VEOIBD, aumento significativo de granulócitos na avaliação laboratorial.
SKIV2L, TTC37	Síndrome trico-hepatoentérica: inflamação intestinal, envolvimento cutâneo e de cabelo, doença hepática.
TTC7A	Deficiência de TTC7A: imunodeficiência, múltiplas atresias intestinais, VEOIBD.
WASP	Síndrome de Wiskott-Aldrich: colite ulcerativa, envolvimento cutâneo e articular, anemia hemolítica autoimune, microtrombocitopenia, disfunção plaquetária, infecções.
XIAP	Síndrome linfoproliferativa ligada ao X tipo 2 (XLP2) – doença colônica e perinal fistulizante graves, LHH secundária a infecção por EBV.

EBV: vírus Epstein-Barr; IL-10: interleucina-10; IPEX: síndrome de desregulação imune, poliendocrinopatia e enteropatia ligada ao X; LHH: linfo-histiciose hemofagocítica.
Fonte: elaborado pela autora.

Na avaliação laboratorial de exames rotineiramente solicitados em DII, o hemograma pode trazer indícios que apontem para defeitos monogênicos (como citopenias e leucocitose); e marcadores inflamatórios elevados além do habitual de DII podem ser vistos como síndromes hiperinflamatórias, como *XIAP* e *NLRC4*.

Além da avaliação laboratorial habitual de DII, uma triagem básica imunológica inicial deve incluir: imunoglobulinas (IgG, IgA, IgM, IgE), títulos de vacinas para crianças imunizadas e o teste di-hidrorodamina (TDH) e avaliação de subpopulações linfocitárias (quantificação de linfócitos TCD4, TCD8, B e NK) – idealmente a avaliação já deveria ser realizada conjuntamente com um imunologista pediátrico.[4]

Deve-se atentar para o fato de que a avaliação funcional de neutrófilos (testes do *burst* oxidativo, como TDR) não pode ser realizada quando há neutropenia significativa. Em casos em que o imunologista não tenha participado da triagem inicial, a detecção de qualquer alteração torna mandatório o seguimento conjunto com esse profissional aliado. Outros estudos imunológicos específicos podem ser realizados já bem direcionados pelo fenótipo do paciente.

Estudos genéticos, que não são realizados habitualmente em DII em crianças maiores, adultos e adolescentes, constituem parte importante da avaliação de crianças com VEOIBD para confirmar um defeito específico quando há um alto índice de suspeição ou de forma ampla para identificar as doenças monogênicas. Existem painéis de sequenciamento direcionados que agrupam genes mais comuns causadores de VEOIBD, e que até são considerados uma abordagem razoável para testar as variantes genéticas mais comuns nos casos em que o fenótipo é consistente com um defeito genético já conhecido, casos em que há história de consanguinidade, e/ou estudos imunológicos anormais. Mas deve-se notar que a sensibilidade de painéis não foi testada de forma sistematizada,[1,3] e que há variabilidade dos genes testados em diferentes painéis.

O sequenciamento completo do exoma (do inglês *whole exome sequencing* – WES) pode ser realizado na avaliação genética inicialmente ou após um painel de sequenciamento negativo.[3] O sequenciamento do genoma completo (do inglês *whole genome sequencing* – WGS) fica reservado para casos em que permanece uma alta suspeita de doença genética, mas em que o WES é negativo.

Estudos de imagem também fazem parte da avaliação complementar de crianças com VEOIBD. E também de forma semelhante à DII em outras faixas etárias, e a avaliação endoscópica e histológica permanece parte fundamental da avaliação, sendo o padrão-ouro para o diagnóstico de VEOIBD. Em relação à distribuição da doença e à classificação do tipo de DII, aproximadamente 40% das crianças com VEOIBD apresentam-se com pancolite,[1] mas a doença pode posteriormente progredir e envolver até o delgado.[7] Assim, o diagnóstico de colite não classificada é mais frequente em crianças com VEOIBD.[4]

Na histologia, pode também haver indícios que sinalizam doença monogênica.[1] A atrofia das vilosidades com infiltrado linfocítico pode indicar alguns dos transtornos de desregulação das células T – como na síndrome IPEX (síndrome de desregulação imune, poliendocrinopatia e enteropatia ligada ao X), e ocorre em um subconjunto de pacientes com imunodeficiência comum variável, colite linfocítica e algumas das enteropatias congênitas. A apoptose ocorre mais intensamente em defeitos de manutenção do telômero (disqueratose congênita), na imunodeficiência combinada grave (SCID), TTC7A e outras imunodeficiências primárias. Na DGC, biópsias podem revelar granulomas.

PRINCÍPIOS SOBRE O TRATAMENTO DA DOENÇA INFLAMATÓRIA INTESTINAL DE INÍCIO MUITO PRECOCE

Terapias específicas são indicadas em casos selecionados, mas o arsenal terapêutico habitual de DII também é utilizado em crianças com VEOIBD em que não há defeitos genéticos ou imunológicos identificados ou mesmo para doenças monogênicas que ainda não tenham terapêutica direcionada.[8] A identificação de etiologia monogênica é importante não somente para o direcionamento de terapias específicas, mas também porque pode contraindicar terapias que são habitualmente usadas no manejo de DII – por exemplo, uso de anti-TNF-alfa em DGC, que pode ter consequências catastróficas.[4] Já um exemplo clássico de terapia direcionada é a indicação de transplante de células-tronco hematopoéticas (TCTH) na deficiência de IL-10 ou das subunidades do receptor de IL-10; nesses casos, além de levar à remissão da DII, reverte o risco associado a linfoma de células B nesse grupo de pacientes.

O TCTH também é indicado nos defeitos de IL-10 e IL-10R, em DGC, *XIAP*, *STXBP2*, *FOXP3*, *IL2RB*, *DOCK8*, *RAG1* e *RAG2*, *STAT1*, *PIK3CD*, além de síndromes da imunodeficiência combinada grave e imunodeficiências comuns variáveis.[4] Outros exemplos em que o diagnóstico molecular pode permitir o uso de terapias direcionadas e não usuais em DII incluem:

- Uso de abatacept ou sirolimus na deficiência LRBA, nos distúrbios do *PIK3CD* e em mutações do *FOXP3*.

- Uso de drogas anti-IL1 (anakinra ou canakinumabe) como ponte para TCTH em pacientes com DGC e em defeitos hiperinflamatórios com superprodução de IL-1.
- Uso da colchicina em algumas síndromes autoinflamatórias.

Quanto ao uso de terapias usuais em DII, é descrito que crianças com VEOIBD se beneficiam de uma dosagem mais elevada da azatioprina[9] e de regime intensificado de infliximabe para obter níveis terapêuticos,[4] além de terem menor taxa de resposta a biológicos (e consequente maior taxa de interrupção do tratamento) quando comparados a crianças mais velhas e adolescentes.[10] Estratégias de uso de dose mais altas (como iniciar com infliximabe 10 mg/kg), doses mais frequentes e otimização do regime de anti-TNF com base nos nível sérico do medicamento podem melhorar a durabilidade do regime de tratamento a longo prazo.[4]

Acredita-se que a diferença nas taxas de resposta à terapia medicamentosa habitual pode ser secundária às vias imunes envolvidas e/ou devida às diferenças relacionadas à farmacocinética das medicações nessa faixa etária. Não há literatura médica robusta para utilização rotineira de vedolizumabe ou ustequinumabe em VEOIBD.[4] Pela natureza tipicamente mais agressiva e refratária da doença, é reportado que crianças com VEOIBD necessitam de intervenção cirúrgica com maior frequência do que em crianças maiores e adolescentes.[11] Colectomia ou ileostomia são as cirurgias mais comumente realizadas, uma vez que há predominância de doença colônica em crianças com VEOIBD. Como a apresentação predominantemente colônica em VEOIBD impede a distinção definitiva da doença DC *versus* RCU, deve-se ter muito cuidado antes de prosseguir com a colectomia nessa população de pacientes – o desvio colônico pela criação de uma ileostomia temporária pode ser uma boa estratégia.

CONCLUSÃO

Um número crescente de genes é descrito como causador de DII de início muito precoce, e a maioria desses genes, identificados em crianças com manifestações de DII antes dos 6 anos de idade, envolve imunodeficiências primárias.

É necessário conhecer aspectos da história clínica e exames complementares que são considerados sinais de alarme ou indícios para etiologia monogênica mais provável, uma vez que o diagnóstico de determinadas etiologias pode não somente direcionar terapias específicas, mas também contraindicar terapias que são habitualmente usadas no manejo de DII.

REFERÊNCIAS BIBLIOGRÁFICAS

1. Uhlig HH, Schwerd T, Koletzko S, Shah N, Kammermeier J, Elkadri A, et al. The diagnostic approach to monogenic very early onset inflammatory bowel disease. Gastroenterology. 2014;147(5):990-1007.e1003.
2. Levine A, Griffiths A, Markowitz J, Wilson DC, Turner D, Russell RK, et al. Pediatric modification of the Montreal classification for inflammatory bowel disease: the Paris classification. Inflamm Bowel Dis. 2011;17(6):1314-21.
3. Uhlig HH, Charbit-Henrion F, Kotlarz D, Shouval DS, Schwerd T, Strisciuglio C, et al. Clinical genomics for the diagnosis of monogenic forms of inflammatory bowel disease: a position paper from the Paediatric IBD Porto Group of European Society of Paediatric Gastroenterology, Hepatology and Nutrition. Journal of Pediatric Gastroenterology and Nutrition. 2021;72(3):456-73.
4. Kelsen JR, Sullivan KE, Rabizadeh S, Singh N, Snapper S, Grossman AB. North American Society for Pediatric Gastroenterology, Hepatology, and Nutrition Position paper on the evaluation and management for patients with very early-onset inflammatory bowel disease. J Pediatr Gastroenterol Nutr. 2020;70(3):389-403.
5. Benchimol EI, Bernstein CN, Bitton A, Carroll MW, Singh H, Otley AR, et al. Trends in epidemiology of pediatric inflammatory bowel disease in Canada: distributed network analysis of multiple population-based provincial health administrative databases. Am J Gastroenterol. 2017;112(7):1120-34.
6. Kelsen JR, Dawany N, Moran CJ, Petersen B-S, Sarmady M, Sasson A, et al. Exome sequencing analysis reveals variants in primary immunodeficiency genes in patients with very early onset inflammatory bowel disease. Gastroenterology. 2015;149(6):1415-24.
7. Maxwell EC, Dawany N, Baldassano RN, Mamula P, Mattei P, Albenberg L, et al. diverting ileostomy for the treatment of severe, refractory, pediatric inflammatory bowel disease. J Pediatr Gastroenterol Nutr. 2017;65(3):299-305.
8. Conrad MA, Carreon CK, Dawany N, Russo P, Kelsen JR. Distinct histopathological features at diagnosis of very early onset inflammatory bowel disease. J Crohns Colitis. 2019;13(5):615-25.
9. Grossman AB, Noble AJ, Mamula P, Baldassano RN. Increased dosing requirements for 6-mercaptopurine and azathioprine in inflammatory bowel disease patients six years and younger. Inflamm Bowel Dis. 2008;14(6):750-5.
10. Hyams J, Crandall W, Kugathasan S, Griffiths A, Olson A, Johans J, et al. Induction and maintenance infliximab therapy for the treatment of moderate-to-severe Crohn's disease in children. Gastroenterology. 2007;132(3):863-73; quiz 1165-6.
11. Aloi M, Lionetti P, Barabino A, Guariso G, Costa S, Fontana M, et al. Phenotype and disease course of early-onset pediatric inflammatory bowel disease. Inflamm Bowel Dis. 2014;20(4):597-605.
12. Ensari A, Kelsen J, Russo P. Newcomers in paediatric GI pathology: childhood enteropathies including very early onset monogenic IBD. Virchows Arch. 2018;472(1):111-23.

CAPÍTULO 6

Qualidade de vida relacionada à saúde na doença inflamatória intestinal

Jane Oba

Pontos-chave

- A doença inflamatória intestinal (DII) e suas complicações têm significativo impacto na qualidade de vida relacionada à saúde (QVRS) dos pacientes.
- A QVRS tem um conceito multidimensional e revela o efeito que uma doença crônica e seu tratamento causam sobre o paciente. QVRS pode ser definida como uma autopercepção do impacto que a DII e seu tratamento exercem sobre o bem-estar físico, emocional, social e cognitivo dos pacientes.
- A avaliação da QVRS avalia a percepção dos pacientes sobre como a doença e os tratamentos afetam seu bem-estar físico, social e emocional.
- Existem ferramentas que avaliam a QVRS e seus aspectos multidimensionais e que podem ser utilizadas tanto em pesquisas quanto na prática clínica das DII.

Em 1948, a Organização Mundial da Saúde (OMS) definiu saúde como sendo não apenas a ausência de doença, mas também a presença de bem-estar físico, mental e social. Desde essa data o conceito de qualidade de vida relacionada à saúde (QVRS) vem sendo cada vez mais reconhecido como parâmetro importante na determinação do estado de saúde dos pacientes com doenças crônicas como as doenças inflamatórias intestinais (DII).

Uma compreensão abrangente dos pacientes com DII, incluindo os domínios QVRS de pacientes com doença de Crohn (DC), ajuda na tomada de decisão clínica, definindo grupos de risco. Esse conhecimento é muito relevante na escolha entre dois medicamentos que têm igual eficácia clínica: vai ser mais favorável a terapêutica que proporcionar melhor QVRS.

DOENÇA INFLAMATÓRIA INTESTINAL E QUALIDADE DE VIDA RELACIONADA À SAÚDE

As DII são doenças autoimunes, crônicas, recorrentes e englobam essencialmente a DC) e a colite ulcerativa (CU).[1,2] Os sintomas mais comuns da DC e CU incluem dor abdominal, diarreia, sangramento e perda de peso. Retardo no crescimento e desenvolvimento puberal são características das DII pediátricas.[3] Além disso, manifestações extraintestinais (EIM) como episclerite/uveíte, artropatia/artrite, pioderma gangrenoso/eritema nodoso podem estar presentes em até 50% dos casos.

O diagnóstico de DII, juntamente com as complicações, bem como as consultas médicas frequentes, os efeitos secundários do tratamento, hospitalizações ou cirurgias, aumenta os níveis de estresse e introduz mudanças difíceis na rotina do paciente, que, por sua vez, podem ter um impacto negativo na QVRS. Compreender quais fatores afetam a QVRS pode facilitar as intervenções para melhorar o tratamento geral da DII.

A QVRS avalia a percepção dos pacientes sobre como a doença e os tratamentos afetam seu bem-estar físico, social, emocional e cognitivo.[4] Um dos fatores mais importantes que interferem na QVRS dos pacientes com DII é a atividade inflamatória da doença, no entanto essa correlação não é direta. Como as percepções e expectativas podem variar de indivíduo para indivíduo, duas pessoas com o mesmo *status* de saúde podem ter QVRS muito diferentes.[5] Além disso, outras variáveis devem ser consideradas, como maior nível de estresse, ansiedade, senso de baixo suporte social, sexo feminino.[6]

COMO AVALIAR A QVRS?

A QVRS é avaliada por questionários (instrumentos) também denominados *patient report outcomes* (PRO).

Questionários (*patients report outcomes*)

Os PRO devem ser autoadministrados, fáceis de entender e responder e devem incluir todos os elementos relevantes ou "domínios" da QVRS. Esses domínios correspondem ao bem-estar físico, funcional, emocional e cognitivo (Figura 1) e, em caso de doença, aspectos relacionados à doença. Cada domínio tem várias "dimensões" ou perguntas e deve detectar mudanças nas avaliações dos resultados quando ocorrem mudanças clínicas relevantes.[7]

Os dados dos instrumentos PRO permitem comparações entre pacientes com as mesmas doenças e são armazenados em bancos de dados com base em sintomas, função, bem-estar e saúde geral.[8] Os PRO foram desenvolvidos para serem aplicados em pacientes com doenças crônicas tanto em pesquisas como na prática clínica.

Existem dois tipos básicos de questionários de QVRS: os genéricos e os específicos da doença (Figuras 2 e 3):

1. Questionários genéricos: avaliam todos os aspectos da saúde e da QVRS e podem incluir domínios que são amplamente aplicáveis a diferentes doenças e populações e compará-las entre si. A principal desvantagem das medidas genéricas é sua insensibilidade a mudanças clínicas importantes em doenças específicas como DC e CU.
2. Questionários específicos: abordam questões específicas de determinada doença. Questionários específicos para DII são aplicados para DC e CU e são mais sensíveis a mudanças relacionadas à doença do que os questionários genéricos. A especificidade é alcançada pela inclusão de dimensões e domínios direcionados para a doença em questão.

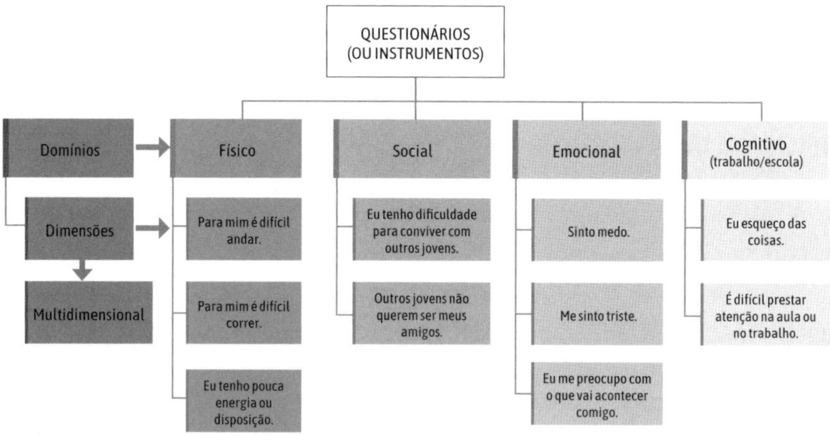

Figura 1 O questionário para avaliar QVRS contempla diferentes domínios que abrangem diferentes dimensões (multidimensionais).
QVRS: qualidade de vida relacionada à saúde.

1 **Genéricos:** podem ser utilizados em populações saudáveis ou doentes e/ou em crianças.
Doença genérica: aplicado a populações com qualquer doença.

2 **Específicos:** maior sensibilidade para as doenças específicas.

- Projetado para medir todos os aspectos da QVRS.
- Têm domínios que abordam questões específicas das doenças.
- São mais sensíveis a mudanças relacionadas à doença.
- Adultos: questionários específicos foram desenvolvidos para DII, artrite reumatoide, câncer de mama, asma etc.
- Pediatria: poucos.

A tendência atual é combinar instrumentos genéricos e específicos para englobar áreas que impactam na QVRS.

Figura 2 Tipos de questionários.
DII: doenças inflamatórias intestinais; QVRS: qualidade de vida relacionada à saúde.

GENÉRICOS	ESPECÍFICOS
✓ Comparações entre populações-controle saudáveis.	✓ São mais sensíveis a mudanças relacionadas a doenças que os genéricos.
✓ Permite fazer comparações quanto ao ônus da doença entre populações com doença e populações saudáveis.	✓ Especificidade é alcançada pela inclusão de dimensões e domínios direcionadas à doença.
✓ Comparações entre diferentes grupos de doenças, intervenções e grupos demográficos e culturais.	✓ P. ex., o domínio do sintoma inclui questões como "quanto a diarreia o acordou durante a noite na última semana".
✗ Insensibilidade a mudanças clínicas importantes por falta de especificidade. Exs.: PedsQL4.0/SF-36.	✗ Desenvolvidos vários questionários específicos para adultos em diferentes especialidades e poucos para pediatria. P. ex., IBDQ e Impact-III.

Figura 3 Principais diferenças entres os questionários genéricos e específicos.

PORQUE AVALIAR A QVRS?

Em 2021, o grupo International Organization for the Study of IBD (IOIBD) atualizou as estratégias de tratamento das DII (*Selecting therapeutic targets in IBD – Stride-II*) com o objetivo de impedir a progressão das lesões intestinais e dessa forma modificar sua história natural.[9] Essas estratégias de tratamento *treat-to-target* (T2T) mudaram o paradigma do simples controle dos sintomas para o controle ampliado da doença (remissão clínica e endoscópica) e incluíram as crianças, adolescentes e QVRS como desfechos a longo prazo.[9] Pode-se dizer que atualmente a QVRS é um alvo terapêutico a longo prazo tão importante quanto a remissão clínica e a remissão endoscópica (cicatrização da mucosa) para crianças, adolescentes e adultos.

Esse conceito mais amplo vem sendo adotado pela Food and Drug Administration (FDA), que atualmente, para avaliar a aprovação de novos medicamentos para o tratamento das DII, está exigindo a inclusão da QVRS nos ensaios clínicos.[7] Assim, a QVRS é um complemento essencial aos exames de atividade da doença, exames laboratoriais e de imagens e tornou-se uma importante medida para avaliar a adaptação de um indivíduo em face de uma condição médica crônica como as DII (Quadro 1).

Apesar da evolução das pesquisas e do reconhecimento da importância da QVRS nos desfechos clínicos, vários desafios ainda permanecem. O primeiro deles é uma definição universal de QVRS. Em segundo lugar, é o estabelecimento de uma mudança clínica minimamente significativa, por exemplo, os limites para mudar a terapêutica. Em terceiro, o desenvolvimento de versões em vários idiomas capazes de proporcionar comparações entre diferentes grupos culturais.

CONCLUSÃO

As avaliações de QVRS tornam possível demonstrar cientificamente o impacto das DII e seu tratamento na QVRS do paciente, indo muito além do paradigma de morbidade, mortalidade e o que pode ser visto ao microscópio.

Quadro 1 Por que avaliar QVRS?

A – Importância:
- Clínica: determina o impacto da doença na saúde física e mental.
- Identifica as necessidades de intervenção e tratamento.

B – Eficácia:
- Avalia a necessidade de uma intervenção.

C – Médica:
- Monitorizar a evolução dos pacientes antes e depois de uma intervenção.
- O paciente se sente valorizado, aumenta a adesão ao tratamento.
- Decisão compartilhada.

D – Políticas de saúde:
- Órgãos de saúde têm interesse em saber qual intervenção oferece o maior benefício aos pacientes.

QVRS: qualidade de vida relacionada à saúde.

Estimular a socialização e a atividade física, ponderar os aspectos emocionais e sobretudo o autocuidado pode melhorar a QVRS dos pacientes com DII.

REFERÊNCIAS BIBLIOGRÁFICAS

1. Roda G, Chien Ng S, Kotze PG, Argollo M, Panaccione R, Spinelli A, et al. Crohn's disease. Nat Rev Dis Prim. 2020;6(1).
2. Kobayashi T, Siegmund B, Le Berre C, Wei SC, Ferrante M, Shen B, et al. Ulcerative colitis. Nat Rev Dis Prim. 2020;6(1):74.
3. Levine A, Koletzko S, Turner D, Escher JC, Cucchiara S, De Ridder L, et al. ESPGHAN revised porto criteria for the diagnosis of inflammatory bowel disease in children and adolescents. J Pediatr Gastroenterol Nutr. 2014;58(6):795-806.
4. Karimi M, Brazier J. Health, health-related quality of life, and quality of life: what is the difference? Pharmacoeconomics. 2016 Jul;34(7):645-9.
5. Oba J, Sobrado C, Damião AOMC, Azevedo M, Carlos A, Queiroz N, et al. Health-related quality of life in adolescents and young adults with inflammatory bowel disease is associated with reduction in school and work productivity rather than physical impairment: a multidisciplinary study. Arq Gastroenterol. 2021; p.1-7.
6. Moradkhani A, Beckman LJ, Tabibian JH. Health-related quality of life in inflammatory bowel disease: psychosocial, clinical, socioeconomic, and demographic predictors. J Crohn's Colitis. 2013;7(6):467-73.
7. Williet N, Sandborn WJ, Peyrin-Biroulet L. Patient-reported outcomes as primary end points in clinical trials of inflammatory bowel disease. Clin Gastroenterol Hepatol. 2014;12(8):1246-56.e6.
8. Kappelman MD. Evaluation of the patient reported outcomes measurement information system in a large cohort of patients with inflammatory bowel diseases public access. Clin Gastroenterol Hepatol. 2014;12(8):1315-23.
9. Turner D, Ricciuto A, Lewis A, D'Amico F, Dhaliwal J, Griffiths AM, et al. Stride-II: An update on the Selecting therapeutic targets in inflammatory bowel disease (Stride) Initiative of the International Organization for the Study of IBD (IOIBD): determining therapeutic goals for treat-to-target strategies in IBD. Gastroenterology. 2021 Apr;160(5):1570-83.

CAPÍTULO 7

Terapia nutricional nas doenças inflamatórias intestinais

Fabiana Corcovado

As doenças inflamatórias intestinais (DII), que abrangem tanto a retocolite ulcerativa (RCU) quanto a doença de Crohn (DC), são doenças crônicas de origem desconhecida e que afetam todo o trato gastrointestinal. Diversos fatores estão envolvidos em sua etiologia, incluindo genética, sistema imunológico, fatores microbianos e ambientais e, em particular, a dieta. A patogênese das DII está relacionada a alterações no sistema imunológico, que desencadeiam respostas inflamatórias inadequadas, graves e prolongadas em indivíduos geneticamente predispostos.

A incidência e a prevalência das DII estão aumentando globalmente e isso pode estar relacionado às mudanças no estilo de vida da população, uso de antibióticos, além de sedentarismo, obesidade, tabagismo, consumo de álcool, horas de sono, estresse e dietas, incluindo a adoção de uma dieta ocidental, caracterizada pelo consumo elevado de proteínas e gorduras saturadas. Esses fatores podem estar associados ao aumento da inflamação da mucosa, enquanto a baixa ingestão de vegetais, fibras e frutas, que pode modificar a função da barreira da mucosa, é fator crucial para a patogênese das DII.

Durante a fase ativa da DII, os indivíduos podem apresentar dores abdominais, náuseas, vômitos, presença de sangue e muco nas fezes, diarreia, constipação, perda de apetite, fadiga e perda de peso. A inflamação crônica associada às DII pode levar a lesões intestinais, anorexia, má absorção de nutrientes, estresse oxidativo e aumento do gasto energético, aumentando o risco de desnutrição nos pacientes. O estado nutricional está diretamente associado com a gravidade da doença, e a desnutrição é uma complicação que afeta negativamente o prognóstico do paciente.

Portanto, a terapia nutricional desempenha um papel crucial em todas as fases da doença, desde a patogênese até a reabilitação, sendo fundamental tanto na fase ativa, para prevenir ou corrigir a desnutrição, como na reposição de deficiências de macro e micronutrientes. A terapia nutricional age como um complemento ao tratamento clínico ou cirúrgico, podendo até mesmo ser parte principal do tratamento. Desse modo, deve-se avaliar o estado nutricional e a composição corporal dos pacientes com DII.

A avaliação nutricional é realizada pelo nutricionista e tem como objetivo analisar o estado nutricional do paciente. É realizada por meio do diagnóstico, histórico clínico, exames laboratoriais, anamnese alimentar e avaliação da composição corporal, utilizando medidas antropométricas e, quando possível, a bioimpedância.

No Quadro 1, estão as principais recomendações para os cálculos nutricionais de pacientes com DII.

Quadro 1 Principais recomendações para os cálculos nutricionais de pacientes com DII

Característica	Recomendações nutricionais
Valor energético total	GEB × FA × 1,75 (levando em conta o hipercatabolismo das DII)
Proteínas	▪ 1,2-1,5 g/kg/dia em adultos, principalmente na fase ativa da DII ▪ 1 g/kg/d em adultos na fase de remissão.
Lipídios	Hipolipídica (< 20% das calorias totais)
Carboidratos	Normoglicídica (45-65% de carboidratos)

DII: doenças inflamatórias intestinais; FA: fator atividade (acamado 1,2; deambulando: 1,3); GEB: gasto energético basal (calculado pela fórmula proposta por Harris Benedict).
Fonte: adaptado de Espen (2020).

DESEQUILÍBRIO DA MICROBIOTA INTESTINAL NA DOENÇA INTESTINAL INFLAMATÓRIA

A dieta desempenha um papel fundamental na saúde gastrointestinal, tanto direta, por meio da regulação da homeostase intestinal e da função de barreira, quanto indiretamente, através da influência da microbiota intestinal. De fato, a dieta pode moldar a composição, a atividade e a diversidade da microbiota, o que impacta nas interações com o hospedeiro. É comum observar uma baixa diversidade na microbiota intestinal de pacientes com DII, caracterizada pela diminuição do tipo Firmicutes e proporções aumentadas de Proteobactérias. Essas alterações na microbiota incluem a redução da biossíntese de aminoácidos e do metabolismo de carboidratos, bem como o aumento da expressão gênica e do estresse oxidativo. Isso resulta na diminuição da produção de ácidos graxos de cadeia curta, como o butirato, que desempenha um papel importante na redução da inflamação.

Em um estudo recente, foi observado que pacientes com DII estão conscientes da influência da dieta para o curso da doença, pois aproximadamente 70% deles acreditam que a dieta pode influenciar sua condição, 60% consideram a dieta um fator importante na recorrência dos sintomas. Além disso, 16% dos pacientes estão convencidos de que a dieta pode até mesmo desencadear o surgimento da doença. Esses resultados ressaltam a percepção significativa que os pacientes com DII têm em relação ao papel crucial da dieta em sua condição.

Frequentemente os pacientes tendem a evitar certos alimentos em vez de substituir por outros componentes dietéticos mais toleráveis. Nesse sentido, cabe ao profissional responsável pelo acompanhamento do paciente fornecer orientações sobre os fatores dietéticos, que podem agir tanto para exacerbar a doença quanto desempenhar um papel terapêutico na correção de deficiências nutricionais e na ação anti-inflamatória.

COMPONENTES DIETÉTICOS PRÓ-INFLAMATÓRIOS

Ácidos graxos saturados

Os ácidos graxos saturados (AGS) atuam como mediadores pró-inflamatórios, promovendo a produção de citocinas inflamatórias, como: COX-2, fator de necrose tumoral (TNF-alfa), interleucina (IL)-1-beta, IL-6, IL-8, IL-12 e interferon (IFN-gama). O consumo excessivo de AGS pode levar ao aumento de endotoxemia e os lipopolissacarídeos (LPS) séricos, resultando em diminuir o grau da resposta inflamatória sistêmica e disfunção imune, por meio da interação com a microbiota intestinal.

Alimentos de origem animal, como leite e derivados, carnes, banha de porco e embutidos, são fontes de AGS, assim como o óleo de coco, que, mesmo sendo um alimento de origem vegetal, é fonte de AGS. Portanto, é recomendado evitar o consumo desses alimentos em casos de DII ou consumi-los em quantidades restritas (representando < 10% do valor total da ingestão de gorduras recomendadas). No caso de leite e derivados, pode-se optar pelas versões desnatadas, enquanto as carnes podem ser substituídas por opções com menos teor de gordura.

NUTRIENTES ANTI-INFLAMATÓRIOS

Fibras alimentares

As fibras alimentares são carboidratos complexos não digeríveis, encontrados nos grãos integrais, legumes, verduras e frutas e podem ser classificados em fibras solúveis e insolúveis. As solúveis são capazes de promover o crescimento de certas bactérias, como a bifidobactéria, que possui propriedades anti-inflamatórias. Além disso, as fibras solúveis contribuem para a preservação da mucosa intestinal e auxiliam na manutenção de eletrólitos e fluidos intestinais, pois têm a capacidade de absorver água no intestino, diminuindo o trânsito dos alimentos. Um benefício adicional das fibras solúveis é a capacidade de formar uma consistência semelhante a um gel, o que pode auxiliar na redução da diarreia e retardar o esvaziamento intestinal. São exemplos: inulina e pectina, que são naturalmente encontradas em frutas e vegetais como maçã, alho, cebola, entre outros. Esses alimentos ricos em fibras solúveis podem desempenhar um papel importante na saúde gastrointestinal, proporcionando benefícios para a função intestinal e ajudando a promover um ambiente intestinal saudável.

As fibras desempenham um papel importante na defesa contra microrganismos patogênicos e estimulam a imunidade, além de oferecerem propriedades nutricionais benéficas para o trato gastrointestinal. No entanto, o papel exato das fibras na patogênese das DII ainda é incerto em razão do nível de evidências disponíveis.

É importante notar que o consumo excessivo de fibras insolúveis pode causar desconfortos em pacientes com DII, especialmente durante a fase ativa da doença. Isso pode levar a sintomas como aumento de gases, inchaço, diarreia e dor abdominal. Exemplos de fontes de fibras insolúveis incluem vegetais folhosos, cascas e sementes de frutas.

No entanto, é necessário ressaltar que as fibras não devem ser restritas em pacientes com DII em remissão, a menos que exista estenose intestinal, o que pode levar a cólicas abdominais, inchaços e piora da diarreia. É importante levar em consideração as necessidades individuais e avaliar a tolerância de cada paciente.

É válido mencionar que as dietas ricas em fibras não específicas geralmente não são recomendadas para a manutenção da remissão na DII, conforme diretrizes da Espen (Sociedade Europeia de Nutrição Clínica e Metabolismo). Portanto, é fundamental considerar as recomendações específicas de cada paciente e consultar um profissional de saúde qualificado para orientação individualizada.

Vitamina D

A deficiência de vitamina D é comum nos indivíduos com DII, principalmente aqueles que têm a doença há muito tempo, fazem uso de corticoides e passaram por resseção intestinal, ou apresentam pancolite, que é quando a retocolite afeta todo o cólon. A vitamina D desempenha um papel importante como regulador imunológico e possui efeitos benéficos na restauração da disbiose intestinal. Baixos níveis séricos de vitamina D estão negativamente associados à atividade da doença, aumentando o risco de cirurgias e hospitalizações em pacientes com DC.

Embora a suplementação de vitamina D possa ser recomendada como tratamento adjuvante para pacientes com DII, é importante ressaltar que são necessários mais estudos para determinar a dosagem e a frequência recomendada para cada faixa etária. A detecção da deficiência de vitamina D é crucial para a tomada de decisão para a recomendação do uso.

É importante mencionar que cada caso deve ser avaliado individualmente, levando em consideração a gravidade da deficiência de vitamina D e as necessidades específicas de cada paciente. Portanto, a suplementação de vitamina D pode ser uma opção como parte do tratamento abrangente da DII, desde que seja identificada a deficiência e sob orientação médica adequada.

Ácidos graxos insaturados

Os ácidos graxos insaturados podem ser classificados como monoinsaturados (MUFA) e poli-insaturados (PUFA). O ômega-9 é exemplo de MUFA e atua como agente anti-inflamatório. Alimentos como azeite e óleo de abacate são fontes de ômega-9. Por outro lado, o ômega-6, quando consumido em excesso, possui ação pró-inflamatória. A maioria dos óleos vegetais, como de milho, girassol, nozes, amêndoas, avelã e sementes, é exemplo de ômega-6. Os ricos em ômega-3 incluem a soja (5 a 7%), a canola (7 a 10%) e a semente de linhaça (58 a 60%). O óleo de peixe é uma fonte de de ômega-3 de origem animal e também age como anti-inflamatório.

A dieta ocidental geralmente apresenta níveis elevados de ômega-6 e baixos níveis de ômega-3. Essa relação desequilibrada entre a ingestão de ômegas-6 e 3 é considerada fator de risco para DII. Diante desses fatos, a recomendação é subsistir os óleos fonte de ômega-6 por fontes de ômega-9 ou ômega-3, desde que sejam consumidos em quantidades moderadas. No entanto, a suplementação com ácidos graxos ômega-3 não deve ser aconselhada como forma de manter a remissão em pacientes com DII.

SUPLEMENTOS ORAIS

Os suplementos orais podem ser recomendados em todas as fases da doença quando a alimentação via oral não é capaz de suprir adequadamente as necessidades nutricionais diárias. Sua indicação deve ser personalizada, levando em consideração as necessidades específicas de cada paciente, com o objetivo de garantir maior tolerância e adesão ao tratamento. Dessa forma, a escolha do tipo de suplemento e a forma de administração devem ser avaliadas individualmente, levando em conta a preferência e as necessidades nutricionais do paciente.

DIETA ENTERAL EXCLUSIVA

A dieta enteral exclusiva é recomendada como primeira opção em pacientes pediátricos com DC ativa, com duração de 4 a 10 semanas, e pode resultar na remissão em cerca de 86% dos pacientes nesta faixa etária. O uso da alimentação enteral é essencial nessa população, a fim de evitar o início de medicamentos que possam retardar o crescimento. O repouso intestinal promovido pela dieta enteral exclusiva facilita a cicatrização da mucosa e limita a atividade de microrganismos patogênicos.

Em adultos, a dieta enteral exclusiva é indicada para pacientes desnutridos e para o alívio de complicações complexas, como fístulas e estenoses. Geralmente, tem uma duração de aproximadamente 12 semanas, seguida pela reintrodução gradual da alimentação oral. A adesão dos pacientes a essa terapia nutricional enteral exclusiva pode ser uma barreira para a eficácia do tratamento.

O tipo de dieta enteral padrão (polimérica com teor moderado de gordura, com redução ou isenta de sacarose e sem suplementos específicos) pode ser empregado para terapia nutricional primária e de suporte na DII ativa. Ambas as fórmulas, poliméricas (contêm proteínas, carboidratos e gorduras, com baixa osmolaridade) e oligoméricas (proteínas hidrolisadas deixando poucos resíduos não digeridos e osmolaridade alta), mostraram-se eficientes. Formulações específicas como glutamina e ácidos graxos ômega-3 não são recomendados no uso de nutrição enteral com DII.

Para os pacientes em remissão, a nutrição enteral mista ou parcial (fornece ≥ 50% da ingestão calórica diária necessária), com administração noturna da dieta enteral e dieta via oral diurna, com baixo teor de gordura, é uma escolha alimentar alternativa para prevenir recidivas tanto em crianças como em adultos com DII.

Se houver diagnóstico de desnutrição, a cirurgia da DII deve ser adiada por 7 a 14 dias, se possível, e a nutrição enteral ou parenteral deve ser considerada quando indicada. No pós-operatório, é importante garantir suporte nutricional precoce, pois, independentemente da via de administração, isso reduz o risco de complicações pós-operatórias. Se a alimentação oral ou enteral não for viável, a nutrição parenteral deve ser considerada como opção.

DIETA PARENTERAL

A dieta parenteral é indicada quando há disfunção no trato gastrointestinal ou em casos de doença de Crohn (DC) com complicações, como intestino curto, obstrução intestinal, vazamento de anastomose e fístulas de alto débito. No entanto, formulações específicas, como aquelas contendo glutamina e ácidos graxos ômega-3, não são recomendadas para uso na nutrição parenteral em pacientes com DII.

O uso prolongado de nutrição parenteral pode desencadear outras deficiências e distúrbios eletrolíticos, os quais devem ser monitorados regularmente. Isso deve ser realizado em conjunto com avaliação antropométrica e bioquímica, a fim de garantir um aporte adequado de macro e micronutrientes, além de manter e/ou recuperar o estado nutricional do paciente.

PROBIÓTICOS

A terapia probiótica utilizando *Lactobacillus reuteri* ou uma misturas de cepas de *Streptococcus thermophilus*, quatro *Lactobacillus* spp. e três cepas *Bifidobacterium* spp., deve ser considerada para induzir a remissão em pacientes com retocolite ulcerativa (RCU) leve e moderada. No entanto, seu uso não é recomendado para o tratamento da DC ativa.

MICRONUTRIENTES ESPECÍFICOS

A suplementação em pacientes com DII deve ser considerada apenas quando houver necessidade específica, evitando o uso regular de multivitamínicos. As deficiências de micronutrientes e as vitaminas são relativamente comuns nesse grupo, pois podem estar relacionados à diminuição da ingestão, má absorção ou excessos de perdas.

O médico irá determinar a recomendação de suplementação com base na necessidade individual e no nível de deficiência identificado. Algumas das deficiências mais comuns incluem ferro, zinco, vitamina B12, ácido fólico, cálcio e vitamina D, além das vitaminas lipossolúveis A, D, E e K.

RECOMENDAÇÕES DIETÉTICAS NA FASE DA DOENÇA

Não há uma dieta para DII que possa ser amplamente recomendada para promover a remissão em pacientes com a doença ativa. No entanto, é essencial adotar uma abordagem dietética individualizada, levando em consideração a situação clínica, o estado nutricional e a tolerância de cada paciente.

Pacientes com DII em remissão devem receber orientação nutricional por parte de um nutricionista, como parte de uma abordagem multidisciplinar, visando melhorar a terapia nutricional e prevenir a desnutrição e os distúrbios relacionados à nutrição. Algumas recomendações gerais podem incluir a exclusão e/ou adaptação de certos componentes nutricionais.

Lactose

A intolerância à lactose é uma condição na qual o organismo não digere adequadamente o açúcar presente nos leites e derivados, chamado de lactose.

Isso pode levar a sintomas como cólicas, dores abdominais, gases, diarreia e inchaço, que são semelhantes aos sintomas das DII. Nem todas as pessoas com DII sofrem de intolerância à lactose, mas algumas podem ter dificuldades na digestão desse açúcar, especialmente durante a fase ativa da doença ou após cirurgias com ressecção do intestino delgado.

Para diagnosticar a intolerância à lactose, é recomendado realizar um teste específico que avalia o grau de intolerância. Com base nesse diagnóstico, o tratamento pode ser direcionado, sendo comum a utilização de produtos sem lactose ou uso da suplementação da enzima lactase. Pacientes com menor grau de intolerância podem ainda consumir alguns produtos com baixa quantidade de lactose, como queijos maturados, iogurte caseiro e *kefir* de leite. É importante buscar orientação médica e nutricional para determinar a abordagem adequada ao caso específico.

Glúten

O glúten é uma proteína presente em cereais como trigo, centeio, cevada e malte. A intolerância ao glúten pode desencadear sintomas como inchaço abdominal e diarreia após o consumo desses alimentos. Se houver suspeita de intolerância ao glúten, é importante realizar o teste para doença celíaca.

Caso o diagnóstico seja confirmado, é recomendável seguir uma dieta restritiva, excluindo alimentos que contenham glúten. No entanto, é essencial buscar orientação de um profissional de saúde, como um médico ou nutricionista, para garantir uma abordagem adequada. Eles poderão oferecer orientações específicas sobre como adaptar a dieta, garantindo a adequação nutricional e o cuidado necessário.

FODMAP (oligo-di-monossacarídeos e polióis fermentáveis)

Os FODMAPs são um grupo que apresenta baixa absorção pelo organismo, levando a fermentação e podendo causar sintomas como excesso de gases, dores abdominais, inchaço e diarreia. Alguns exemplos de alimentos ricos em FODMAPs incluem produtos com alta concentração de frutose, xarope de milho, sorbitol, manitol, xilitol, alimentos com lactose, açúcares simples, feijão, ervilha e aspargo. É importante destacar que a sensibilidade aos FODMAPs varia de pessoa para pessoa, e a identificação dos alimentos específicos que desencadeiam os sintomas requer acompanhamento e orientação de um profissional de saúde, como um nutricionista especializado em intolerâncias alimentares.

MANEJO NUTRICIONAL

Recomendações gerais

- Fazer as refeições sem pressa, mastigando bem os alimentos.
- Realizar 5 a 6 refeições/dia de pequeno volume e variar os alimentos para obter uma ingestão adequada de nutrientes.
- Manter adequado consumo de líquidos ou conforme a recomendação do seu médico. Os líquidos auxiliam no bom funcionamento do intestino.
- Preferir alimentos cozidos, assados e grelhados. Evitar frituras e excesso de óleo vegetal ou outra gordura no preparo dos alimentos.
- Escolher carnes magras (alcatra, coxão mole/duro, patinho, filé *mignon*), aves sem pele, peixes assados ou cozidos, ovos mexidos ou omeletes.
- Evitar embutidos (salsicha, linguiça, presunto, mortadela, salame).
- Consumir de 5 a 9 porções entre frutas, verduras e legumes.
- Não usar temperos prontos; utilizar temperos naturais: cebola, alho, limão, vinagre, salsa, cebolinha, manjericão, alecrim, entre outros.

Recomendações específicas

Não há uma dieta única para promover a remissão da doença ativa, nem plano alimentar específico para todos os indivíduos com DII, por isso a recomendação deve ser individualizada

No Quadro 2, verificam-se alguns alimentos que podem ser evitados e consumidos na fase ativa e de remissão da doença, porém deve-se lembrar que a avaliação nutricional é individual.

Quadro 2 Alimentos que podem ser evitados e consumidos na fase ativa e de remissão da doença

Grupos alimentares	Fase ativa		Fase de remissão	
	Consumir	Evitar	Consumir	Evitar
Vegetais	Legumes cozidos, em purê ou descascados	Brócolis, couve-flor, batata-doce, repolho, couve-de-bruxelas	Todos	Brócolis, couve-flor, batata-doce, repolho (verificar tolerância)
Leguminosas	Apenas os caldos	Feijão, grão-de-bico lentilha, ervilha	Todos os grãos	Bacon e linguiças nos grãos

(continua)

Quadro 2 Alimentos que podem ser evitados e consumidos na fase ativa e de remissão da doença *(continuação)*

Grupos alimentares	Fase ativa		Fase de remissão	
	Consumir	Evitar	Consumir	Evitar
Frutas	Cozidas, purê ou sem casca	Com alto teor de fibras como laranja, mamão, frutas secas	Todas	Evitar excesso de açaí, coco e abacate
Cereais	Brancos	Integrais	Todos	Nenhum, em princípio
Leite e derivados	Leites de soja *light*, Iogurte de soja *light*, leites sem lactose desnatados ou semidesnatados e queijos brancos magros (avaliar tolerância)	Leite de vaca comum integral, iogurte comum queijos amarelos	Todos os desnatados ou *light* e sem lactose, de acordo com a tolerância	▪ Evitar excessos dos gordurosos. ▪ Pode-se restringir lactose, se intolerância ou flatulência excessiva.
Gorduras	Margarinas *light*/ creme vegetal, azeite e óleo vegetal em pouca quantidade – preferir assar, grelhar ou cozinhar os alimentos	Excessos	Todos	Excessos de gorduras e frituras
Carne e ovos (de preferência cozidas, assadas e grelhadas)	Carnes magras, frango sem pele, peixe (filé), ovos mexidos ou omelete	Carnes gordas, todas as carnes processadas, linguiças, defumados, vísceras, embutidos, frutos do mar, ovos cozidos e ovo frito	Todos	Os gordurosos e evitar ovos cozidos devido a aumento de flatulência
Açúcar e doces	Adoçantes e gelatina *diet*	Açúcar em excesso, mel, melado	Todos	Excessos
Bebidas	Chás claros	Café, chás e outras bebidas que contêm cafeína	Todos	Exageros

(continua)

Quadro 2 Alimentos que podem ser evitados e consumidos na fase ativa e de remissão da doença *(continuação)*

Grupos alimentares	Fase ativa		Fase de remissão	
	Consumir	Evitar	Consumir	Evitar
Oleaginosas	Não consumir	Nozes, castanhas, amendoim, castanha de caju etc.	Todos	Excessos
Temperos	Alho, cebola, sal e ervas naturais em pouca quantidade, molho de tomate feito em casa (sem pele e sem semente) ou polpa de tomate	Pimenta, tempero prontos, mostarda, ketchup, *shoyu*, molho de tomates pronto	Alho, cebola sal e ervas naturais em maior quantidade	Pimenta, temperos prontos, mostarda, ketchup, *shoyu*
Este quadro é um exemplo, mas suas necessidades individuais podem ser diferentes.				

Fonte: adaptado de Diestel et al. (2012).

REFERÊNCIAS BIBLIOGRÁFICAS

1. Bischoff SC, Escher J, Hébuterne X, Klek S, Krznaric Z, Schneider S, et al. Espen practical guideline: clinical nutrition in inflammatory bowel disease. Clinical Nutrition. 2020;39:632-53.
2. Brasil. Ministério da Saúde. Secretaria de Atenção à Saúde. Departamento de Atenção Básica. Dez passos para uma alimentação adequada e saudável. Ministério da Saúde.
3. Diestel C, Dos Santos M, Romi M. Tratamento nutricional nas doenças inflamatórias intestinais. Revista Hospital Universitário Pedro Ernesto. 2012;11(4).
4. Durchschein F, Petritsch W, Hammer HF. Diet therapy for inflammatory bowel diseases: the established and the new. World Journal of Gastroenterology. 2016;22(7):2179.
5. Ghishan FK, Kiela PR. Vitamins and minerals in inflammatory bowel disease. Gastroenterology Clinics. 2017;46(4):797-808.
6. Honig G, Larking PB, Heller C, Hurtado-Lorenzo A. Based product innovation to address critical unmet needs of patients with inflammatory bowel diseases. Inflammatory Bowel Diseases. 2021;27(Suppl 2):S1-S16.
7. Hossne RS, Coy CSR. Atualização em doenças inflamatórias intestinais: conectando a ciência à prática diária. Grupo de Estudos da Doença Inflamatória Intestinal do Brasil. Fortaleza, 2019.
8. Lee D, Albenberg L, Compher C, Baldassano R, Piccoli D, Lewis JD, et al. Diet in the pathogenesis and treatment of inflammatory bowel diseases. Gastroenterology. 2015 May;148(6):1087-106.
9. Owczarek D, Rodacki T, Domagala-Rodacka R, Cibor D, Mach T. Diet and nutritional factors in inflammatory bowel diseases. World Journal of Gastroenterology. 2016;22(3):895.
10. Pedersen N, Ankersen DV, Felding M, Wachmann H, Végh Z, Molzen L, et al. Low-Fodmap diet reduces irritable bowel symptoms in patients with inflammatory bowel disease. World Journal of Gastroenterology. 2017;23(18):3356.
11. Rosa R, Ornella L, Maria GC, Elisa S, Maria N, Chiara M, et al. The role of diet in the prevention and treatment of inflammatory bowel diseases. Acta Bio Medica – Atenei Parmensis. 2018;89(Suppl 9):60.

12. Santos LAA, et al. Terapia nutricional nas doenças inflamatórias intestinais: artigo de revisão. Nutrire Rev Soc Bras Aliment Nutr. 2015; p.383-96.
13. Wark G, Samocha-Bonet D, Ghaly S, Danta M. The role of diet in the pathogenesis and management of inflammatory bowel disease: a review. Nutrients. 2020;13(1):135.
14. Zhou L, Zhang M, Wang Y, Dorfman RG, Liu H, Yu T, et al. Faecalibacterium prausnitzii produces butyrate to maintain Th17/Treg balance and to ameliorate colorectal colitis by inhibiting histone deacetylase 1. Inflammatory Bowel Diseases. 2018;24(9):1926-40.
15. Zhou YQ, Xu RY, Wan Y. The role of dietary factors in inflammatory bowel diseases: new perspectives. Journal of Digestive Diseases. 2019;20(1):11-7.

CAPÍTULO 8

Avaliação psicológica em doenças inflamatórias intestinais

Maiara Mattosinho Soares Zukauskas

Muitas pesquisas têm sido realizadas para ampliar o conhecimento das relações estabelecidas entre os aspectos psicológicos e as doenças crônicas, bem como as repercussões psicoemocionais para as pessoas que vivenciam essa condição.

A participação dos aspectos psicológicos nas doenças orgânicas passou a ter maior reconhecimento a partir de 1995, com sua inclusão no conjunto de critérios diagnósticos utilizados nas condições médicas gerais, o Diagnostic and Statistical Manual of Mental Disorders (DSM- IV). Com a inserção do item "Fatores psicológicos que afetam uma condição médica geral", proposto conjuntamente pela Associação Americana de Psiquiatria (APA)[1] e pela Organização Mundial da Saúde (OMS), os aspectos psicológicos passaram formalmente a ser considerados como fatores que podem estar associados ao aparecimento, exacerbação ou remissão dos sintomas clínicos das doenças[2].

A partir de critérios definidos por Giovannini e Rongione (1986) apud Ribeiro,[3] a doença crônica pode ser caracterizada quando tem longa duração, não há cura, ou seja, acompanha o indivíduo por toda a vida, promove variadas incapacidades com diferentes graus de intensidade, sua causa é irreversível, demanda formas específicas de reeducação, impõe determinadas terapêuticas farmacológicas e exige acompanhamento médico regular. Dessa forma, a avaliação que o indivíduo faz desses acontecimentos vai contribuir para o estabelecimento de sua adaptação à situação[3].

Considerando os aspectos citados, podem-se compreender as doenças inflamatórias intestinais (DII) como geradoras dessa condição, que promove a necessidade de grande implicação do indivíduo no cuidado, uma vez que elas evidenciam inúmeros desafios, como administração de medicamentos, modificações da dieta, rotina de consultas médicas, necessidade de hospitalizações, gerenciamento dos sintomas em situações sociais, entre outros.

Doença inflamatória intestinal é um nome genérico dado a três subtipos de acometimentos que, em conjunto, apresentam algumas características em comum, cada uma com suas particularidades: a doença de Crohn, a retocolite ulcerativa e a colite indeterminada; são consideradas doenças crônicas autoimunes e de causa multifatorial[3].

Como sintomas, é comum o aparecimento de quadros associados a diarreia, espasmos intestinais, fezes com sangue ou muco, fadiga, dor, quadros dermatológicos, articulares, oftalmológicos e, ocasionalmente, picos de febre. As complicações mais comuns que surgem como consequência dessa doença são os abscessos e as fístulas perianais,[3] e para algumas pessoas essa condição pode desencadear a necessidade de inúmeras hospitalizações e tratamentos prolongados.

As DII se caracterizam por períodos de exacerbação e remissão dos sintomas, e o tratamento é direcionado para reduzir a inflamação, controlar as crises e prolongar os períodos de remissão[3]. Até o momento não há cura para essas doenças, no entanto, avanços significativos vêm ocorrendo na compreensão da fisiopatologia e no desenvolvimento de técnicas diagnósticas e de novos fármacos, com a intenção de alcançar a remissão de longa duração na atividade da doença.

Em alguns casos podem ocorrer alterações no diagnóstico entre doença de Crohn e retocolite ulcerativa ou de colite indeterminada para uma das duas, principalmente no primeiro ano de acompanhamento.[4]

Essas manifestações, combinadas com a evolução incerta, promovem um impacto negativo na qualidade de vida dos indivíduos acometidos pelas DII, interferindo nos contextos social, laboral e afetivo.

Alguns estudos e relatos de pacientes demonstram que as DII implicam alterações não apenas nos aspectos físicos, mas também nos psicoemocionais, modificando a rotina do paciente, muitas vezes de forma a impedir que saia de casa em função dos episódios de diarreia, gases e dores abdominais, o que pode acarretar constrangimentos, estresse e manifestação de ansiedade quando diante de eventos sociais. Isso compromete a vida profissional com o afastamento do trabalho, às vezes chegando ao isolamento social, e pode resultar em um quadro de depressão[5]. Aliás, a depressão e a ansiedade são manifestações bastante comuns nos pacientes que apresentam a DII.

Inúmeros estudos têm relacionado os níveis de estresse, sintomas de ansiedade e depressão com predisposição à maior vulnerabilidade para doenças, uma vez que as defesas imunológicas ficam prejudicadas e podem agravar o quadro da patologia[5]. No caso das DII, os transtornos ansiosos e depressivos são considerados fatores de risco para a exacerbação dos sintomas, porém muitas vezes não são diagnosticados.

O reconhecimento desses transtornos é importante na medida em que a prevalência de sintomas depressivos na DII varia de 9,3 a 68% e para a ansiedade varia de 22,5 a 80%. São números significativos; além disso, em comparação com a população em geral, os indivíduos que apresentam a DII têm de 2 a 4 vezes mais propensão a desenvolver transtornos depressivos e 3 a 5 vezes mais propensão a desenvolver transtornos de ansiedade ao longo da vida.[6]

A identificação da alta prevalência dos transtornos depressivos entre os pacientes com DII ocasionou a observação dos impactos nos sintomas da doença e na relação com seus efeitos. Estudos apontaram que essa relação pode promover exacerbação dos sintomas, rebaixamento da atividade imunológica e aumento da resposta inflamatória, além da diminuição da adesão ao tratamento[7]. De outra forma, as DII, devido a sua condição crônica, podem ser capazes de intensificar a depressão. As complicações físicas da doença, como diarreias e sangramentos, e as implicações psicológicas e sociais, como constrangimentos sociais e profissionais, parecem influenciar no surgimento de depressão[7].

Os pacientes com DII lidam de forma frequente com preocupações e medo relacionados com a imprevisibilidade do curso da doença, a impossibilidade de cura, a incerteza com relação ao prognóstico, a possibilidade da necessidade de realização de cirurgias ou mesmo do aparecimento de alguma doença associada a essa manifestação, por exemplo, o câncer. Dessa forma, é compreensível a maior predisposição para o desenvolvimento de ansiedade e depressão.[8]

Para além desses transtornos, pode-se considerar o estresse outro fator inter-relacionado com as DII. O estresse é desencadeado como resposta a exigências biológicas, somáticas ou psicológicas que surgem em face de estímulos externos ao indivíduo[3]. Esses estímulos vão criar uma "instabilidade entre a pessoa e o meio que a circunda, uma vez que se estabelece um desequilíbrio entre as capacidades da pessoa e as solicitações a que ela é sujeita"[3]. A avaliação que cada indivíduo faz da situação desencadeadora do estresse abrange processos interpessoais e intrapessoais, que vão estabelecer sua resposta considerando a diminuição deste. Por sua vez, esse mesmo processo engloba algumas funcionalidades que promovem diferença na avaliação que cada indivíduo faz da situação, ou seja, algo que pode ser desencadeador de estresse para um indivíduo poderá não ter significado para outro. A avaliação vai depender da relação que cada um estabelece com seu meio[3].

Em condições normais, o estresse como resposta diante de uma percepção de ameaça conduz a um benefício, porém pode contribuir para o adoecer na medida em que os eventos estressantes se apresentem muito intensos ou prolongados, provocando uma resposta desregulada[2].

Cabe ressaltar que o próprio adoecer também representa uma fonte de estresse, que leva a um desequilíbrio no organismo, tanto nos aspectos físicos como nos psicológicos[2]. É compreensível que a incerteza quanto à recidiva e as intercorrências no curso da doença, somadas à falta de perspectivas quanto à cura, sejam fatores que provoquem uma série de respostas individuais a essas demandas e ocasionem a busca da adaptação às oscilações[2].

Sabe-se que indivíduos que já experienciaram episódios de sintomas gastrointestinais estão mais suscetíveis a elevados níveis de estresse. Vários estudos recentes têm demonstrado que os fatores psicológicos e o estresse podem agravar os sintomas e aumentar o risco de recidiva. Um dos aspectos mais importantes na relação entre o estresse e o curso clínico da doença é a maneira como os pacientes enfrentam sua condição e os processos mentais e comportamentos utilizados na elaboração da manifestação desta, no sentido de gerenciamento e identificação de recursos emocionais para lidar com a situação imposta.

Um estudo que avaliou a presença de eventos estressantes na vida de pacientes com DII, bem como a relação desses indivíduos com o estresse, mostrou a associação com a exacerbação de sintomas gastrointestinais como conclusão. A cada 3 meses, 50% dos pacientes experienciava algum tipo de estresse. O mais referido era o estresse relacionado com as situações de rotina; outras situações referidas pelos participantes foram o estresse familiar, o do trabalho/escola e o financeiro. Em relação aos indivíduos que mencionaram não vivenciar situações de estresse, a maior parte deles se encontrava na fase inativa da doença.[8]

Fatores psicológicos, incluindo a ocorrência de um evento impactante, estresse sentido de forma muito intensa e humor deprimido, foram significativamente associados a exacerbações subsequentes. A exposição a eventos de vida estressantes e a própria percepção do estresse e enfrentamento do paciente contribuem como fator de risco para novas recaídas. Dessa forma, há uma relação bidirecional, na qual a presença de sintomas pode intensificar ou mesmo desencadear o estresse, enquanto a presença deste pode desencadear a doença sintomática.[8]

Os traços de personalidade dos pacientes que apresentam a DII é um tema que despertou o interesse de alguns autores, que apenas conseguiram estabelecer uma discreta associação de algumas características pessoais, sem conseguir de fato associá-las com algum tipo de personalidade específico. Dessa forma, não há evidência científica que sustente a hipótese de um tipo de personalidade que predisponha ao desenvolvimento de DII, porém há determinadas características que são comuns entre esses pacientes, que incluem comportamentos obsessivo-compulsivos, dependência, ansiedade e perfeccionismo.[8]

Segundo Souza, os sintomas físicos das DII podem aparecer diante de determinadas situações que provocam estresse, por exemplo, a exigência de maior independência, o aumento de responsabilidade, maior necessidade de esforço e de concentração[2].

Diante de todas essas considerações relacionadas aos fatores presentes no contexto das manifestações das DII, como repercussão dessa condição também se observa um importante impacto na qualidade de vida dos indivíduos que vivenciam o processo de diagnóstico e tratamento dessas doenças. De acordo com a OMS, qualidade de vida é "a percepção do indivíduo de sua inserção na vida, no contexto da cultura e sistemas de valores nos quais ele vive e em relação aos seus objetivos, expectativas, padrões e preocupações". A OMS defende ainda que esse construto recebe a interferência de fatores referentes ao "estado físico e psicológico, ao nível de independência, às relações sociais, às crenças pessoais e à relação que o indivíduo estabelece com o meio"[2].

Vê-se que o conceito de qualidade de vida é marcado pela subjetividade que envolve a condição humana nos aspectos físicos, psicológicos, sociais, culturais e espirituais. Nesse sentido, os sintomas apresentados pelos pacientes com DII podem ocasionar mudanças de grande impacto em seu bem-estar, abarcando as várias dimensões que caracterizam a vida. Os sintomas apresentados pelas doenças apresentam implicações significativas na qualidade de vida dos pacientes e tendem a variar de acordo com a fase em que se encontra a doença – fase ativa ou remissão dos sintomas. Na fase mais ativa, são visíveis os efeitos dos sintomas intestinais na vida das pessoas e, consequentemente, em sua capacidade de satisfazer suas atividades de vida diária, de lazer e de trabalho.[9] Esses pacientes se percebem vulneráveis diante das mudanças significativas em seus projetos de vida a curto, médio e longo prazo, com inerentes alterações em seus hábitos, costumes e comportamentos em associação a novas formas de pensar e agir, e consequentemente são convocados a entrar em contato com um processo de avaliação de seu bem-estar.

Segundo Barbosa e Pais-Ribeiro, a saúde, entendida para além da ausência de doença, é um dos componentes com maior influência considerando a avaliação da qualidade de vida[3]. Algumas características das DII parecem influenciar na diminuição da qualidade de vida, e têm relação com o caráter crônico da doença, os efeitos das medicações, as cirurgias que podem ser necessárias, a frequência e periodicidade das consultas médicas e as possibilidades de hospitalizações[3]. Essas consequências podem ter um impacto mais significativo para o paciente na fase ativa da doença, porém a diminuição da qualidade de vida não é exclusiva dessa fase. Sajadinejad et al. demonstram que, na fase de remissão, também é possível que os índices de qualidade de vida estejam mais diminuídos[3]. No entanto, para além dos fatores relacionados à doença, deve-se também considerar os fatores sociodemográficos, bem como o estresse na manifestação dos níveis de qualidade de vida[3].

De acordo com Drossman, para além da importância de identificar os determinantes biológicos relacionados às DII, temos que considerar o papel que os fatores psicossociais desempenham na exacerbação e na manutenção dos sintomas[2]. Sob essa perspectiva, diante da instalação e evolução da doença, junto aos eventos que englobam o adoecer, os sintomas físicos e o grau de atividade da doença, encontram-se presentes também os fatores psicossociais, as condições familiares, os aspectos culturais, o estado psicológico, os estressores ambientais e emocionais mais recentes. Em contrapartida, esses fatores são influenciados pelas condições de enfrentamento e suporte social disponíveis. Tal concepção vai ao encontro de um modelo biopsicossocial, que engloba a multicausalidade das DII e se torna compatível com um sistema de compreensão mais geral do adoecer, conforme a Figura 1.

O modelo biopsicossocial se fundamenta na complexa interação entre os sistemas biológicos e psicológicos, como explicação para o adoecimento humano e seus efeitos. Nesse sentido, um evento de vida estressante, como a perda de um familiar ou uma experiência traumática, pode influenciar na piora dos sintomas, no estado psicológico e até mesmo no processo inflamatório.

Até aqui se viu que são diversas as implicações que, desde o primeiro momento, atravessam a vida desses indivíduos e impõem a necessidade de um ajuste à nova realidade. Grande parte dos pacientes que apresentam essa doença crônica consegue ter um percurso de vida bastante próximo do que tinha anteriormente ao diagnóstico. No entanto, considerando que o adoecimento impli-

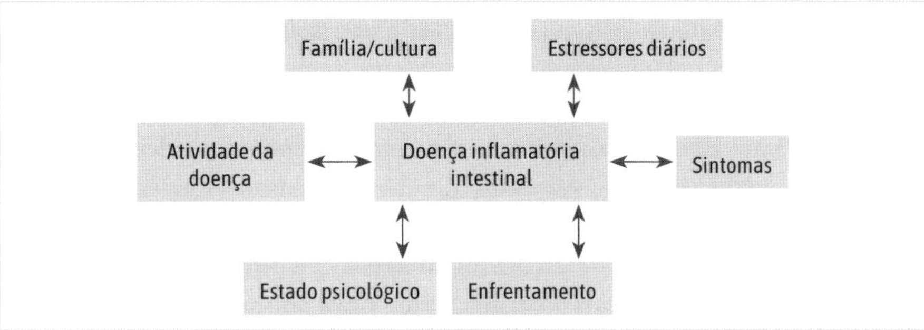

Figura 1 Modelo de interação entre doenças inflamatórias intestinais, atividade da doença e fatores psicossociais.
Fonte: adaptada de Pelá (2007).[2]

ca a perda da condição de saudável e consequentemente a vivência de um luto, e por ser essa uma experiência de privação de seu estado natural de saúde, na qual há uma interrupção na continuidade dos planos, por mais curta que seja, promove sentimentos de frustração, tristeza, solidão, incerteza, entre outros.

As manifestações clínicas da doença promovem efeitos variados na rotina dos pacientes, efeitos estes que ocasionam restrições de mobilidade seja por desconforto físico (dor, diarreia) ou por desconforto emocional (vergonha, receio, medo de constrangimento por causa dos sintomas). E, mesmo diante do grande investimento no desenvolvimento de medicações, técnicas de abordagem cirúrgica e estratégias para lidar com a DII, há a necessidade de um olhar para as questões presentes na relação do paciente com a doença, com os sintomas e com a repercussão destes em sua vida. O conhecimento a respeito desse processo pode promover condições para que o paciente valorize seu bem-estar e satisfação com relação a essa vivência, contribuindo assim para a possibilidade de adesão ao tratamento, adaptação à condição e aumento da qualidade de vida.

Mediante o conhecimento atual acerca dos fatores psicossociais como um dos componentes que modulam a multifatorial expressão das DII, no sentido de que podem contribuir para minimizar ou intensificar o quadro clínico, bem como a ausência de um único fator causal para o aparecimento da doença, deparamos com o aparecimento de uma lacuna, o que favorece para o paciente a criação de um sentido singular para esse adoecimento.

A abordagem dessas questões deve ser levada em consideração na medida em que elas promovem o cuidado integral ao paciente. Este, mediante o diagnóstico, para além de ter que se apropriar dos cuidados relacionados à saúde física, depara-se com alguns processos que englobam questões emocionais como a compreensão do diagnóstico, o sentido atribuído à doença, reação às alternativas de tratamento propostas, o lugar que o tratamento ocupa em sua vida, a adesão ao tratamento, a condição de reinserção social durante e após o tratamento, a reflexão sobre os valores e escolhas envolvidos no processo, a produção de efeitos subjetivos diante das intervenções no corpo e a possibilidade de construção de novos sentidos mediante a experiência.

Segundo Kinasch et al., o envolvimento desses pacientes com as diferentes fases de sua doença, com os planos de tratamento e com a busca por informações médicas relevantes possibilita que enfrentem melhor a condição e aumentem a sensação de controle de si e da doença[2]. Já os pacientes que apresentam dificuldade no enfrentamento, que adotam estratégias menos efetivas, costumam responder de modo menos satisfatório às intervenções e requerem mais cuidados dos serviços de saúde. Isso sugere que tais pacientes podem se beneficiar com abordagens que abarquem as intervenções psicológicas, visando criar uma relação saudável com as modificações do corpo, da rotina e dos novos vínculos estabelecidos após o contato com essa condição.

Nesse sentido, a psicologia desempenha um papel fundamental nos cuidados com os pacientes acometidos por essa doença, uma vez que pode contribuir tanto de forma a abarcar as demandas psicoemocionais dos pacientes e familiares envolvidos no processo como também, a partir desse cuidado, possibilitar o controle da dor, dos sintomas físicos, a diminuição da ansiedade e de sintomas depressivos, a promoção de saúde, prevenção e adesão ao tratamento.

A avaliação e a assistência psicológica têm possibilitado o acolhimento e escuta desses pacientes e a identificação das necessidades apresentadas por eles a partir da vivência do adoecimento. Contribui no favorecimento da autonomia, na minimização do sofrimento e no manejo e articulação com a equipe de cuidados, assegurando a assistência integral e continuada.

Como benefício integral, podemos considerar que o paciente que apresenta dificuldade para apropriar-se de sua condição mediante o diagnóstico, bem como do tratamento e cuidados propostos, pode apresentar baixa adesão, trazendo como consequência o aumento dos sintomas e da gravidade da doença; concomitantemente, há necessidade de maior utilização dos cuidados de saúde, com aumento dos custos e maior risco de recorrência da doença.[10]

Tal percepção pode contribuir para o desenvolvimento de estratégias e o planejamento de atuação da equipe de forma a englobar o cuidado integral ao paciente que apresenta a DII, abarcando as demandas concretas e subjetivas da doença e favorecendo o processo de enfrentamento, o desenvolvimento do autocuidado e proporcionando essa vivência considerando a promoção do bem-estar e qualidade de vida.

REFERÊNCIAS BIBLIOGRÁFICAS

1. American Psychiatric Association. DSM-IV. Manual Diagnóstico e Estatístico de Transtornos Mentais. 4.ed. Porto Alegre: Artmed; 2002.
2. Pelá ECB. Estresse e modos de enfrentamento em portadores de doenças inflamatórias intestinais. [Dissertação.] Ribeirão Preto: Universidade de São Paulo, Faculdade de Medicina de Ribeirão Preto; 2007.
3. Ribeiro ID. Adaptação à doença inflamatória intestinal: a influência do stress, sentido de vida e coping na qualidade de vida. [Dissertação.] Porto: Universidade do Porto, Faculdade de Psicologia e Ciências da Educação; 2014.
4. Sdepanian VL, Catapani ANS, Oba J, Silva LR, Rodrigues M, Carvalho SR. Doença inflamatória intestinal em pediatria. São Paulo: Editora Mazzoni; 2019.
5. Gouveia EC, Ávila LA. Aspectos emocionais associados a disfunções gastroenterológicas. Faculdade de Medicina de São José do Rio Preto. Psicol Estud. 2010 Apr/Jun;15(2):265-73.
6. Santos CHM, Galindo ACA, Silva BA, Dantas CR, Guilherme IAA, Gomes JEBN, et al. Comparative analysis of anxiety and depression prevalence between individuals with and without inflammatory bowel disease. Rio de Janeiro. Journal of Coloproctology. 2020;40(04):339-44.
7. Menezes MS, Faro A. Sintomatologia depressiva e regulação emocional em pacientes com doença de Crohn e retocolite ulcerativa. Universidade Federal de Sergipe. Psicologia, Saúde & Doenças. 2018;19(3):743-54.
8. Soares JFS. doença inflamatória intestinal: será também uma doença psicossomática? [Dissertação.] Lisboa: Universidade de Lisboa; 2017.
9. Fernandes IMR, Gil LMTS. Qualidade de vida da pessoa com doença inflamatória intestinal. Escola Superior de Enfermagem de Coimbra. Revista de Enfermagem Referência. 2019;IV(23).
10. Zacarias CSP. Doença inflamatória intestinal pediátrica: gestão familiar da doença e revisão sistemática sobre as intervenções psicológicas. [Dissertação.] Lisboa: Universidade de Lisboa; 2017.

CAPÍTULO 9

Patologia na doença inflamatória intestinal

Marcos Takeo Obara

O termo doença inflamatória intestinal (DII) é utilizado para caracterizar duas entidades específicas: retocolite ulcerativa (RCU) e doença de Crohn (DC). A etiologia dessas patologias permanece incerta até o momento, mas evidências apontam para uma interação entre fatores genéticos e ambientais.

Nos últimos anos, a utilização cada vez mais abrangente da endoscopia e da colonoscopia tem permitido a análise de múltiplas biópsias de segmentos diferentes do trato gastrointestinal, permitindo uma acurácia cada vez maior no diagnóstico histológico dessas doenças. Por outro lado, novas estratégias de tratamento que interferem no sistema imune dos pacientes causam uma boa recuperação da mucosa gastrointestinal, levando os patologistas a novos desafios na avaliação dessas enfermidades.

O diagnóstico de DII requer uma avaliação multidisciplinar e deve ser estabelecido com base em uma combinação com história clínica, dados laboratoriais (incluindo exames de fezes negativos para agentes infecciosos) e achados típicos endoscópicos, histopatológicos e radiológicos. Por isso, maior quantidade de informações (história, endoscopia, exames laboratoriais) pode trazer um contexto clínico capaz de auxiliar na análise histopatológica para um diagnóstico mais preciso. Uma análise histológica precisa é um passo fundamental para o seguimento dos pacientes, principalmente no diferencial entre RCU e DC, além de outras colites não associadas a DII.

RETOCOLITE ULCERATIVA

Macroscopia

Classicamente, o exame macroscópico mostra uma mucosa comprometida por processo inflamatório contínuo começando no reto que, à medida que se estende proximalmente, apresenta um gradual declínio na intensidade da inflamação. Não há segmentos saudáveis no meio do processo. A transição entre a mucosa comprometida e normal é brusca. A aparência da mucosa é granular com úlceras superficiais. Em casos graves, essas úlceras podem enfraquecer a mucosa, provocando desnudamento ou penetrando através da muscular da mucosa. Ulcerações extensas poupando ilhas isoladas de mucosa levam à formação de pseudopólipos inflamatórios, comuns no cólon descendente e sigmoide; são raros no reto.

Achados macroscópicos incomuns incluem preservação do segmento retal, comprometimento irregular do ceco e ileíte de refluxo. A preservação do segmento retal pode ocorrer em crianças sem tratamento (30%), adultos com colite fulminante (13%) e em pacientes em tratamento, tópico ou sistêmico (44%).

Microscopia

O diagnóstico microscópico de retocolite ulcerativa (RCU) é baseado em distorção arquitetural das criptas generalizada, infiltrado inflamatório transmucoso com grande quantidade de plasmócitos, eventualmente associados a componente agudo: criptite ou abscessos de criptas. Depleção de mucina é um achado menos específico, mas pode auxiliar no diagnóstico. Fissuras estão ausentes. O infiltrado inflamatório é difuso e contínuo, com importante crescimento em direção ao reto.

Os plasmócitos são observados predominantemente entre as bases das criptas e a muscular da mucosa (plasmocitose basal). É um achado que pode ajudar para afastar colite infecciosa (62 *vs.* 6%), mas não DC (62%). A quantidade de eosinófilos pode ser variável. É importante ressaltar que o aumento no número de eosinófilos no cólon está mais associado a DII do que a processos alérgicos ou medicamentosos.

A atividade (criptite) é definida pela presença de neutrófilos permeando o epitélio das criptas. Essa atividade pode ser dividida entre leve, moderada e intensa. Nos casos moderados, os lumens das criptas apresentam acúmulo de neutrófilos, denominados microabscessos de criptas. Quando a atividade fica mais intensa, nota-se destruição da mucosa com ulcerações. Independentemente da intensidade da atividade inflamatória da mucosa, há sinais de reparação da mucosa, com depleção da mucina epitelial e ramificações das criptas, levando a distorção arquitetural.

A cronicidade se caracteriza por metaplasia de células de Paneth (principalmente em colites do lado esquerdo), presença de pseudopólipos inflamatórios, hipertrofia da muscular da mucosa e, raramente, fibrose submucosa. Granulomas não são encontrados, exceto aqueles associados a corpo estranho, ruptura de criptas e extravasamento de mucina.

Plasmocitose basal (Figura 1) é o achado morfológico de fase inicial com maior valor preditivo para o diagnóstico de RCU. Arquitetura de criptas preservada e ausência de infiltrado inflamatório transmucoso não excluem o diagnóstico de RCU em fase inicial. Repetição de biópsias (não antes de 6 semanas da abordagem inicial) é recomendada para o diagnóstico definitivo.

Nos casos de longa duração da doença, a extensão do envolvimento intestinal diminui com o tempo, podendo levar até a restauração completa da mucosa retal em 34 a 43% dos pacientes. Paralelamente, o padrão de distribuição pode mudar de difuso para não difuso ou descontínuo. É preciso estar atento para não confundir tais características com a doença de Crohn.

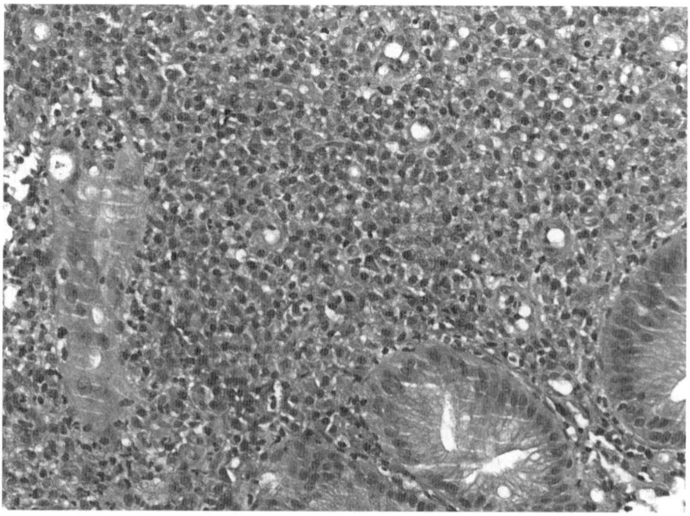

Figura 1 Plasmocitose basal. Aumento importante das células inflamatórias em lâmina própria, com predomínio de plasmócitos em meio à atividade do processo.

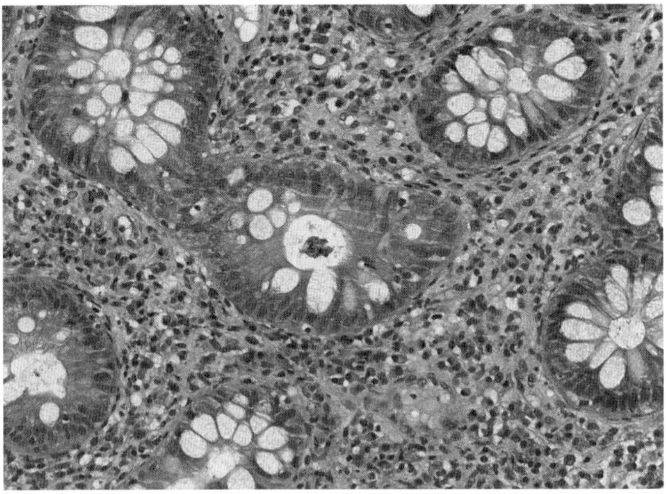

Figura 2 Microabscessos de criptas. As criptas apresentam acúmulo de elementos polimorfonucleares em seu interior. Nas criptas adjacentes, notam-se sinais de atividade com criptite aguda.

A remissão da doença é definida como resolução completa dos sintomas e recuperação da mucosa endoscopicamente. Histologicamente, a mucosa deve apresentar resoluções da distorção arquitetural das criptas e do infiltrado inflamatório. No entanto, a mucosa pode ainda apresentar sinais de danos, como diminuição da densidade e encurtamento das criptas. O infiltrado inflamatório pode diminuir na lâmina própria. A persistência desse infiltrado inflamatório, com plasmocitose basal e grande número de eosinófilos, é fator preditivo de maior risco de recidiva. A remissão pode resultar em completa normalização da mucosa em aproximadamente 24% dos casos, o que, sem informação clínica, pode ocultar o diagnóstico de RCU.

O tratamento pode induzir restauração da distorção arquitetural com diminuição do infiltrado inflamatório. A distribuição clássica pode mudar de difusa ou contínua para focal ou descontínua, que são características típicas da DC, portanto a falta de informação clínica pode levar a um diagnóstico errado nesses casos.

Para fins de estudos clínicos, há alguns sistemas de escore para medir o nível de inflamação na avaliação patológica, mas não existe recomendação para que sejam utilizados na rotina dos laboratórios de patologia. Mesmo assim, o patologista pode incluir alguma informação referente ao nível de atividade ou inflamação nas biópsias a fim de fornecer aos clínicos mais informações a respeito de efeitos de tratamento e riscos de recidiva.

Em pacientes com RCU, o risco de reativação de citomegalovírus (CMV) latente é maior que em DC. A infecção por CMV aumenta os danos da doença e está associada a maiores taxas de morbidade e internação hospitalar. O risco de reativação do CMV depende do tipo de medicamento imunossupressor e é maior em casos refratários aos esteroides. As inclusões virais do CMV podem ser visualizadas na coloração de hematoxilina e eosina (H&E) usada rotineiramente, mas para maior acurácia no diagnóstico são recomendados exames imuno-histoquímicos ou outras técnicas moleculares, por exemplo, o PCR quantitativo.

Em crianças e adolescentes, há maior frequência de RCU se apresentando inicialmente com colite subtotal ou extensa. A presença de ileíte de refluxo é tão comum quanto em adultos. Em algumas séries de casos, todas as crianças apresentaram envolvimento do apêndice cecal. Em crianças menores de 10 anos de idade, a mucosa cólica pode apresentar menos distorção arquitetural e inflamação do que em adolescentes e adultos. À medida que se aproxima da idade adulta, os sinais histológicos vão se tornando semelhantes.

A incidência de câncer colorretal (CCR) em pacientes com RCU é de aproximadamente 4/1.000, com prevalência média de 3,5%. O risco está associado à duração da doença, aumentando cerca de 0,5 a 1% por ano após 8 a 10 anos, e a sua extensão, sendo maior em casos com colite extensa, enquanto baixo a moderado risco é observado em casos de proctite ou acometimento de lado esquerdo do cólon. Fatores de risco adicionais incluem colangite esclerosante primária (CEP), idade baixa do diagnóstico inicial, intensidade de inflamação microscópica, presença de pseudopólipos e história familiar de CCR.

Displasia é definida como neoplasia epitelial sem evidência de invasão. Pode ser separada em três categorias: negativo, indefinido e positivo para displasia. Nos casos positivos, deve ser subclassificada em baixo e alto grau. As displasias associadas a DII ocorrem somente em áreas de inflamação crônica.

As características microscópicas das displasias são semelhantes às de outras neoplasias em geral. Aumento do número de glândulas revestidas por epitélio constituído por células colunares altas com núcleos hipercromáticos e maiores de tamanho, com estratificação. Figuras de mitoses podem ser encontradas na porção superior das criptas. Há pouca variabilidade interobservador entre amostras negativas e displasia de alto grau. Contudo, até mesmo patologistas com experiência em patologia gastrointestinal mostram certa discordância para casos indefinidos e de displasia de baixo grau. Consequentemente, pode haver necessidade de segunda opinião de outro patologista experiente.

O estudo imuno-histoquímico pode auxiliar na melhor detecção de displasia. O gene supressor tumoral *p53* é um fator-chave no início da carcinogênese colorretal associada a DII, sendo a mais frequente mutação encontrada em casos de CCR de pacientes com RC. Há aumento de expressão de *p53* em 33 a 67% dos pacientes com displasia e em 83 a 95% de CCR associadas a RCU. No entanto, é importante ressaltar que alguns casos sem displasia podem apresentar positividade de *p53*. Outro marcador que pode auxiliar no diagnóstico é o *Alpha methyl-CoA racemase* (AMACR), que tem se mostrado com boa sensibilidade e alta especificidade nesses casos. A combinação de *p53* e AMACR pode ser positiva em até 86% dos casos de neoplasia.

É importante distinguir a displasia associada a DII dos adenomas esporádicos, porque a conduta clínico-cirúrgica pode ser diferente. O Quadro 1 apresenta algumas diferenças clínicas e histopatológicas que podem auxiliar nessa distinção.

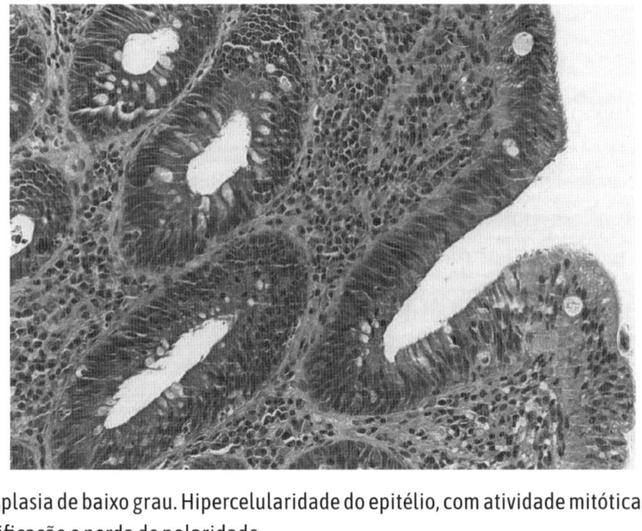

Figura 3 Displasia de baixo grau. Hipercelularidade do epitélio, com atividade mitótica, início de pseudoestratificação e perda de polaridade.

Quadro 1 Diferenças clínicas e histopatológicas que auxiliam a diferenciação entre displasia associada a DII e adenoma esporádico

	Displasia associada a DII	Adenoma esporádico
Idade	< 50 anos	> 60 anos
Extensão da doença	Geralmente total	Geralmente subtotal
Atividade da doença	Presente	Ausente
Duração da doença	> 10 anos	< 10 anos
Displasia plana associada	Sem limites precisos	Com limites precisos
Glândulas neoplásicas irregulares	Presente	Ausente
Quantidade de estroma	Variado	Baixo
Inflamação crônica em lâmina própria	Comum	Incomum
Mistura de criptas displásicas e benignas na superfície	Comum	Incomum

DII: doença inflamatória intestinal.

DOENÇA DE CROHN

Macroscopia

A DC pode afetar qualquer região do segmento gastrointestinal, desde a boca até o ânus. O mais comum é comprometer a região do íleo terminal e cólon direito. Aproximadamente 75% dos pacientes com doença em cólon podem desenvolver patologia perianal, incluindo úlceras, fissuras, fístulas, abscessos e papilas hipertróficas. Classicamente, o padrão de inflamação é descontínuo, com segmentos afetados separados por áreas poupadas da doença, e a transição pode ser abrupta. Aderências na serosa e expansão do tecido adiposo em direção à superfície antimesentérica são frequentemente observadas.

Na mucosa, as primeiras lesões a serem observadas são as úlceras aftoides que se desenvolvem sobre os folículos linfoides. À medida que vão crescendo, elas coalescem e se tornam lineares ou serpiginosas com bordas edematosas. As ilhas de mucosa edemaciadas e não ulceradas, associadas às úlceras, formam o clássico aspecto de paralelepípedo. Pólipos e pseudopólipos inflamatórios podem ocorrer devido às áreas de mucosa residual entre as ulcerações. No intestino delgado, é comum a formação de fístulas. A inflamação transmural com fibrose e proliferação fibromuscular pode levar a constrições.

Microscopia

Os achados microscópicos que permitem realizar o diagnóstico de DC são inflamação crônica descontínua, irregularidade focal das criptas e granulomas não associados a lesões glandulares. A inflamação crônica descontínua se caracteriza por aumento irregular da celularidade na lâmina própria por linfócitos e plasmócitos, podendo se estender até a submucosa. A avaliação da descontinuidade do infiltrado inflamatório pode ser mais bem observada se forem realizadas múltiplas biópsias de sítios diferentes.

A irregularidade das criptas deve ser maior que 10% de distorção arquitetural na amostra. Essa irregularidade se caracteriza pela presença de criptas não paralelas, diâmetros variados com dilatações e/ou atrofias, além de ramificações glandulares. A presença de mais que duas ramificações de criptas deve ser considerada anormal.

Os granulomas na DC são definidos por coleções de histiócitos epitelioides com limites pouco definidos, não associados a lesões de criptas. Células gigantes multinucleadas e necrose não são características de DC. Há um consenso entre patologistas experientes de que a presença de granulomas somada a uma segunda característica histológica pode estabelecer o diagnóstico de DC. Por outro lado, a presença de granulomas não é pré-requisito para o diagnóstico.

Nas ressecções cirúrgicas, a presença de agregados linfoides transmurais não associados a áreas de ulceração e granulomas não relacionados a criptas são achados que podem definir o diagnóstico de DC. Esses achados são altamente específicos para DC.

Metaplasia de glândulas pilóricas é uma característica típica de inflamação crônica da mucosa e ocorre devido ao processo de ulceração e reparo glandular. É um achado comum em ressecções do íleo terminal de pacientes com DC e extremamente raro em casos de RCU com ileíte de refluxo, podendo ser um parâmetro importante para diagnóstico diferencial nesse contexto. É importante ressaltar que, em casos de biópsias de bolsa ileal com anastomose anal, a metaplasia de glândulas pilóricas pode ser detectada em até 40% dos pacientes com RCU, possivelmente relacionada a bolsite crônica refratária à antibioticoterapia.

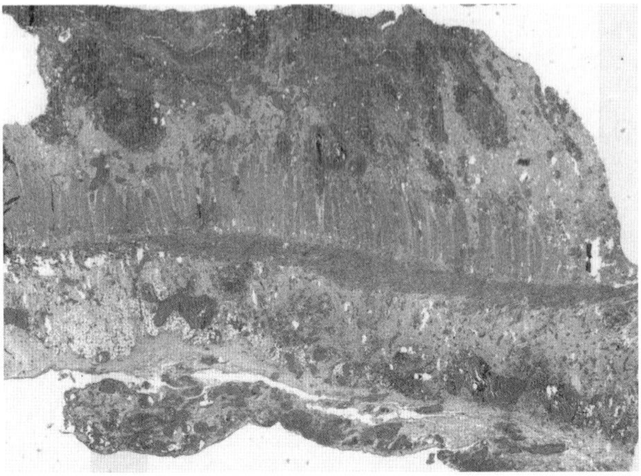

Figura 4 Processo inflamatório transmural. Agregados linfoides em toda a espessura da parede, desde a mucosa (superior) até a serosa (inferior).

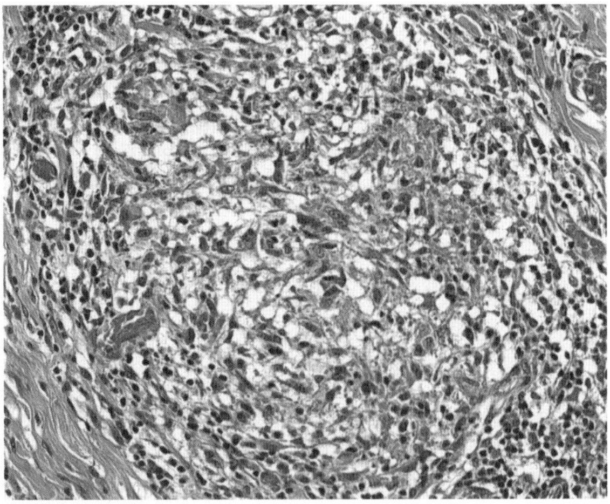

Figura 5 Granuloma. Histiócitos epitelioides em esboços nodulares com limites pouco precisos.

Outros achados patológicos que podem auxiliar no diagnóstico de DC são: inflamação crônica sem atrofia, criptite focal, úlceras aftoides, inflamação submucosa desproporcional, hipertrofia neural, linfocitose intraepitelial e localização proximal das ulcerações e distorções arquiteturais. A avaliação histológica de outros sítios (esôfago, estômago e duodeno) pode ajudar no diagnóstico também.

Em crianças, o início da DC está associado a mais quadros de colite do que de ileíte. Os granulomas são encontrados com maior frequência também. Além disso, os pacientes pediátricos têm maior propensão a envolvimento do trato gastrointestinal superior, podendo apresentar inflamação de esôfago, estômago e duodeno.

Pacientes com DC apresentam maior risco de desenvolver adenocarcinoma colorretal e de intestino delgado. Os principais fatores de risco são: idade do início da doença, sua duração e extensão do envolvimento intestinal, sugerindo um efeito acumulativo de inflamação na sequência displasia-carcinoma, assim como na RCU.

Quadro 2 Resumo das alterações macroscópicas das DII

	RCU	DC
Localização no TGI	Cólon e reto	Todo o TGI
Comprometimento de íleo	Não comprometido, exceto em casos de ileíte de refluxo	Geralmente comprometido
Cólon	Esquerdo > direito	Direito > esquerdo
Reto	Geralmente comprometido	Geralmente poupado
Distribuição no TGI	Difuso (contínuo)	Segmentar (descontínuo)
Úlceras	Superficiais	Aftoides, confluentes, lineares e profundas
Pseudopólipos	Comum	Incomum
Áreas de mucosa normal entre as lesões	Ausentes	Presentes
Padrão em paralelepípedo	Ausente	Presente
Fissuras profundas	Ausentes (exceto em casos de colite fulminante)	Presentes
Fístulas	Ausentes (exceto em casos de colite fulminante)	Presentes
Atrofia da mucosa	Extensa	Mínima
Espessamento da parede	Normal	Aumentado
Envelopamento por tecido adiposo	Ausente	Presente
Constrições	Incomum	Presentes

DC: doença de Crohn; DII: doenças inflamatórias intestinais; TGI: trato gastrointestinal; RCU: retocolite ulcerativa.

Quadro 3 Resumo das alterações microscópicas das DII

	RCU	DC
Irregularidade da arquitetura das criptas	Difusa (contínua)	Focal (descontínua)
Inflamação crônica	▪ Difusa (contínua). ▪ Diminui proximalmente.	Focal (descontinua)
Localização	Superficial; às vezes em submucosa	Transmural
Serosite	Ausente (exceto em casos de colite fulminante)	Presente
Agregados linfoides	Frequentes em mucosa, submucosa	Comum, transmural
Granulomas	Ausentes (exceto em rupturas de criptas)	Presentes
Inflamação aguda	Difusa (contínua)	Focal (descontínua)
Neutrófilos permeando o epitélio das criptas	Difuso (contínuo)	Focal (descontínuo)
Irregularidade do processo inflamatório crônico	Incomum	Comum
Abscessos de criptas	Comum	Incomum
Depleção de mucina	Presente	Incomum
Hiperplasia neural	Raro	Comum
Hipertrofia muscular	Ausente	Presente
Metaplasia de células de Paneth	Presente	Incomum
Metaplasia de glândulas pilóricas	Raro	Presente

DC: doença de Crohn; DII: doenças inflamatórias intestinais; RCU: retocolite ulcerativa.

COLITE INDETERMINADA

O termo colite indeterminada (CI) tem sido usado em pacientes com evidência de DII, com dados insuficientes para fazer um diagnóstico definitivo entre DC ou RCU. Na literatura não há descrição de características histológicas de CI em biópsias, portanto esse termo deve ser evitado em espécimes endoscópicos. Macroscopicamente, há consenso de que CI é caracterizada por ulcerações extensas, envolvimento de cólon direito e transverso. Microscopicamente, é definida pela confirmação das ulcerações extensas, com transição bem definida com a mucosa adjacente normal. Inflamação transmural sem formação de agregados e fissuras que atingem a camada muscular própria também podem ocorrer em casos de CI.

A relação entre DII e infecções é complexa, sendo a colite infecciosa um importante diagnóstico diferencial. Agentes infecciosos também têm sido apontados como responsáveis pelo início do quadro de DII, recidiva dos sintomas e outras complicações, por exemplo, formação de abscessos. A avaliação histológica não é adequada para identificação de agentes bacterianos infecciosos. Colites associadas a *Clostridium difficile*, por exemplo, podem apresentar uma variedade morfológica desde edema, atividade sem alterações arquiteturais até a formação de pseudomembranas. Em pacientes com DII em uso de medicamentos imunossupressores, a diarreia associada ao *C. difficile* não forma pseudomembranas.

A infecção por citomegalovírus (CMV) pode ser detectada somente pelo método H&E, por meio da identificação de grandes inclusões nucleares eosinofílicas. No entanto, apesar de especificidade alta da coloração H&E, sua sensibilidade é baixa, variando entre 10 e 87% na literatura. A utilização de estudo complementar de imuno-histoquímica pode auxiliar no diagnóstico de CMV.

EFEITOS DE TRATAMENTO E DE LONGO PRAZO DA DOENÇA

Os efeitos de tratamento das DII são imprevisíveis e, muitas vezes, indistinguíveis das alterações de longo prazo (crônicas) da doença. A plasmocitose basal pode diminuir com o tempo de doença, enquanto as alterações das criptas tendem a persistir. A metaplasia de células de Paneth aparece posteriormente. Em alguns pacientes há reversão das anormalidades da mucosa para um padrão histológico normal.

Como descrito anteriormente, a extensão e a distribuição da inflamação podem mudar com o tempo de doença. Mucosa retal poupada e descontinuidade da inflamação com áreas isoladas comprometidas são alterações descritas em RCU de longo prazo que podem ocorrer devido a efeito de tratamento.

Algumas drogas têm efeitos específicos descritos. 5-ASA e esteroides estão associados à normalização da mucosa. Granulomas tendem a diminuir com efeitos de medicamentos. Ciclosporina pode promover alterações que simulam displasia.

DIAGNÓSTICO DIFERENCIAL

Quadro 4 Diagnóstico diferencial

Patologia	Comentário
Colite diverticular	▪ Geralmente em lado esquerdo/sigmoide. ▪ Pacientes com idade mais avançada. ▪ História e endoscopia devem ser avaliadas
Proctocolite de exclusão	▪ Pode se assemelhar a RCU. ▪ História clínica é importante.
Colite associada ao HIV	▪ Pode apresentar colite em ilhas/focos, semelhantes à DC. ▪ Sem alterações de criptas
Mucosa sobre lesões tumorais	▪ Raramente causam alterações semelhantes às DII. ▪ Geralmente localizada em única área. ▪ Exames de imagem são necessários.
Isquemia	▪ Alterações das criptas. ▪ Geralmente localizadas.
Radiação	▪ Alterações das criptas. ▪ Histórica clínica é necessária.
Colites microscópicas (linfocítica e colagênica)	▪ Plasmocitose basal. ▪ Sem alterações nas criptas. ▪ Endoscopia normal.
Doença do enxerto *versus* hospedeiro (GVHD)	▪ Distorção arquitetural das criptas. ▪ Atrofia. ▪ Apoptose na GVHD aguda. ▪ GVHD crônica pode ser semelhantes a quadros não ativos de DII. ▪ História clínica é necessária.
Linfogranuloma venéreo/sífilis	▪ Pode se assemelhar a DC. ▪ Lado esquerdo mais comprometido que o direito. ▪ História clínica (fatores de risco) é necessária.
Tuberculose	▪ Granulomas. ▪ Realização de colorações específicas para pesquisa de BAAR.

BAAR: bacilos álcool-ácido resistentes; DC: doença de Crohn; HIV: vírus da imunodeficiência humana; RCU: retocolite ulcerativa.

REFERÊNCIAS BIBLIOGRÁFICAS

1. Feakins RM; British Society of Gastroenterology. Inflammatory bowel disease biopsies: updated British Society of Gastroenterology reporting guidelines. J Clin Pathol. 2013 Dec;66(12):1005-26.
2. Gramlich T, Petras RE, Pathology of inflammatory bowel disease. Seminars in Pediatric Surgery. 2007;16(Issue 3):154-63.

3. Magro F, Langner C, Driessen A, Ensari A, Geboes K, Mantzaris GJ, et al., on behalf of the European Society of Pathology (ESP) and the European Crohn's and Colitis Organisation (Ecco), European Consensus on the Histopathology of Inflammatory Bowel Disease. Journal of Crohn's and Colitis. 2013 Nov;7(Issue 10):827-51.
4. Odze RD, Goldblum JR. Odze and Goldblum surgical pathology of the GI tract, liver, biliary tract, and pancreas. Philadelphia: Saunders/Elsevier; 2015.

CAPÍTULO 10

Tratamento clínico e nutricional da doença inflamatória intestinal em crianças

Vera Lucia Sdepanian
Jane Oba
Fabiana Corcovado
Mirna Maria Dourado Gomes da Silva

Pontos-chave

- A gravidade da doença de Crohn (DC) na idade pediátrica pode ser monitorada com o emprego do índice de atividade da DC (PCDAI).
- A nutrição enteral exclusiva deverá ser a terapia de escolha para induzir a remissão da DC quando o grau de risco for baixo – doença de comportamento inflamatório sem fator de risco associado.
- A terapia anti-TNF deverá ser considerada – *step up* acelerado – quando o grau de risco da DC for médio – ausência de remissão clínica e bioquímica após 12 semanas de indução da remissão; presença de déficit de crescimento.
- A terapia anti-TNF deve ser considerada de primeira escolha quando o grau de risco da DC for alto – doença extensa (L3 + L4) ou presença de úlceras colônicas profundas; doença perianal; dilatação pré-estenótica ou obstrução intestinal.
- Na suspeita de fístula ou abscesso perianal está indicado o exame proctológico sob anestesia, se possível a ressonância de pelve para fístula. Na presença de fístula, deve-se proceder a drenagem, colocação de seton e antibioticoterapia, e posteriormente iniciar a terapia anti-TNF. Na presença de abscesso perianal, realizar a drenagem, antibioticoterapia e posterior terapia anti-TNF.
- Os imunossupressores – tiopurinas (6-mercaptopurina ou azatioprina) ou metotrexato – são a terapia de escolha para manter a remissão da DC de comportamento inflamatório.
- A colite ulcerativa (CU) na criança geralmente é mais extensa e mais agressiva que nos adultos e frequentemente requer hospitalizações. Outras características específicas da CU na criança incluem atraso do crescimento, da puberdade, menos frequente que na DC. Diminuição da densidade óssea, maior vulnerabilidade emocional e na aquisição da imagem corporal são outras características da CU.

- A colite aguda grave (CAG) é uma das poucas emergências em gastroenterologia pediátrica, sendo definida por uma pontuação do índice de atividade da colite ulcerativa pediátrica (PUCAI) > 65 pontos. Essa condição implica uma emergência para o paciente, que, além de evacuações com sangue, tem instabilidade hemodinâmica (febre, taquicardia, hipotensão) e vários indicadores laboratoriais de inflamação sistêmica grave. As crianças com ASC têm maior risco para um curso de doença refratária e colectomia. O megacólon tóxico corresponde à dilatação colônica não obstrutiva, total ou segmentar (geralmente cólon transverso), associada a toxicidade sistêmica. O acompanhamento com o cirurgião é fundamental.
- A classificação de Paris descreve a CU com base no segmento envolvido e permite avaliar a evolução dinâmica e a intensidade do quadro clínico: proctite (apenas reto – E1), colite esquerda (reto, sigmoide e cólon descendente – E2), colite extensa (antes da flexura esplênica – E3) e todo o cólon (pancolite – E4). S0 sem gravidade, S1 com gravidade.
- O escore de pontuação PUCAI quantifica a atividade inflamatória da CU, que corresponde de forma objetiva à gravidade da doença e tem boa correlação com os aspectos endoscópicos.
- O objetivo final do tratamento é manter a doença em remissão clínica, endoscópica, manter a qualidade de vida relacionada à saúde e evitar incapacidades.
- Na doença inflamatória intestinal (DII) na faixa etária pediátrica deve-se estar alerta para as seguintes condições:
  - Atentar à presença de déficit nutricional.
  - Avaliar o estado nutricional.
  - Determinar as necessidades nutricionais.
  - Atentar para quando indicar e como orientar a dieta enteral exclusiva.
  - Atentar para quando indicar e como orientar a dieta de exclusão para DC associada com nutrição enteral parcial.

DOENÇA DE CROHN

A doença de Crohn (DC) é uma condição inflamatória crônica que pode acometer o trato gastrointestinal da boca ao ânus. A maioria das crianças com DC apresentará diarreia e dor abdominal, enquanto parte delas também terá sangramento retal, febre, perda de peso, doença perianal e doença articular. A gravidade da doença pode ser monitorada com o emprego do índice de atividade da DC (PCDAI) – Quadro 1. A pontuação do PCDAI pode variar de 0 a 100:

- 0 a 10: sem atividade.
- 11 a 30: com atividade leve.
- > 30: com atividade moderada a grave.

Quadro 1 Índice de atividade da doença de Crohn pediátrica (PCDAI)

História clínica (recordatório de uma semana):

- Dor abdominal:
  - 0: nenhuma.
  - 5: leve: breve, não interfere em atividade física.
  - 10: moderada/grave: diária, longa duração, noturna, afeta as atividades.
- Evacuações (por dia):
  - 0: 0 a 1 evacuação líquida, sem sangue.
  - 5: até 2 semipastosas com pouco sangue, ou 2 a 5 líquidas.
  - 10: sangramento intenso, ou 6 ou mais evacuações líquidas, ou diarreia noturna.
- Estado geral:
  - 0: bom, sem limitação de atividade.
  - 5: dificuldade ocasional em manter atividade apropriada para idade.
  - 10: limitação frequente da atividade.

Exame físico:

- Peso:
  - 0: ganho de peso, peso estabilizado ou perdido voluntariamente.
  - 5: peso estabilizado involuntariamente, perda 1 a 9%.
  - 10: perda de peso ≥ 10%.
- Estatura:
  - No diagnóstico:
    - 0: reduzida até 1 desvio-padrão.
    - 5: reduzida entre 1 e 2 desvios-padrão.
    - 10: reduzida mais que 2 desvios-padrão.
  - No acompanhamento:
    - 0: velocidade de crescimento ≥ – 1 desvio-padrão.
    - 5: velocidade de crescimento ≤ – 1 e ≥ – 2 desvios-padrão.
    - 10: velocidade de crescimento ≤ – 2 desvios-padrão.
- Abdome:
  - 0: ausência de sensibilidade ou massa.
  - 5: sensibilidade leve ou massa sem sensibilidade.
  - 10: sensibilidade com defesa involuntária ou massa definida.
- Doença perirretal:
  - 0: nenhuma.
  - 5: 1 a 2 fístulas, drenagem escassa, sem sensibilidade.
  - 10: fístula ativa, drenagem, sensibilidade ou abscesso.

Manifestações extraintestinais:

- Febre ≥ 38,5°C por 3 dias, artrite definida, uveíte, eritema nodoso, pioderma gangrenoso:
  - 0: nenhum.
  - 5: 1.
  - 10: 2 ou mais.

(continua)

Quadro 1 Índice de atividade da doença de Crohn pediátrica (PCDAI) *(continuação)*

Exames laboratoriais:

- Hematócrito (%):

< 10 anos	11-19 anos feminino	11-14 masculino	15-19 masculino
0: > 33	0: ≥ 34	0: ≥ 35	0: ≥ 37
2,5: 28-32	2,5: 29-33	2,5: 30-34	2,5: 32-36
5: < 28	5: < 29	5: < 30	5: < 32

- VHS (mm/hora):

0: < 20	2,5: 20-50	5: > 50

- Albumina (g/dL):

5: 3,1-3,4	0: ≥ 3,5	10: ≤ 3

VHS: velocidade de hemossedimentação.

Qual o objetivo do tratamento da doença de Crohn?

O objetivo geral do tratamento da DC consiste em induzir e manter a remissão da doença, otimizar o estado nutricional e o crescimento, minimizar os efeitos adversos da terapia e alcançar a cicatrização da mucosa. Segundo o *Stride-II* (*Selecting therapeutic targets in inflammatory bowel disease II*), deve-se atingir a cura endoscópica e transmural. O Quadro 2 apresenta as opções terapêuticas para induzir e manter a remissão da DC.

Qual a terapia indicada para induzir a remissão da doença de Crohn pediátrica?

A terapia será indicada segundo o grau de risco (baixo, médio ou alto), que dependerá da classificação de Paris (Quadro 3) para o diagnóstico – comportamento da doença, localização, presença de déficit de crescimento – e de fatores de risco adicionais (nenhum; ausência de remissão clínica e bioquímica após 12 semanas de indução; retardo de crescimento; doença extensa; úlceras colônicas profundas; doença perianal; presença de dilatação pré-estenótica; sinais ou sintomas de obstrução intestinal) – Quadro 4.

Vale destacar que, quando a doença tem comportamento inflamatório sem fatores de risco, a terapia enteral exclusiva deve ser o tratamento de escolha (ver item "Terapia nutricional nas doenças inflamatórias intestinais em pediatria").

Quadro 2 Opções terapêuticas para induzir e manter a remissão da DC na faixa etária pediátrica

Terapias para induzir a remissão		Terapias para manter a remissão	
Terapia	**Dose**	**Terapia**	**Dose**
Terapia enteral exclusiva		Imunomodulador: 6-mercaptopurina	1,0-1,5mg/kg/dia
Dieta de exclusão para DC associada com nutrição enteral parcial		Imunomodulador: azatioprina	2-2,5 mg/kg/dia
Corticoide VO: prednisona ou prednisolona	▪ 1 mg/kg/dia, máximo 40 mg. ▪ Iniciar a redução gradativa cerca de 4 semanas do início até a retirada.	Imunomodulador: metotrexato	▪ 15 mg/m^2 de superfície corpórea, máximo 25 mg, SC. ▪ Se remissão clínica e cura da mucosa: reduzir para 10 mg/m^2, máximo 15 mg. ▪ Administrar folato.
Terapia biológica: anti-TNF	Infliximabe IV: 5 mg/kg, nos tempos zero, 2 semanas, 6 semanas.	Terapia biológica: anti-TNF	Infliximabe: 5 mg/kg, a cada 8 semanas
	Adalimumabe SC: ▪ < 40 kg: – 80 mg tempo zero. – 40 mg tempo 2 semanas. ▪ 40 kg: – 160 mg tempo zero. – 80 mg tempo 2 semanas.		Adalimumabe: ▪ < 40 kg: 20 mg a cada 2 semanas. ▪ > 40 kg: 40 mg a cada 2 semanas.

DC: doença de Crohn; IV: intravenoso; SC: subcutâneo; VO: via oral.

Quadro 3 Classificação de Paris para doença de Crohn

Idade do diagnóstico	A1a: 0 a < 10 anos
	A1b: 10 a < 17 anos
	A2: 17 a 40 anos
	A3: > 40 anos

(continua)

Quadro 3 Classificação de Paris para doença de Crohn *(continuação)*

Localização	L1: 1/3 distal do íleo ± limitado ao ceco
	L2: colônica
	L3: ileocolônica
	L4a: comprometimento alto proximal ao ângulo de Treitz
	L4b: comprometimento alto distal ao ângulo de Treitz e proximal ao 1/3 distal do íleo
Comportamento	B1: não estenosante e não penetrante
	B2: estenosante
	B3: penetrante
	B2B3: ambos penetrante e estenosante, no mesmo tempo ou em tempos diferentes
Crescimento	G_0: sem evidência de déficit de crescimento
	G_1: com evidência de déficit de crescimento

Fonte: adaptado de Levine et al. (2011).

Quadro 4 Terapia indicada para induzir a remissão da DC de acordo com o grau de risco*

Comportamento da doença no diagnóstico	Localização ou déficit de crescimento	Fatores de risco associados	Grau de risco	Terapia indicada para induzir a remissão da doença
B1		Nenhum	Baixo	Dieta enteral exclusiva de preferência; caso não seja possível, corticosteroide.
B1		Após 12 semanas de indução da remissão: sem remissão clínica e bioquímica	Médio	Considerar *step-up* acelerado com anti-TNF.
B1	G1		Médio	Dieta enteral exclusiva de preferência; considerar *step-up* acelerado com anti-TNF.
B1	L3 + L4	Doença extensa (L3 + L4) ou úlceras colônicas profundas	Alto	Antecipar terapia anti--TNF.
B1		Doença perianal	Alto	Antecipar terapia anti--TNF em combinação com antibiótico, exame proctológico sob sedação com drenagem ou ambos.

(continua)

Quadro 4 Terapia indicada para induzir a remissão da DC de acordo com o grau de risco* *(continuação)*

Comportamento da doença no diagnóstico	Localização ou déficit de crescimento	Fatores de risco associados	Grau de risco	Terapia indicada para induzir a remissão da doença
B2 estreitamento luminal identificado por endoscopia ou exame de imagem		Nenhum	Alto	Antecipar terapia anti-TNF.
B2 estreitamento luminal identificado por endoscopia ou exame de imagem		Dilatação pré-estenótica ou obstrução	Alto	Ressecção intestinal em combinação com posterior terapia anti-TNF.
B3			Alto	Cirurgia, antibioticoterapia em combinação com posterior terapia anti-TNF.

* O grau de risco dependerá do comportamento da doença, eventualmente de sua localização ou da presença de déficit de crescimento, e de fatores de risco associados.
DC: doença de Crohn.
Fonte: adaptado de van Rheenen et al. (2020).

Qual terapia é indicada para manter a remissão da doença de Crohn pediátrica?

Os imunossupressores – tiopurinas (6-mercaptopurina ou azatioprina) ou metotrexate – são a terapia de escolha para manter a remissão da doença na DC de comportamento inflamatório. Importante mencionar que esses imunomoduladores não têm indicação para induzir a remissão da doença, mas devem ser introduzidos no início do tratamento da nutrição enteral exclusiva, ou, quando esta não é possível, do corticoide, porque a eficácia máxima ocorre entre 8 e 16 semanas de uso. As tiopurinas são consideradas terapia de manutenção de primeira linha; e o metotrexato seria recomendado como segunda linha de tratamento.

As Figuras 1 e 2 apresentam o fluxograma do tratamento da DC de comportamento inflamatório e da DC de comportamento fistulizante perianal, respectivamente.

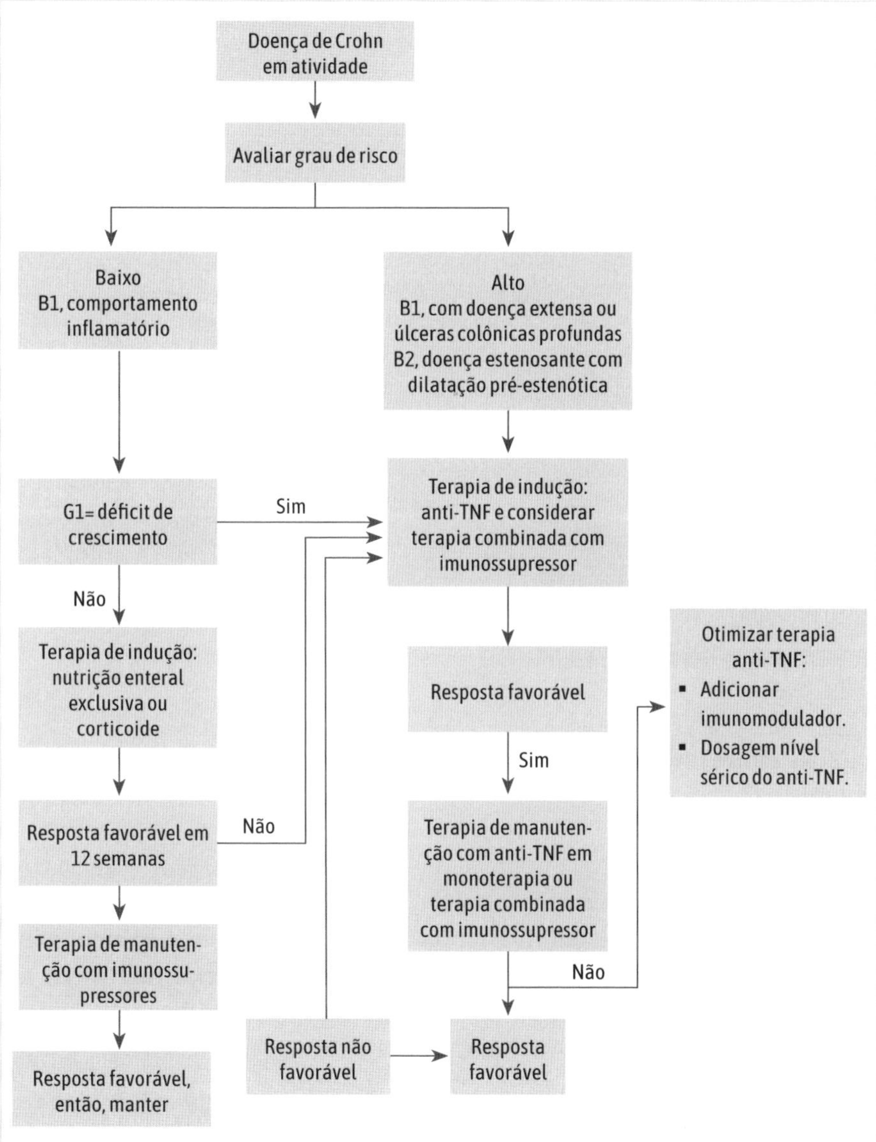

Figura 1 Fluxograma do tratamento da doença de Crohn pediátrica inflamatória (não estenosante / não fistulizante) para induzir e manter a remissão da doença, segundo a gravidade.
Fonte: adaptada de van Rheenen et al. (2020).

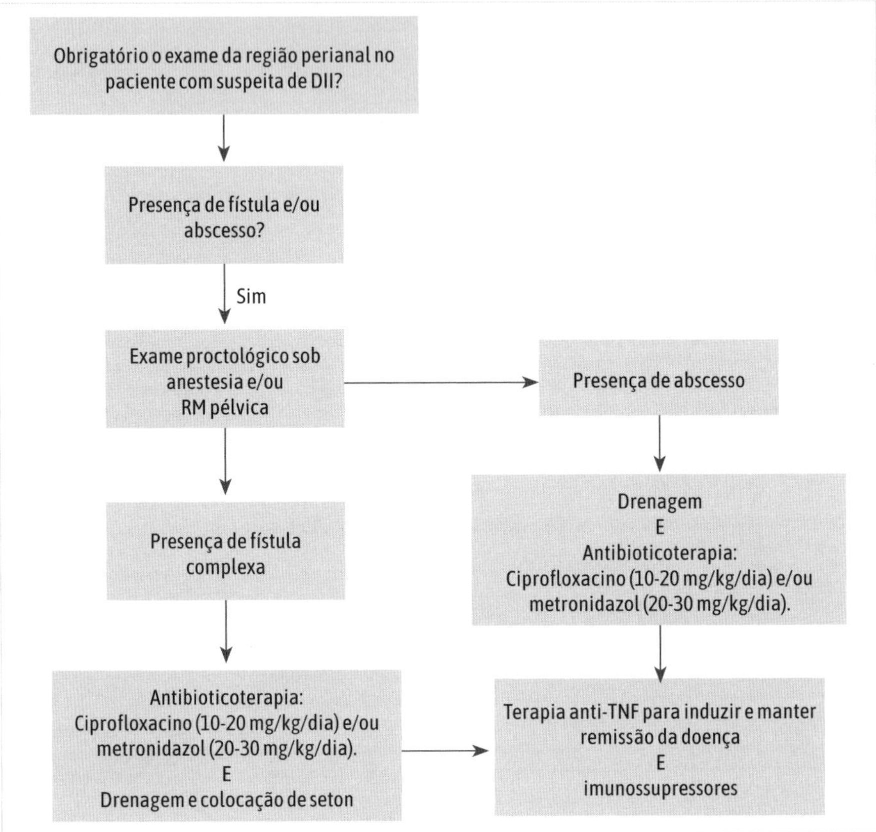

Figura 2 Fluxograma do tratamento da doença de Crohn pediátrica fistulizante perianal.
DII: doença inflamatória intestinal; RM: ressonância magnética.

Resumo prático

O tratamento medicamentoso da DC e da CU consiste em induzir e manter a remissão da doença, otimizar o estado nutricional e o crescimento, minimizar os efeitos adversos da terapia, normalizar a qualidade de vida, evitar incapacidades, cura endoscópica e, no caso da DC cura transmural; na CU, cura histológica.

COLITE ULCERATIVA

A colite ulcerativa (CU) é uma DII crônica de etiologia desconhecida limitada à mucosa do cólon. A inflamação da CU inicia no reto e se estende de forma contínua aos segmentos proximais do cólon. Seu curso natural é marcado por períodos de remissão intercalados com exacerbação, e ao longo do tempo 20 a 25% dos pacientes eventualmente requerem intervenções cirúrgicas. Conhecer a extensão do envolvimento colônico e a atividade da inflamação é essencial para a seleção do tratamento.

Principais diagnósticos diferenciais da colite ulcerativa

- Colite infecciosa: bacteriana, viral, fúngica (histoplasmose), micobacteriana e *Clostridioides difficile*.
- Colite induzida por medicamentos (anti-inflamatórios não esteroides).
- Doença de Crohn.
  - Se o sintoma predominante for diarreia sem sangramento: doença celíaca, colite microscópica, intolerância à lactose ou outras intolerâncias alimentares e síndrome do intestino irritável.

Tabela 1 Índice de atividade da colite ulcerativa pediátrica PUCAI (*Pediatric Ulcerative Colitis Activity Index*)

Dor abdominal:	
▪ Sem dor.	0
▪ A dor pode ser ignorada.	5
▪ A dor não pode ser ignorada.	10
Sangramento retal:	
▪ Nenhum.	0
▪ Apenas pequena quantidade, em < 50% das evacuações.	10
▪ Pequena quantidade na maioria das evacuações.	20
▪ Grande quantidade (> 50% das evacuações).	30
Consistência das fezes na maioria das evacuações:	
▪ Formadas.	0
▪ Parcialmente formadas.	5
▪ Completamente sem forma.	10
Número de evacuações em 24 horas:	
▪ 0 a 2.	0
▪ 3 a 5.	5
▪ 6 a 8.	10
▪ > 8.	15
Evacuação noturna (qualquer episódio que cause despertar):	
▪ Não.	0
▪ Sim.	10

(continua)

Tabela 1 Índice de atividade da colite ulcerativa pediátrica PUCAI (*Pediatric Ulcerative Colitis Activity Index*) (*continuação*)

Nível de atividade:	
▪ Sem limitação das atividades.	0
▪ Limitação ocasional das atividades.	5
▪ Grave limitação das atividades.	10
Soma dos pontos (0 a 85): ▪ 0 a 9: remissão. ▪ 10 a 34: doença leve. ▪ 35 a 64: doença moderada. ▪ 65 a 85: doença grave.	

Terapia

Dieta

As interações entre os nutrientes da dieta e a imunidade intestinal são complexas. Existem argumentos convincentes para que fatores ambientais, como a dieta ocidental, tenham um papel na causa e no curso da DII, uma vez que três fatores importantes na patogênese da DII podem ser modulados e controlados pela dieta: microbiota intestinal, sistema imunológico e função de barreira epitelial.

O consumo elevado de carnes processadas, bebidas alcoólicas e alimentos ricos em sulfato é associado com exacerbação da doença. Diferentemente da DC, dietas enterais exclusivas não são recomendadas na indução do tratamento por falta de evidências nos estudos, assim como dietas restritivas que causam deficiências.

O tratamento medicamentoso da CU pediátrica pode ser dividido em indução da remissão e manutenção da remissão da doença (Figura 3).

- Doença leve (PUCAI de 10 a 34): 5-aminossalicilato oral (5-ASA) como terapia de primeira linha são moderadamente eficazes. A terapia combinada com 5-ASA oral e tópico (retal) deve ser usada para indução da remissão, porque é mais eficaz do que a terapia tópica isolada.
- Doença moderada (PUCAI de 34 a 64): 5-ASA, semelhante aos pacientes com doença mais leve, usando as doses no limite superior. Se o paciente não apresentar resposta clínica (diminuição do PUCAI em 20 pontos) na primeira semana, associar corticosteroide oral (Figura 3). A dependência de corticosteroide deve ser evitada.

- Doença grave (PUCAI > 65), sem alterações sistêmicas: iniciar corticosteroide oral e 5-ASA semelhante aos casos de doença moderada.
- Colite aguda grave: com alterações sistêmicas. Corresponde a 20% de todos os casos de CU. É definida como 6 ou mais evacuações com sangue por dia, associadas a pelo menos uma das seguintes manifestações:
  - Taquicardia (> 90 bpm).
  - Febre (T > 37,8 C).
  - Anemia (Hb < 10,5 g/dL)
  - Velocidade de hemossedimentação (VHS) > 30 mm, 1ª hora, ou PCR > 30 mg/L, e foi definida em pacientes pediátricos por um PUCAI maior que 65 pontos.

A terapia inicial padrão consiste em corticosteroides intravenosos. No terceiro dia, se PUCAI > 45 pontos, preparar para a terapia de segunda linha (Figura 3).

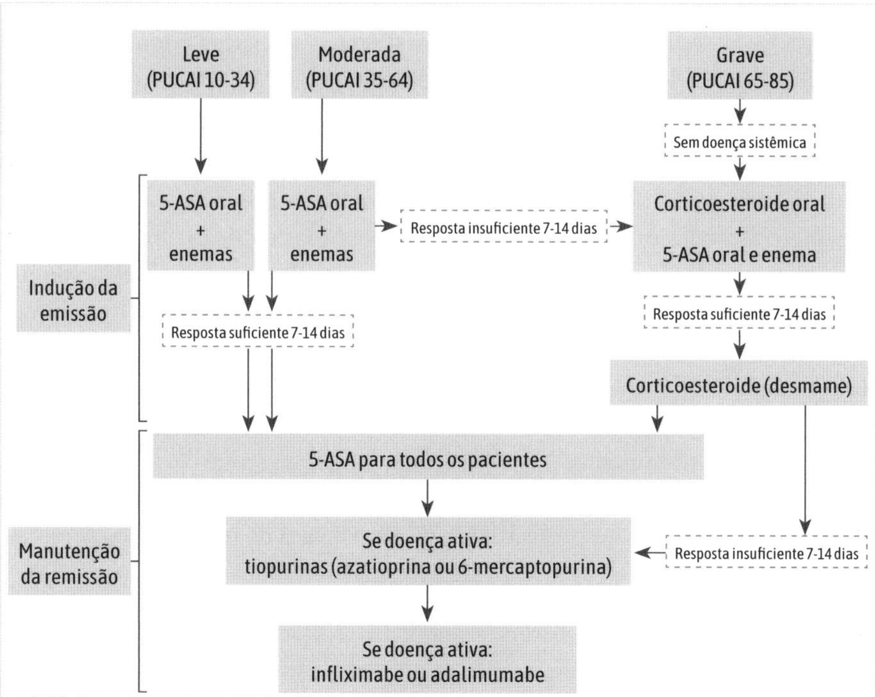

Figura 3 Algoritmo do tratamento da colite ulcerativa leve, moderada e grave.
5-ASA: 5-aminossalicilato oral; Pucai: pontuação do índice de atividade da colite ulcerativa pediátrica.

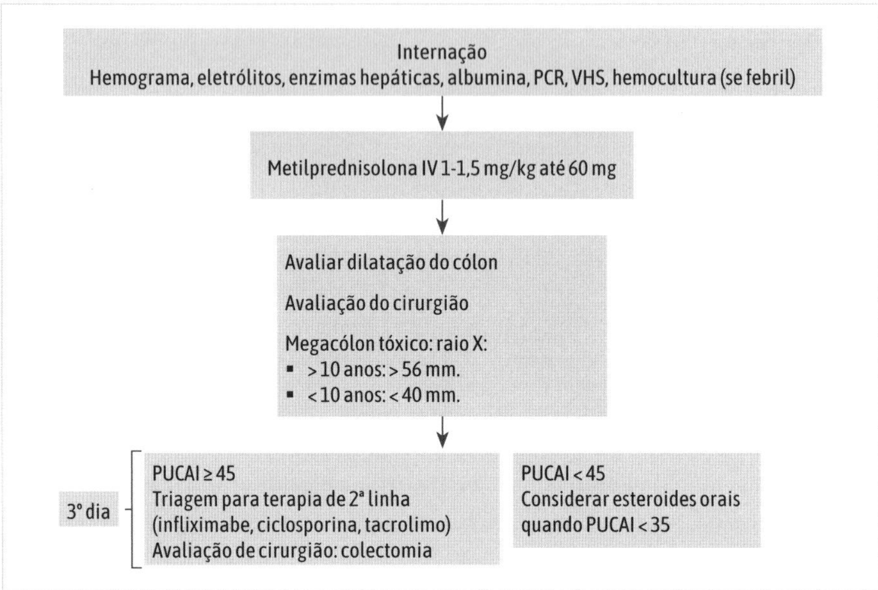

Figura 4 Algoritmo do tratamento da colite aguda grave (com doença sistêmica) PUCAI > 65. 5-ASA: 5-aminossalicilato oral; IV: intravenoso; PCR: proteína C reativa; Pucai: pontuação do índice de atividade da colite ulcerativa pediátrica; VHS: velocidade de hemossedimentação.

Em 2021 o consenso *Stride-II* atualizou as estratégias de tratamento das DII (*treat-to-target*) com o objetivo final de interromper a progressão das lesões intestinais e alcançar o controle ampliado da doença (remissão clínica e endoscópica), restabelecer o crescimento, melhorar a qualidade de vida relacionada à saúde e evitar incapacidades. Considera-se rever ou escalonar o tratamento da CU quando os seguintes objetivos não foram alcançados:

- Curto prazo: resposta clínica (diminuição do PUCAI < 20 pontos) após 7 a 10 dias de tratamento.
- Médio prazo: remissão clínica (PUCAI < 10), normalização do PCR, diminuição do valor da calprotectina após 3 a 6 meses de tratamento.
- Longo prazo: remissão endoscópica, normalização da qualidade de vida relacionada à saúde e ausência de incapacidades após 6 a 9 meses de tratamento.

Quadro 5 Medicamentos no tratamento da colite ulcerativa

	Medicação	Dose
Aminossalicilatos	Sulfassalazina	▪ 40-70 mg/kg/dia VO (máx. 4,8 g/dia).
	Mesalazina	▪ 60-80 mg/kg/dia VO (máx. 4,8 g/dia). ▪ 25 mg/kg até 1 g VR.
Corticosteroides	Prednisona, prednisolona	▪ 1 mg/kg/dia VO (máx. 40 mg/dia).
	Metilprednisolona	▪ 1-1,5 mg/kg VO (máx. 60 mg/dia).
	Hidrocortisona	▪ 2-4 mg/kg/dose EV (máx. 100 mg/dose 4x/dia).
Imunossupressores	Azatioprina	▪ 1-2,5 mg/kg/dia VO.
	6-mercaptopurina	▪ 1-1,5 mg/kg/dia VO.
	Metotrexato	▪ 15 mg/m2 SC a cada semana (máx. 25 mg/semana).
	Ciclosporina	▪ 4-6 mg/kg/dia.
	Tacrolimo	▪ 0,2 mg/kg/dia.
Biológicos	Infliximabe	▪ 5 mg/kg/dose EV semanas 0, 2, 6 (indução). ▪ 5 mg/kg/dose EV a cada 8 semanas (manutenção).
	Adalimumabe	▪ > 40 kg SC (indução): – 1ª dose semana 0: 160 mg – 2ªdose semana 2: 80 mg 3ªdose semana 4: 40mg (manutenção) – 40 mg a cada 2 semanas. ▪ < 40 kg SC (indução): – 1ª dose semana 0: 80 mg. – 2ª dose semana 2: 40 mg. – 3ª dose semana 4: 20 mg (manutenção). – 20 mg a cada 2 semanas.

EV: endovenoso; SC: subcutâneo; VO: via oral; VR: via retal.

TERAPIA NUTRICIONAL NAS DOENÇAS INFLAMATÓRIAS INTESTINAIS EM PEDIATRIA

Quais as causas para o déficit nutricional nas doenças inflamatórias intestinais?

As doenças inflamatórias intestinais, doença de Crohn e colite ulcerativa, têm causas multifatoriais, e a desnutrição pode acontecer em ambas, sendo mais comum na doença de Crohn. O processo inflamatório dessas doenças pode prejudicar as funções de digestão dos alimentos e absorção dos nutrientes, causar redução da ingestão de alimentos, bem como aumento do catabolismo. Assim, as necessidades nutricionais estarão aumentadas.

Como o déficit nutricional pode impactar nos pacientes com doença inflamatória intestinal?

Os pacientes com a doença ativa tendem a perder peso, o que pode causar algum grau de déficit nutricional. A prevalência de desnutrição fica em torno de 23% dos pacientes ambulatoriais e 85% dos hospitalizados, e sabe-se que desnutrição está associada ao atraso da resposta clínica e pós-operatória, bem como ao aumento das taxas de mortalidade.

A nutrição adequada contribui para melhor prognóstico dos pacientes, uma vez que o estado nutricional está diretamente relacionado com a gravidade da doença e sua piora pode agravar a resposta imunológica. Outros benefícios da terapia nutricional envolvem o crescimento e desenvolvimento das crianças e a prevenção de outras complicações como a osteoporose, deficiências de nutrientes, desnutrição e óbito.

Como avaliar o paciente pediátrico?

Segundo a Sociedade Brasileira de Pediatria (SBP), todos os pacientes pediátricos, isto é, crianças e adolescentes, devem ser avaliados segundo a anamnese clínica e nutricional, o exame físico detalhado e medidas antropométricas que devem ser monitoradas ao longo do tempo.

A avaliação antropométrica leva em consideração curvas de crescimento pela Organização Mundial da Saúde (OMS) 2006/2007, circunferência do braço, circunferência abdominal, pregas cutâneas e, a depender da idade, perímetro cefálico. Estes devem ser comparados com o padrão de referência, e é imprescindível que os dados sejam também comparados com os do próprio paciente (dados anteriores) a fim de verificar se o objetivo nutricional foi alcançado. Em relação à composição corporal, podem ser realizados exames como a densitometria óssea (DXA), considerada padrão ouro, e a bioimpedância nos pacientes com idade superior a 7 anos.

Como calcular as necessidades nutricionais?

As necessidades nutricionais para os pacientes com DII englobam as necessidades energéticas, proteicas, distribuição de macronutrientes, recomendações de micronutrientes e hídrica.

Necessidades energéticas

O gasto energético pode ser estimado por equações preditivas, entretanto a calorimetria indireta é o padrão ouro, que em geral não está disponível em nosso meio. As equações preditivas estimam o gasto energético basal e também o gasto energético total. A equação mais comumente utilizada na pediatria para estimar o gasto energético basal é Schofield (Tabela 2), enquanto as que estimam o gasto energético total são as equações de Harris e Benedict adaptado por Long (Tabela 3), e a norte-americana, *Dietary Reference Intake* - DRI (Tabela 4), acrescido do coeficiente de atividade segundo a mesma referência (Tabela 5).

Para a equação preditiva de Harris e Benedict adaptada por Long há a necessidade de adicionar o fator atividade física (acamado = 1,2; acamado + móvel = 1,25; deambulante = 1,3) e o fator injúria (DII = 1,7) na fórmula para estimar o gasto energético total.

Necessidade proteica

Para garantir uma resposta satisfatória ao quadro clínico do paciente é necessário atentar para as recomendações de aporte proteico para pacientes com crescimento e desenvolvimento adequado (Tabela 6) e as recomendações de aporte proteico para pacientes com estresse metabólico (Tabela 7).

Tabela 2 Equação preditiva de Schofield para calcular o gasto energético basal

Idade	Meninos	Meninas
0-3 anos	(0,167 x P) + (1.517,4 x E) – 617,6	(16,25 x P) + (1.023,2 x E) – 413,5
3-10 anos	(19,59 x P) + (130,3 x E) + 414,9	(16,97 x P) + (161,8 x E) + 371,2
10-18 anos	(16,25 x P) + (137,2 x E) + 515,5	(8,365 x P) + (465 x E) + 200

E: estatura (m); P: peso (kg).
Fonte: adaptada de Schofield (1985).

Tabela 3 Equação preditiva de Harris e Benedict adaptada por Long para calcular o gasto energético total

Gênero	Equação de Harris e Benedict
Feminino	655,1 + (9,5 x P) + (1,8 x A) – (4,7 x I)
Masculino	66,5 + (13,8 x P) + (5 x A) – (6,8 x I)

A: altura em cm; I: idade em anos; P: peso em kg.
Fonte: adaptada de Long et al. (1979).

Tabela 4 Equação preditiva norte-americana (DRI) para calcular o gasto energético total

Idade	Requerimento estimado de energia (EER)
0-3 meses	EER = (89 × peso (kg) – 100) + 175 kcal
4-6 meses	EER = (89 × peso (kg) – 100) + 56 kcal
7-12 meses	EER = (89 × peso (kg) – 100) + 22 kcal
13-36 meses	EER = (89 × peso (kg) – 100) + 20 kcal
Meninos	
3-8 anos	EER = 88,5 – (61,9 × I) + AF × (26,7 × P) + (903 × E) + 20 kcal
9-18 anos	EER = 88,5 – (61,9 × I) + AF × (26,7 × P) + (903 × E) + 25 kcal
Meninas	
3-8 anos	EER = 135,3 – (30,8 × I) + AF x (10,0 × P) + (934 × E) + 20 kcal
9-18 anos	EER = 135,3 – (30,8 × I) + AF x (10,0 × P) + (934 × E) + 25 kcal

DRI: *Dietary Reference Intake.*
Fonte: adaptada de National Academy of Sciences (2005).

Tabela 5 Coeficiente de atividade física para crianças de 3 a 18 anos (DRI)

Gênero	Sedentário	Pouco ativo	Ativo	Muito ativo
Masculino	1,1	1,13	1,26	1,42
Feminino	1,1	1,16	1,31	1,56

DRI: *Dietary Reference Intake.*
Fonte: adaptada de National Academy of Sciences (2005).

Tabela 6 Recomendações para suporte proteico (DRI)

Idade	Proteína (g/kg/dia)
0-6 meses	1,52*
7-12 meses	1,2
1-3 anos	1,05
4 a 8 anos	0,95
9 a 13 anos	0,95
14 a 18 anos (masculino)	0,85
14 a 18 anos (feminino)	0,85

* *Adequate intake* (AI – ingestão adequada).
DRI: *Dietary Reference Intake.*
Fonte: adaptada de National Academy of Sciences (2005).

Tabela 7 Recomendações de aporte proteico para pacientes com estresse metabólico (Aspen)

Idade	Proteína (g/kg/dia)
0-2 anos	2-3
2-13 anos	1,5-2
13-18 anos	1,5

Aspen: Sociedade Americana de Nutrição Enteral e Parenteral.
Fonte: adaptada de Mehta et al. (2009).

Necessidade hídrica, distribuição de macronutrientes, vitaminas e minerais

As recomendações para hidratação adequada, distribuição de macronutrientes e vitaminas e minerais para criança e adolescentes baseiam-se nas diretrizes da DRI e estão disponíveis em: https://ods.od.nih.gov/HealthInformation/Dietary_Reference_Intakes.aspx.

Indicação de dieta enteral exclusiva na doença de Crohn em pediatria

As crianças e adolescentes com doença de Crohn do tipo não estenosante e não fistulizante (inflamatória), de baixo ou médio risco no momento do diagnóstico, têm indicação de receber a nutrição enteral exclusiva como terapia de escolha para induzir a remissão da doença, independentemente do local de acometimento da doença. Não há impedimento algum a utilizar essa dieta em pacientes graves em associação à terapia com imunossupressores e biológica, porém sua utilidade não é por si só induzir a remissão da doença.

O que é a nutrição enteral exclusiva

A nutrição enteral exclusiva consiste no uso de uma fórmula líquida durante 6 a 12 semanas, de preferência pelo menos 8 semanas, para aumentar a eficácia do tratamento, devendo-se excluir todos os demais alimentos. Permite-se o consumo de água.

Diversos estudos de metanálise que compararam a eficácia da dieta enteral exclusiva com a terapia com corticoide para induzir a remissão da doença de Crohn na idade pediátrica nos pacientes com doença não estenosante e não fistulizante concluíram que não houve diferença estatisticamente significante entre esses dois tipos de terapia.

Importante destacar que a nutrição enteral exclusiva tem inúmeras vantagens quando comparada ao uso de corticoide, como as descritas a seguir:

- Não causa efeitos adversos, ao contrário do uso de corticoide, que acarreta inúmeros efeitos adversos; eventualmente, a dieta enteral pode causar diarreia, náusea e vômitos. É extremamente rara a ocorrência da síndrome de realimentação nas crianças com doença de Crohn.
- Tem propriedade anti-inflamatória sem causar efeitos adversos. As fórmulas poliméricas reduzem a produção de citocinas pró-inflamatórias como as interleucinas 6, 8, 1b e interferon gama. Também tem a capacidade de aumentar a TGF-beta1, que tem propriedade anti-inflamatória. Outra ação da nutrição enteral exclusiva é melhorar a integridade do muco e a permeabilidade intestinal.
- Promove cicatrização da mucosa após cerca de 10 semanas do início do tratamento, e até a cicatrização histológica, segundo estudos publicados. Vale destacar que esse efeito de cicatrização da mucosa não ocorre com o uso do corticoide.
- Melhora o estado nutricional tanto com respeito à composição corporal quanto ao crescimento linear.

Qual fórmula deve ser utilizada na nutrição enteral exclusiva?

A fórmula polimérica é a primeira escolha para realizar a nutrição enteral exclusiva, pelos motivos descritos a seguir:

- Não se observou diferença significante entre o uso de fórmula polimérica quando comparada com as extensamente hidrolisadas ou de aminoácidos.
- Não houve diferença entre administração da dieta em bolo, enteral contínua ou por via oral.
- Dieta polimérica é mais palatável, maior aderência ao tratamento com menor risco de descontinuidade, e menor custo quando comparada com as fórmulas extensamente hidrolisadas ou de aminoácidos.

Qual a via de administração da nutrição enteral exclusiva?

A via de administração preferencial para a nutrição enteral exclusiva deve ser oral. Deve-se considerar o uso de sonda nasogástrica quando o paciente tem aversão à fórmula por via oral ou quando o consumo não atinge a necessidade diária.

Após quanto tempo se observam os benefícios da nutrição enteral exclusiva?

O tempo para obter a remissão clínica é variável. Deve-se aguardar um período de 3 a 4 semanas para observar a eficácia desse tratamento.

Como calcular a necessidade calórica diária da nutrição enteral exclusiva?

Esse cálculo deve ser realizado segundo as equações preditivas que estimam o gasto energético basal ou o gasto energético total, descritas anteriormente.

Há indicação de nutrição enteral para manter a remissão da doença de Crohn pediátrica?

A nutrição enteral parcial, também denominada nutrição enteral de manutenção, tem o objetivo de reduzir o risco de recaída após a terapia para induzir a remissão da doença que obteve sucesso.

O que é a dieta de exclusão para doença de Crohn associada com nutrição enteral parcial?

A dieta de exclusão para doença de Crohn associada com nutrição enteral parcial (Quadro 6) é uma alternativa para aqueles que não aderem à nutrição enteral exclusiva. Essa dieta consiste em permitir o consumo de alguns alimentos e proibir outros durante 12 semanas, associado ao consumo de uma fórmula polimérica. O estudo utilizou uma marca específica, Modulen, que é polimérica com presença do fator TGF-beta, uma citocina anti-inflamatória, durante 6 semanas em um aporte de 50% das calorias e nas 6 semanas seguintes de 25% das calorias.

Comparação entre a nutrição enteral exclusiva e a dieta de exclusão para doença de Crohn associada com nutrição enteral parcial

- Importante destacar que tanto a nutrição enteral exclusiva quanto a dieta de exclusão para doença de Crohn associada com nutrição enteral parcial (dieta polimérica) são efetivas para induzir a remissão da doença na semana 6.
- A dieta de exclusão para doença de Crohn com a nutrição enteral parcial foi mais bem tolerada do que a nutrição enteral exclusiva, e demonstrou maior proporção de remissão sustentada e maior redução da inflamação na semana 12.

Quadro 6 Dieta de exclusão para DC associada com nutrição enteral parcial

Dieta	Estágio 1 (período até a semana 6)	Estágio 2 (período entre as semanas 7-12)
Dieta de exclusão para DC	**Alimentos proibidos:** Leite e derivados Gordura animal Trigo Carne vermelha Frutos do mar Soja Emulsificantes Maltodextrina Carragenina Bebidas alcoólicas Café Refrigerantes Margarina, manteiga Leguminosas (feijão, lentilha, grão-de-bico...) Produtos industrializados: enlatados, embutidos, molhos, sucos de frutas, salgadinhos, adoçantes, vegetais congelados	**Alimentos proibidos:** Leite e derivados Gordura animal Trigo, exceto 1 fatia de pão caseiro Carne vermelha, exceto magra não processada (se for possível evitar) Frutos do mar Soja Emulsificantes Maltodextrina Carragenina Bebidas alcoólicas Café Refrigerantes Margarina, manteiga
	Alimentos obrigatórios: Peito de frango Ovos Batata Banana Maçã	**Alimentos obrigatórios:** Peito de frango Peixe fresco magro 1x/semana Ovos Batata Banana Maçã
	Alimentos permitidos: Arroz branco, macarrão de arroz sem conservantes, 1 abacate/dia, 5 morangos, 1 fatia de melão, 2 tomates ou 6 tomates cereja, 2 pepinos descascados, 1 cenoura, 1 xícara de espinafre, água, 1 copo de suco de laranja natural espremido, azeite, óleo de canola, ervas frescas como hortelã, orégano, coentro, alecrim, sálvia, manjericão, tomilho, cebola e alho frescos, gengibre fresco, suco de limão natural espremido	**Alimentos permitidos:** **Idem fase anterior E** 1 lata de atum em água, lentilha, ervilha, grão-de-bico naturais, quinoa, aveia, 1 pera, 1 pêssego ou 1 kiwi **A partir da semana 10:** 1/2 xícara (chá) de manga em cubos, abacaxi ou fatias de laranja, todos os legumes e verduras (exceto couve, alho-poró, aspargos e alcachofra), abobrinha, brócolis ou couve-flor, amêndoas ou nozes sem sal
Fórmula polimérica (Modulen)	50% das calorias provenientes desta fórmula	25% das calorias provenientes desta fórmula

DC: doença de Crohn.
Fonte: adaptado de Levine et al. (2019).

Conclusão

Esta seção apresentou ao leitor os principais tópicos relacionados à terapia nutricional que devem ser abordados nas crianças e adolescentes com DII, no ambiente ambulatorial ou hospitalar. Após o diagnóstico da doença, a avaliação do estado nutricional possibilitará identificar a presença de algum déficit nutricional e, consequentemente, planejar as metas para sua correção.

Enfatizamos a importância e os benefícios da associação da terapia nutricional aos demais tratamentos para essa doença, que, além de nutrir o paciente, poderá contribuir não somente para a melhora clínica como também endoscópica e/ou histológica.

REFERÊNCIAS BIBLIOGRÁFICAS

1. Becker P, Carney LN, Corkins MK, Monczka J, Smith E, Smith ES, et al. Consensus Statement of the Academy of Nutrition and Dietetics/American Society for Parenteral and Enteral Nutrition: indicators recommended for the identification and documentation of pediatric malnutrition (undernutrition). Nutrition in Clinical Practice. 2015;30(1):147-61.
2. Bischoff SC, Escher J, Hébuterne X, Kleck S, Krznaric Z, Schneider S, et al. Espen practical guideline: clinical nutrition in inflammatory bowel disease. Clinical Nutrition. 2020; p.632-53.
3. Critch J, Day AS, Otley A, King-Moore C, Teitelbaum JE, Shashidhar H; NASPGHAN IBD Committee. Use of enteral nutrition for the control of intestinal inflammation in pediatric Crohn disease. J Pediatr Gastroenterol Nutr. 2012;54(2):298-305.
4. Hyams JS, Ferry GD, Mandel FS, Gryboski JD, Kibort PM, Kirschner BS, et al. Development and validation of a pediatric Crohn's disease activity index. J Pediatr Gastroenterol Nutr. 1991;12(4):439-47.
5. Kobayashi T, Siegmund B, Le Berre C, Wei SC, Ferrante M, Shen B, et al. Ulcerative colitis. Nat Rev Dis Prim. 2020;6(1):74.
6. Levine A, Griffiths A, Markowitz J, Wilson DC, Turner D, Russell RK, et al. Pediatric modification of the Montreal classification for inflammatory bowel disease: the Paris classification. Inflamm Bowel Dis. 2011;17(6):1314-21.
7. Levine A, Wine E, Assa A, Sigall Boneh R, Shaoul R, Kori M, et al. Crohn's disease exclusion diet plus partial enteral nutrition induces sustained remission in a randomized controlled trial. Gastroenterology. 2019;157(2):440-450.e8.
8. Long CL, Schaffel N, Geiger JW, Schiller WR, Blakemore WS. Metabolic response to injury and illness: estimation of energy and protein needs from indirect calorimetry and nitrogen balance. J Parenter Enteral Nutr. 1979;3(6):452-6.
9. Mack DR, Benchimol EI, Critch J, deBruyn J, Tse F, Moayyedi P, et al. Canadian Association of Gastroenterology clinical practice guideline for the medical management of pediatric luminal Crohn's disease. Gastroenterology. 2019;157(2):320-48.
10. Manual de avaliação nutricional. 2.ed. atual. São Paulo: Sociedade Brasileira de Pediatria, Departamento Científico de Nutrologia; 2021.
11. Mehta NM, Compher C, Aspen Board of Directors. Aspen clinical guidelines: nutrition support of the critically ill child. JPEN J. 2009;33(3):260-76.

12. National Academy of Sciences, Institute of Medicine, Food and Nutrition Board. Dietary Reference Intakes for Energy, Carbohydrate, Fiber, Fat, Fatty Acids, Cholesterol, Protein, and Amino Acids. Washington, DC: National Academies Press; 2005.
13. Santos LAA, et al. Terapia nutricional nas doenças inflamatórias intestinais: artigo de revisão. Nutrire Rev Soc Bras Aliment Nutr. 2015; p.383-96.
14. Scarallo L, Lionetti P. Dietary management in pediatric patients with Crohn's disease. Nutrients. 2021;13(5):1611.
15. Schofield WN. Predicting basal metabolic rate, new standards and review of previous work. Hum Nutr Clin Nutr. 1985;39(Suppl 1):5-41.
16. Turner D, Ricciuto A, Lewis A, D'Amico F, Dhaliwal J, Griffiths AM, et al. Stride-II: an update on the Selecting therapeutic targets in inflammatory bowel disease (Stride) initiative of the International Organization for the Study of IBD (IOIBD): determining therapeutic goals for treat-to-target strategies in IBD. Gastroenterology. 2021;160(5):1570-83.
17. Turner D, Ruemmele FM, Orlanski-Meyer E, Griffiths AM, De Carpi JM, Bronsky J, et al. Management of paediatric ulcerative colitis, part 1: Ambulatory Care-An Evidence-based Guideline From European Crohn's and Colitis Organization and European Society of Paediatric Gastroenterology, Hepatology and Nutrition. J Pediatr Gastroenterol Nutr. 2018;67(2):257-91.
18. van Rheenen PF, Aloi M, Assa A, Bronsky J, Escher JC, Fagerberg UL, et al. The medical management of paediatric Crohn's disease: an Ecco-ESPGHAN guideline update. J Crohns Colitis. 2020:jjaa161.

CAPÍTULO 11

Linhas gerais de tratamento das doenças inflamatórias intestinais

Nayara Salgado Carvalho
Jaime Zaladek Gil

TRATAMENTO DA DOENÇA DE CROHN

Introdução

A doença de Crohn (DC) é uma doença crônica do trato gastrointestinal com incidência crescente nos últimos anos. Atualmente os objetivos do tratamento não se limitam ao alívio dos sintomas, mas também visam à remissão laboratorial, à cicatrização da mucosa, à manutenção da qualidade de vida, além da prevenção de complicações.

Hoje existe um arsenal terapêutico que melhora a cada ano, e muitos estudos continuam em busca de novas drogas.

O tratamento da DC pode ser clínico ou cirúrgico. As estratégias terapêuticas clínicas atuais visam à remissão profunda e duradoura, com o objetivo de prevenir complicações como a cirurgia, impedir a progressão da doença e oferecer ao paciente qualidade de vida.

A introdução de medicamentos que possam, além da remissão clínica, levar a melhora laboratorial, endoscópica e até histológica é um ponto central dessas estratégias, visto que a cicatrização da mucosa é cada vez mais reconhecida no tratamento da DC. O início precoce dessas terapias logo após o diagnóstico pode levar ao aumento das taxas de remissão clínica e à cicatrização da mucosa.

O diagnóstico precoce da DC é de extrema importância para o controle da doença e tratamento. Não é incomum atraso no diagnóstico devido a fenótipos variáveis e achados inespecíficos.

A abordagem terapêutica inicial em cada indivíduo deve seguir alguns fatores prognósticos, como as características dos pacientes e da doença, por exemplo, idade jovem ao diagnóstico, polimorfismos *NOD2*, *ATG16L1* e *MDR1*, tabagismo, gravidade da inflamação, localização e duração da doença, doença perianal e estenosante, acometimento do trato gastrointestinal superior, necessidade de corticosteroides e presença de úlceras profundas. Além disso, é importante avaliar marcadores laboratoriais como proteína C reativa (PCR), calprotectina fecal, albumina e hemoglobina.

Os fatores relatados anteriormente classificam os pacientes em baixo e alto risco, o que deve ser considerado para a estratégia de tratamento. Pacientes de alto risco devem seguir um tratamento que envolva a introdução precoce de terapia biológica, enquanto os pacientes de baixo risco devem ser considerados para uma terapia convencional com corticosteroides e imunossupressores.

Tratamento clínico

O tratamento clínico na DC é composto, de forma geral, pela terapia convencional e pela terapia biológica e pode ser dividido em indução da remissão e sua manutenção.

O tratamento convencional é composto principalmente por corticosteroides, mesalazina, imunossupressores e antibióticos. Os corticosteroides têm um rápido início de ação e são indicados para induzir a remissão na DC, mas não são indicados para manutenção da remissão da doença. Não há evidência da eficácia da mesalazina na terapia de indução ou manutenção na DC, porém alguns estudos demonstram possível benefício para a sulfassalazina na indução da remissão da doença. Os imunossupressores, como tiopurinas e metotrexato, demonstram eficácia na terapia de manutenção; já os antibióticos são indicados em casos de complicações com processos infecciosos.

A terapia biológica representa atualmente a principal linha de tratamento para a DC, tendo eficácia tanto na indução quanto na manutenção da remissão da doença. Essas medicações levam à cicatrização da mucosa intestinal, possibilitando a mudança da história natural da doença. Os medicamentos biológicos disponíveis para o tratamento da DC no Brasil são:

- Anti-TNF (antifator de necrose tumoral): infliximabe, adalimumabe e certolizumabe.
- Anti-integrina alfa4 beta7: vedolizumabe.
- Anti-interleucina 12/23: ustequinumabe.

A doença de Crohn fistulizante tem benefício comprovado com os anti-TNF, e mais estudos são necessários para avaliar a eficácia das outras drogas, como vedolizumabe e ustequinumabe, lembrando que o melhor tratamento para as fístulas na DC é a associação do tratamento clínico e cirúrgico.

Novos algoritmos propostos no tratamento da doença de Crohn

Como descrito anteriormente, a abordagem no tratamento da DC deve ser baseada na estratificação do paciente, diferenciando em baixo risco e alto risco de progressão da doença. Os pacientes com baixo risco de progressão são tratados pela abordagem *step-up*, envolvendo terapia de indução com corticosteroides ou esteroides em combinação com tiopurinas ou metotrexato. Já os pacientes com alto risco de progressão da doença devem ser tratados pela abordagem denominada *top down*, envolvendo terapia de indução que inclui agentes biológicos com ou sem tiopurinas, como: terapias anti-TNF, anticorpo anti-integrina e anticorpo anticitocina.

Futuro no tratamento da doença de Crohn

Pequenas moléculas administradas por via oral estão emergindo com potenciais terapias da DC. Algumas delas incluem inibidores seletivos da Janus quinase (JAK) (p. ex., figotinibe, upadacitinibe), antagonistas do receptor 1 de esfongosina-1-fosfato (S1PR1) (p. ex., laquinimod), anti-iL-6 (p. ex., abrilumabe), anti-integrina, anti-IL-23 (p. ex., brazikumabe e risankizumabe).

O transplante autólogo de células-tronco também foi identificado como uma opção terapêutica promissora para pacientes com doenças autoimunes, incluindo pacientes com DC.

Qualidade de vida

Health related quality of life (HRQOL) é um conceito multidimensional que inclui características físicas, emocionais e sociais de percepção e função da saúde.

O questionamento sobre a qualidade de vida em pacientes com uma doença agressiva e destrutiva como a DC deve ser incluído na prática clínica de rotina porque informa aos médicos sobre a percepção dos pacientes a respeito da saúde e do efeito dos tratamentos.

Avaliar a qualidade de vida envolve avaliar atividade sexual, atividade social, capacidade de trabalhar ou frequentar escola. A participação em estudos tem se concentrado no desenvolvimento de instrumentos para medir a HRQOL para melhor avaliação da saúde do paciente e, portanto, melhor qualidade do atendimento.

Em uma revisão de HRQOL avaliada em pacientes com DII, foi utilizado o *Inflammatory Bowel Disease Questionnaire*, que contém 32 itens (IBDQ-32), e foi considerado o de maior evidência de confiabilidade e validade para pacientes adultos com DII. Existem outros questionários reduzidos, ou seja, com menor quantidade de itens, que podem ser utilizados mais facilmente na prática clínica.

A maioria dos pacientes com DC é afetada pela doença na fase ativa de suas vidas – durante os anos de trabalho ou reprodutivos. O sintoma que os pacientes com DC referem como mais difícil é a dor; em 90% dos pacientes, a dor abdominal está associada a diminuição da qualidade de vida (QV). A atividade da doença é outro fator de estresse associado a menor qualidade de vida. O apoio social e conjugal é de extrema importância nos resultados positivos da QV. As novas estratégias terapêuticas têm também como objetivo reduzir cada vez mais os gatilhos de estresse importantes e, assim, melhorar a QV induzindo e mantendo a remissão e evitando complicações.

Acompanhamento multidisciplinar

O acompanhamento multidisciplinar na DC é de fundamental importância, pois sintomas extraintestinais e complicações podem surgir. Uma estrutura composta por profissionais das áreas de gastroenterologia, cirurgia do aparelho digestivo, enfermagem, nutrição e psicologia seria o ideal. A formação dessa estrutura tem como objetivo fazer um atendimento mais direcionado, facilitar a realização de exames e acesso aos medicamentos, além de promover a escolha compartilhada e individualizada do tratamento.

TRATAMENTO DA RETOCOLITE ULCERATIVA

Introdução

Assim como na DC, para a retocolite ulcerativa (RCU) é de extrema importância a compreensão da complexidade de sua etiologia e fisiopatologia, assim como de suas complicações, no intuito de optar pela melhor terapêutica para cada indivíduo de forma personalizada, sendo esse objetivo cada vez mais importante. Deve-se lembrar que, desde a descrição mais específica por Wilks em 1859, sua incidência vem aumentando em grandes proporções, e observa-se uma distribuição universal, principalmente em sociedades com elevados índices de desenvolvimento humano (IDH).

Entre suas etiologias, fatores dietéticos (alimentos industrializados), antecedentes familiares (mais comum em indivíduos com histórico de RCU na família, demonstrando genética envolvida), quadros infecciosos gastrointestinais prévios de etiologia viral ou bacteriana funcionando como gatilho para início do quadro inflamatório, cessação do hábito de fumar (sempre devendo ser estimulado), uso de medicamentos como anti-inflamatórios não hormonais (AINS) estão relacionados com o início dos sintomas, levando a processo de cronificação da inflamação por meio de lesão autoimune.

Diferente da DC, a RCU acomete principalmente o reto e o intestino grosso, poupando o intestino delgado e outras porções do trato digestório. Pode, porém, estar associada a sintomas extraintestinais, como desenvolvimento, por exemplo, de artrites e eventual colangite esclerosante (sempre investigar RCU em pacientes com esse diagnóstico prévio). Outras manifestações podem ocorrer, sendo essas as mais frequentes.

A fisiopatologia e o quadro clínico da RCU acomete principalmente a mucosa e a submucosa, com presença de congestão vascular, microúlceras em mucosa e grande aumento de infiltrado celular com formação de abscessos de criptas. As camadas inferiores são preservadas; não fistulizam, portanto. Quanto maior e mais extenso for esse processo inflamatório, mais intenso serão os sintomas, principalmente relacionados com diarreia mucossanguinolenta e desconforto crescente abdominal.

O tratamento visa ao controle do processo inflamatório e consequentemente de seus sintomas, já que, quanto menor a inflamação, menos sintomas e complicações. Devemos também lembrar de duas situações específicas, ambas temidas pelos gastroenterologistas, sendo uma aguda, de extrema gravidade, representada pelo megacólon tóxico, que discutiremos à parte, e outra complicação de longo prazo, representada pelas neoplasias de intestinos grosso e reto, associadas a processo inflamatório de longa data, relacionada a atividade e tempo de doença. Há relação direta crescente entre esses fatores e aparecimento da neoplasia.

Tratamento clínico

O tratamento clínico representa a escolha natural para o controle da RCU, com arsenal terapêutico sempre crescente, graças a novas tecnologias e compreensão melhor da fisiopatologia em nível molecular da doença.

Como sua prima-irmã, a DC, devemos lembrar que um grande espectro se observa no padrão de inflamação da RCU, sendo muitas vezes observada inflamação leve somente em reto nos casos leves, com sintomas discretos ou subclínicos, até o acometimento de todo o colón, com grande inflamação e necessidade de suporte hospitalar para alguns casos.

Dentre o tratamento convencional, os derivados de 5-ASA (sulfassalazina, messalazina), tanto na forma oral como supositório e enemas, estão disponíveis e demonstram ser suficientes para controle de formas leves, podendo ser utilizados em conjunto. A manutenção com doses menores após controle da doença é desejável por longo prazo, já que evidências científicas mostram manutenção da remissão com a ajuda dessas medicações.

Os corticoesteroides são de extrema importância, nos casos moderados a graves, com via de ação oral ou endovenosa, de acordo com a gravidade. Diminuindo o processo inflamatório e sintomas rapidamente, induzem à remissão, porém são contraindicados como opção terapêutica a longo prazo, devido a uma gama de efeitos colaterais indesejáveis, inclusive com aumento de óbitos por complicações infecciosas nos grupos que os utilizaram por período longo e em doses elevadas. O desmame se faz necessário, portanto, para evitar tais complicações, devendo ser mantidas outras medicações como forma de manutenção (5-ASA, imunossupressores, biológicos). A utilização de formas tópicas de corticoide, como a budesonida de liberação colônica (MMX) 9 mg, já está disponível em nosso meio. Enemas com corticoesteroides são opção para alguns casos.

Os imunossupressores, principalmente tiopurinas (azatioprina e 6-mercaptopurina), são os mais utilizados para ajudar na remissão a longo prazo nas formas moderadas a graves da doença, lembrando que seu mecanismo de ação costuma ser lento, levando alguns meses até seu pico de ação. Não são, portanto, drogas de escolha para quadros de agudização e que necessitam rápido mecanismo de ação. Geralmente se utilizam em conjunto com os medicamentos anteriores e com anti-TNF (biológicos).

A ciclosporina, usada nas formas graves, pode ser de grande valia para casos difíceis, sendo seu uso recomendado por via endovenosa, geralmente quando há experiência do médico assistente com a droga.

Biológicos

A introdução dos biológicos na RCU difere um pouco da DC, geralmente representando opção para formas mais moderadas e graves que não responderam às opções iniciais com corticoides e derivados da 5-ASA. Os estudos *ACT-I* e *ACT-II*, a partir de 2005, demonstraram a eficácia dessa classe de medição na forma grave de doença.

A primeira classe a surgir, no final dos anos 1990, os anti-TNF, bloqueiam o fator de necrose tumoral, diminuindo intensamente a inflamação de forma rápida e eficaz.

O infliximabe continua de grande valia nas formas graves de doença que não respondem ao tratamento inicial nos primeiros dias, geralmente demonstrando eficácia nessas situações dramáticas, com o cuidado de se administrar doses mais elevadas, chegando a 10 mg para cada quilo (dose preconizada usual de 5 mg/kg), em função da perda de medicação no âmbito de doença em grande atividade. Sempre se deve associar imunossupressor nessa modalidade, pois diminui a produção de anticorpos anti-TNF, com resposta mais duradoura e eficaz da droga.

O adalimumabe também é uma opção para formas graves, sendo sua aplicação subcutânea. O próprio paciente pode realizá-la, favorecendo seu uso em locais de difícil suporte ambulatorial a médio e longo prazo.

Recentemente, o golimumabe foi aprovado para RCU, em pacientes com falha terapêutica, ou como primeira opção de tratamento.

Biológicos mais recentes, com diferentes mecanismos de ação, foram desenvolvidos e aprovados para uso na RCU na última década, visando sempre à diminuição de efeitos colaterais e eficácia. Surgiram então drogas como o vedolizumabe, uma anti-integrina com mecanismo de ação por meio da diminuição de migração leucocitária, e consequente diminuição de liberação de citoquinas inflamatórias no tecido. Nos estudos *Gemini*, a comprovação de sua ação em pacientes falhos após outras medicações demonstrou segurança e eficácia acima do grupo placebo, sendo indicada para casos moderados a graves. Sua ação é um pouco mais lenta que os anti-TNF, tomando-se cuidado em casos graves devido a isso. Recentemente, o ustequinumabe, uma molécula inibidora das interleucinas 13 e 23, demonstrou eficácia para melhora clínica e cicatrização da mucosa superior ao placebo em pacientes tratados previamente com outras terapias, demonstrada o no estudo *Unifi*, em pacientes com doença grave e moderada.

Pequenas moléculas

Novas moléculas que têm a vantagem de ser oferecidas por via oral, como inibidores da JAK (Janus Kinase), o tofacitinibe está indicado para colites moderadas a graves, nos casos de falha com medicamentos prévios, lembrando que aumentam o risco para trombose venosa em pacientes predispostos e aumento de herpes-zóster no grupo de usuários. Portanto, pacientes acima dos 65 anos, quando o risco cardiovascular se acentua, tabagistas constituem contraindicações e outros tratamentos ou indicação cirúrgica passam a ser melhores opções.

Colite aguda grave hospitalizada/megacólon tóxico

Situação cada vez menos frequente, mas que necessita de reconhecimento rápido, por se tratar de urgência/emergência, já que rapidamente evolui para perfuração e consequentemente sepse.

Geralmente o paciente se encontra com diarreia intensa, sangramento, febre, desconforto crescente, com aumento do volume e diâmetro do cólon (mais que 8 cm de diâmetro), levando a aumento do volume abdominal, geralmente precedido de grande atividade inflamatória intestinal ou após administração indevida de medicamentos antidiarreicos (opioides, inibidores de motilidade). Antibióticos de largo espectro, hidratação endovenosa, corticosteroides e medicação de resgate (infliximabe ou ciclosporina) podem ser utilizados, porém é sempre importante uma avaliação em conjunto com cirurgião, em caso de piora do quadro e de necessidade de colectomia nos casos mais graves. Pacientes falhados previamente ao infliximabe, desde que não na mesma crise que levou à internação, podem receber ustequinumabe como opção de resgate antecedendo a indicação cirúrgica.

Vale reforçar que, no mesmo surto agudo de colite grave ou megacólon tóxico, o paciente não pode ser exposto a mais que uma das drogas descritas: ou ele recebe infliximabe ou ciclosporina, ou, se já havia perdido resposta ou desenvolvido intolerância ao infliximabe, pode receber ustequinumabe.

Futuras opções

Novas moléculas e mecanismos de ações diferentes encontram-se em estudo e aprimoramento, com grandes perspectivas para o tratamento cada vez mais efetivo, menos custoso e com menos efeitos colaterais, que em breve serão liberados para uso na prática clínica.

A combinação de drogas com mecanismos de ação diferentes, uma prática comum em especialidades como oncologia e reumatologia, já está em estudo, sendo basicamente ainda o custo elevado um fator limitador para sua aplicação em larga escala, porém com provável indicação para grupos específicos. Logo se tornará uma realidade validada por estudos de confiança.

Algumas novas medicações já estão em final da fase 3:

- Inibidores de citoquinas/interleucinas: mirkizumabe, guzelkumabe, brazikumabe, rizankizumabe.
- Moduladores da S1P: ozanimod, etrazimod.
- Bloqueadores de integrinas: ontamalimabe, ertrilizumabe.
- Redutores de sinalização pró-inflamatória: inibidores da JAK (filgotinibe, upadacitinibe), bloqueador TYK2.

Acompanhamento multidisciplinar e qualidade de vida

Igual à DC, a RCU também necessita que seus portadores realizem acompanhamentos multidisciplinares, no intuito de melhorar o prognóstico e minimizar o impacto da doença sobre cada indivíduo.

Os inquéritos relativos à qualidade de vida, HRQOL, servem para guiar tanto o paciente quanto o médico em relação ao tratamento, demonstrando parâmetros de atividade de doença e efeitos das medicações. É possível estabelecer termos comparativos gerais para todos os interessados, com metas estabelecidas relacionadas ao bem-estar ao paciente, como centro da terapêutica. Sua aplicação é semelhante à realizada na DC e deve ser utilizada com frequência.

REFERÊNCIAS BIBLIOGRÁFICAS

1. Beaugerie L, Seksik P, Nion-Larmurier I, Gendre J-P, Cosnes J. Predictors of Crohn's disease. Gastroenterology. 2006;130:650-6.
2. Beaugerie L, Sokol H. Clinical, serological and genetic predictors of inflammatory bowel disease course. World J Gastroenterol. 2012;18:3806-13.
3. Bernstein CN, Hitchon CA, Walld R, Bolton JM, Sareen J, Walker JR, et al. Increased burden of psychiatric disorders in inflammatory bowel disease. Inflamm. Bowel Dis. 2019;25:360-8.
4. Brierley CK, Castilla-Llorente C, Labopin M, Badoglio M, Rovira M, Ricart E, et al. Autologous hematopoietic stem cell transplantation for Crohn's disease: a retrospective survey of long-term outcomes from the European Society for Blood and Marrow Transplantation. Journal of Crohn's and Colitis. 2018;1097-103.
5. Chen XL, Zhong L-H, Wen Y, Liu T-W, Li X-Y, Hou Z-H, et al. Inflammatory bowel disease-specific health-related quality of life instruments: a systematic review of measurement properties. Health Qual Life Outcomes. 2017:15;177.
6. Colombel JF, Sandborn WJ, Rutgeerts, Enns R, Hanauer SB, Panaccione R, P et al. Adalimumab for maintenance of clinical response and remission in patients with Crohn's disease: the Charm trial. Gastroenterology. 2007 Jan;132(1):52-65.
7. D'Haens G, Baert F, van Assche G, Caenepeel P, Vergauwe P, Tuynman H, et al. early combined immunosuppression or conventional management in patients with newly diagnosed Crohn's disease: an open randomised trial. Lancet. 2008;371:660-7.
8. Danese S, Sands BE, O'Brien CD, et al. Efficacy and safety of ustekinumab through week 16 in patients with moderate to severe ulcerative colitis randomized to ustekinumab: results from the Unifi induction trial. J Crohns Colitis. 2019;(13(Suppl):S061-S062 (Abstract DOP54).).
9. Dignass A, Eliakim R, Magro F, Maaser C, Chovers Y, Geboes K, et al. Second European evidence-based consensus on the diagnosis and management of ulcerative colitis part 1: definitions and diagnosis. J Crohns Colitis. 2012;6:965-90.
10. Edwards FC, Truelove SC. The course and prognosis of ulcerative colitis. Part III and IV: complications and carcinoma of the colon. Gut. 1964;5:1-22.
11. Feagan BG, Rutgeerts P, Sands BE, Hanauer S, Colombel J-F, Sandborn WJ, et al. Gemini 1 Study Group. Vedolizumab as induction and maintenance therapy for ulcerative colitis. N Engl J Med. 2013;369:699-710.
12. Feagan B, Sandborn WJ, Gasink C, Jacobstein D, Lang Y, Friedman JR, et al. Ustekinumab as induction and maintenance therapy for crohn's disease. N Engl J Med. 2016 Nov 17;375(20):1946-1960.
13. Gomollón F, Dignass A, Annese V, Tilg H, Van Assche G, Lindsay GO, et al. 3rd European evidence-based consensus on the diagnosis and management of Crohn's disease 2016: part 1: diagnosis and medical management. J Crohns Colitis. 2017;11:3-25.
14. Halfvarson J, Bodin L, Tysk C, Lindberg E, Jarnerot G. Inflammatory bowel disease in a Swedish twin cohort: a long-term follow-up of concordance and clinical characteristics. Gastroenterology. 2003;124:1767-73.
15. Hanauer SB, Feagan BG, Litchtenstein GR, Mayer LF, Schreiber S, Colombel JF, et al. Maintenance infliximabe for Crohn's disease: The Accent I randomized trial. Lancet. 2002 May 4;359(9317):1541-9.
16. Hanauer SB, Sandborn WJ, Rutgeerts P, Fedorack RN, Lukas M, MacIntosh D, et al. Human anti-tumor necrosis factor monoclonal antibody (adalimumab) in Crohn's disease: the Classic I trial. Gastroenterology. 2006 Feb;130(2):323-33; quiz 591.
17. Herfarth HH, Kappelman MD, Long MD, Isaacs KL. Use of methotrexate in the treatment of inflammatory bowel diseases. Inflamm. Bowel Dis. 2016;22:224-33.

18. Israeli E, Grotto I, Gilburd B, Balicer RD, Goldin E, Wiik A, Shoenfeld Y. Anti-Saccharomyces cerevisiae and antineutrophil cytoplasmic antibodies as predictors of inflammatory bowel disease. Gut. 2005;54:1232-6.
19. Lamb CA, Kennedy NA, Raine T, Hendy PA, Smith PJ, Limdi JK, et al. British Society of Gastroenterology consensus guidelines on the management of inflammatory bowel disease in adults. Gut. 2019;68:s1-s106.
20. Lichtenstein P, De Faire U, Floderus B, Svartengren M, Svedberg P, Pedersen NL. The Swedish Twin Registry: a unique resource for clinical, epidemiological and genetic studies. J Intern Med. 2002;252:184-205.
21. Lloyd-Price J, Arze C, Ananthakrishnan AN, Schirmer M, Avila-Pacheco J, Poon TW, et al. Multiomics of the gut microbial ecosystem in inflammatory bowel diseases. Nature. 2019;569:655-62.
22. Lochhead P, Khalili H, Ananthakrishnan AN, Richter JM, Chan AT. Association between circulating levels of C-reactive protein and interleukin-6 and risk of inflammatory bowel disease. Clin Gastroenterol Hepatol. 2016;14:818-24 e6.
23. Lopez N, Ramamoorthy S, Sandborn WJ. Recent advances in the management of perianal fistulizing Crohn's disease: lessons for the clinic. Expert Rev Gastroenterol Hepatol. 2019 Jun;13(6):563-77.
24. Loy L, Roda G, Fiorino G, Alloca M, Furfaro F, Argollo M, et al. Detection and management of early stage inflammatory bowel disease: an update for clinicians. Expert Rev Gastroenterol Hepatol. 2019;13:547-55.
25. Magro F, Rodrigues A, Vieira AI, Portela F, Cremers I, Cotter J, et al. Review of the disease course among adult ulcerative colitis population-based longitudinal cohorts. Inflamm Bowel Dis. 2012;18:573-83.
26. Ng SC, Shi HY, Hamidi N, Underwood FE, Tang W, Benchimol EI, et al. Worldwide incidence and prevalence of inflammatory bowel disease in the 21st century: a systematic review of population-based studies. Lancet. 2018;390:2769-78.
27. Olivera P, Danese S, Jay N, Natoli G, Peyrin-Biroulet L. Big data in IBD: a look into the future. Nat Rev Gastroenterol Hepatol. 2019;16:312-21.
28. Peyrin-Biroulet L, Sandborn W, Sands BE, Reinisch W, Bemelman W, D'Haens G, et al. Selecting therapeutic targets in inflammatory bowel disease (Stride): determining therapeutic goals for treat-to-target. Am J Gastroenterol. 2015;110:1324-38.
29. Queiroz NSF, Regueiro M. Safety considerations with biologics an new inflammatory bowel disease therapies. Curr Opin Gastroenterol. 2020 Jul;36(4):257-264.
30. Reinisch W, Sandborn WJ, Panaccione R, Huang B, Pollack PF, Lazar A, et al. 52-week efficacy of adalimumab in patients with moderately to severely active ulcerative colitis who failed corticosteroids and/or immunosuppressants. Inflamm Bowel Dis. 2013;19:1700-9.
31. Roda G, Jharap B, Neeraj N, Colombel J-F. Loss of response to anti-TNFs: definition, epidemiology, and management. Clin Transl Gastroenterol. 2016;7:e135.
32. Roda G, Ng SC, Kotze PG, Argollo M, Panaccione R, Spinelli A, et al. Crohn's disease. Nature Review Primers. 2020;19;6(1):51.
33. Rutgeerts P, Sandborn WJ, Feagan BG, Reinisch W, Olson A, Johanns J, et al. Infliximab for induction and maintenance therapy for ulcerative colitis. N Engl J Med. 2005;353:2462-76.
34. Sabino J, Verstockt B, Vermeire S, Ferrante M. New biologics and small molecules in inflammatory bowel disease: an update. Therapeutic Advances in Gastroenterology. 2019:12;1-14.
35. Sandborn WJ, Feagan B, Rutgeerts P, Hanauer S, Colombel J-F, Sands BE, Lukas M, et al. Vedolizumab as induction and maintenance therapy for Crohn's disease. N Engl J Med. 2013 Aug 22;369(8):711-21.
36. Sandborn WJ, Feagan B, Stoinov S, Honiball PJ, Rutgeerts P, Mason D, et al. Certolizumabe pegol for the treatment of Crohn's disease. N Engl J Med. 2007 Jul 19;357(3):228-38.

37. Sandborn WJ, Hanauer SB, Loftus JR, Tremaine WJ, Kane S, Cohen R, et al. An open label study of the human anti-TNF monoclonal antibody adalimumab in subjects with prior loss of response or intolerance to infliximab for Crohn's disease. Gastroenterology. 2004 Oct;99(10):1984-9.
38. Sandborn WJ, Hanauer SB, Rutgeerts P, Fedorak RN, Lukas M, McIntosh DG, et al. Adalimumab for maintenance treatment of Crohn's disease: results of the Classic II trial. GUT. 2007 Sep;56(9):1232-9.
39. Sandborn WJ, Rutgeerts P, Hanauer SB, Colombel J-F, Panaccione R, D'Haens G, et al. Adalimumab induction therapy for Crohn's disease previously treated with infliximab: a randomized trial. Ann Intern Med. 2007 Jun 19;146(12):829-38.
40. Sandborn WJ, Rutgeerts P, Reinisch W, Mantzaris GJ, Kornbluth A, Rachmilewitz D, et al. Sonic: a randomized, double blind, controlled trial. Inflammatory Bowel Diseases. 2008.
41. Sandborn WJ, Su C, Sands BE, D'Haens G, Vermeire S, Schreiber S, et al. Tofacitinib as induction and maintenance therapy for ulcerative colitis. N Engl J Med. 2017;376:1723-36.
42. Sands BE. Therapy of inflammatory bowel disease. Gastrtoenterology. 2000;118:568-82.
43. Sands BE, Anderson FH, Bernstein CN, Chey WY, Feagan BG, Fedorak RN, Kamm MA, et al. Infliximab maintenance therapy for fistulizing Crohn's disease. N Engl J Med. 2004 Feb 26;350(9):876-85.
44. Sands BE, Sandborn WJ, Panaccione R, et al. Ustekinumab as induction and maintenance therapy for ulcerative colitis. N Engl J Med. 2019;381:1201-14.
45. Schreiber S, Khaliq-Kareemi M, Lawrance IC, Thomsen OO, Hanauer SB, McColm J, et al. Maintenance therapy with certolizumab pegol for Crohn's disease. N Engl J Med. 2007.
46. Subramanian S, Ekbom A, Rhodes JM. Recent advances in clinical practice: a systematic review of isolated colonic Crohn's disease: the third IBD? Gut. 2017;66:362-6.
47. Sutherland L, Macdonald JK. Oral 5-aminosalicylic acid for induction of remission in ulcerative colitis. Cochrane Database Syst ver. 2006;3:CD000543.
48. Torres J, Mehandru S, Colombel J-F, Peyrin-Biroulet L. Crohn's disease. Lancet. 2017;389:1741-55.
49. Turner D, Ricciuto A, Lewis A, D'Amico F, Dhaliwal J, Griffiths AM, et al. Stride-II: an update on the Selecting therapeutic targets in inflammatory bowel disease (Stride) initiative of the International Organization for the Study of IBD (IOIBD): determining therapeutic goals for treat-to-target strategies in IBD. Gastroenterology. 2021;160:1570-83.
50. Ungaro R, Mehandru S, Allen PB, Peyrin-Biroulet L, Colombel J-F. Ulcerative colitis. Lancet. 2017;389:1756-70.
51. Wilks S. Morbid appearances in the intestine of Miss Bankes. Medical Times and Gazette. 1859; 2(1):264-9
52. Yokomizo L, Limketkai B, Park KT. Cost-effectiveness of adalimumab, infliximab or vedolizumab as first-line biological therapy in moderate-to-severe ulcerative colitis. BMJ Open Gastroenterol. 2016;3:e000093.

CAPÍTULO 12

Cuidados e prevenções de infecções nos pacientes com doenças inflamatórias intestinais em uso de imunossupressores e imunobiológicos

Camilla de Almeida Martins
Alexandre de Sousa Carlos

INTRODUÇÃO

Os *guidelines* atuais recomendam o uso de imunossupressor ou imunobiológico como primeira linha de tratamento para a doença de Crohn e para os casos moderados a graves de retocolite ulcerativa.

Considera-se um paciente imunossuprimido quando faz uso de corticoide > 20 mg/dia por mais de 2 semanas, de imunossupressores como azatioprina, metotrexato, ciclosporina ou tacrolimo, além de todos os imunobiológicos e pequenas moléculas de uso oral.

É importante haver uma indicação precisa e individualizada dessas medicações. As contraindicações e efeitos adversos devem ser explicados ao paciente, discutindo os riscos e benefícios.

Para o início da terapia imunossupressora, deve-se avaliar idade do paciente, condições clínicas associadas, uso de medicações concomitantes e realizar uma pesquisa para rastreio de doenças infecciosas, conforme os Quadros 1 e 2.

A adoção de medidas gerais para prevenção de infecções deve ser enfatizada, como evitar aglomerações, uso de máscaras descartáveis, se em contato com pessoas doentes, lavar as mãos frequentemente e uso de protetor solar diário.

Quadro 1 Condições clínicas associadas

- História de neoplasia atual ou prévia.
- Insuficiência cardíaca congestiva (classe III/IV).
- Doença autoimune.
- Doença neurológica desmielinizante

Quadro 2 Rastreio infeccioso

- Infecção grave e ativa.
- TB ativa ou latente.
- Hepatites virais (B e C).
- HIV.
- HPV.
- Infecção por *Clostridioides difficile*.
- Parasitoses.
- Herpes-zóster.

HIV: vírus da imunodeficiência humana; HPV: papilomavírus humano; TB: tuberculose.

CUIDADOS ESPECÍFICOS COM OS IMUNOSSUPRESSORES, BIOLÓGICOS E PEQUENAS MOLÉCULAS DE USO ORAL

Corticosteroides

Deve-se tratar preventivamente para estrongiloidíase antes do início da imunossupressão. Quando o uso do corticoide perdurar por mais de 6 meses, sugere-se dosar cálcio, vitamina D e realizar densitometria óssea, devido a um aumento do risco de perda mineral óssea secundária ao uso prolongado de corticoide. Se o paciente necessitar ficar triplamente imunossuprimido (imunobiológico, imunossupressor e corticoide), recomenda-se profilaxia para pneumocistose (*Pneumocystis jirovecii*).

Tiopurinas

É necessário acompanhamento periódico com hemograma (risco de mielotoxicidade) e enzimas hepáticas (risco de hepatotoxicidade) e pancreáticas (risco de pancreatite).

Está associada a maior risco de infecções virais.

Recomenda-se exame dermatológico anual devido ao aumento do risco de câncer de pele não melanoma com o uso prolongado das tiopurinas.

Sugere-se evitar o uso de tiopurinas em maiores de 65 anos devido ao maior risco de linfoma.

Anti-TNF (infliximabe, adalimumabe, certolizumabe, golimumabe e biossimilares)

O uso de anti-TNF leva a maior risco de infecções oportunistas bacterianas (tuberculose e listeriose), fúngicas (coccidioidomicose e histoplasmose) e virais (herpes-zóster), além de reativação de hepatite B e com risco potencial de evolução para hepatite B fulminante.

Dados de literatura mostram maior risco de linfoma e melanoma com o uso de anti-TNF. Sugere-se evitar terapia combinada com tiopurinas por mais de 2 anos, principalmente em homens jovens, devido ao maior risco de linfoma hepatoesplênico de células T. Para os pacientes com história prévia de neoplasia, deve ser respeitado o período de 2 a 5 anos de pausa em cânceres com alto risco de recorrência e discutir individualmente cada situação com o oncologista.

Novos mecanismos de ação (anti-integrinas e anti-IL-12 e anti-IL-23)

Apresentam um perfil de segurança bastante favorável para infecções oportunistas. Ainda assim, o vedolizumabe foi associado a maior risco de infecções gastrointestinais, por *Clostridioides difficile* (provavelmente por ser específico do trato gastrointestinal) e tuberculose. Não há casos relacionados a infecção por JC vírus (leucoencefalopatia progressiva multifocal), como foi visto com o uso de natalizumabe na doença inflamatória intestinal (DII). O ustequinumabe não demonstrou aumento de risco de infecção e apresenta uma chance menor de reativação de tuberculose que os anti-TNF.

Inibidores da JAK (tofacitinibe)

Há aumento do risco de reativação de herpes-zóster. Deve-se monitorizar periodicamente com hemograma, transaminases e creatinina.

O QUE FAZER DIANTE DE UM PACIENTE IMUNOSSUPRIMIDO COM INFECÇÃO ATIVA?

Primeiramente, deve-se estratificar a gravidade da infecção (necessidade de internação hospitalar e admissão em unidade de terapia intensiva – UTI – e se presença de disfunção múltipla de órgãos).

Infecções virais

Sugere-se suspender temporariamente anti-TNF, ustequinumabe e tofacitinibe em casos graves. Quanto às tiopurinas, deve-se individualizar caso a caso a depender da gravidade e terapêutica concomitante. Em relação ao vedolizumabe, apenas nos casos de infecção por citomegalovírus (CMV) grave deve-se suspender a medicação. Em pacientes com infecção por herpes-zóster e em uso de tofacitinibe, orienta-se a suspensão até a resolução; no caso de herpes-zóster grave ou disseminado, sugere-se troca de medicação e vacinação para herpes-zóster inativada.

Infecções bacterianas

Sugere-se suspender temporariamente anti-TNF, ustequinumabe e tofacitinibe em casos graves. O vedolizumabe deve ser suspenso temporariamente apenas quando infecção por *Clostridioides difficile*. Em relação às tiopurinas, deve-se analisar individualmente cada caso a depender da gravidade e terapêutica concomitante.

Infecções oportunistas

Sugere-se suspender anti-TNF, ustequinumabe e tofacitinibe. O vedolizumabe deve ser suspenso se o trato gastrointestinal for o sítio primário da infecção. Avaliar individualmente cada caso se uso de tiopurinas.

Tuberculose

Rastreio infeccioso para tuberculose (TB) ativa e latente deve ser feito em todos os pacientes candidatos à terapia imunobiológica (Figura 1). Estima-se que cerca de 1/4 da população mundial esteja infectada pelo *Mycobacterium tuberculosis*. Sabe-se que indivíduos com infecção latente podem evoluir para doença ativa, principalmente nos 2 primeiros anos após a primoinfecção ou durante condição clínica que o sistema imunológico esteja comprometido. Os agentes anti-TNF são os imunobiológicos mais associados com reativação de TB latente, pois o TNF-alfa desempenha papel central na formação do granuloma.

O risco de infecção pode ser reduzido com a vacinação na infância com a BCG e a identificação precoce dos casos de doença ativa, diminuindo assim sua disseminação. Deve-se sempre excluir doença ativa. Não existe exame padrão-

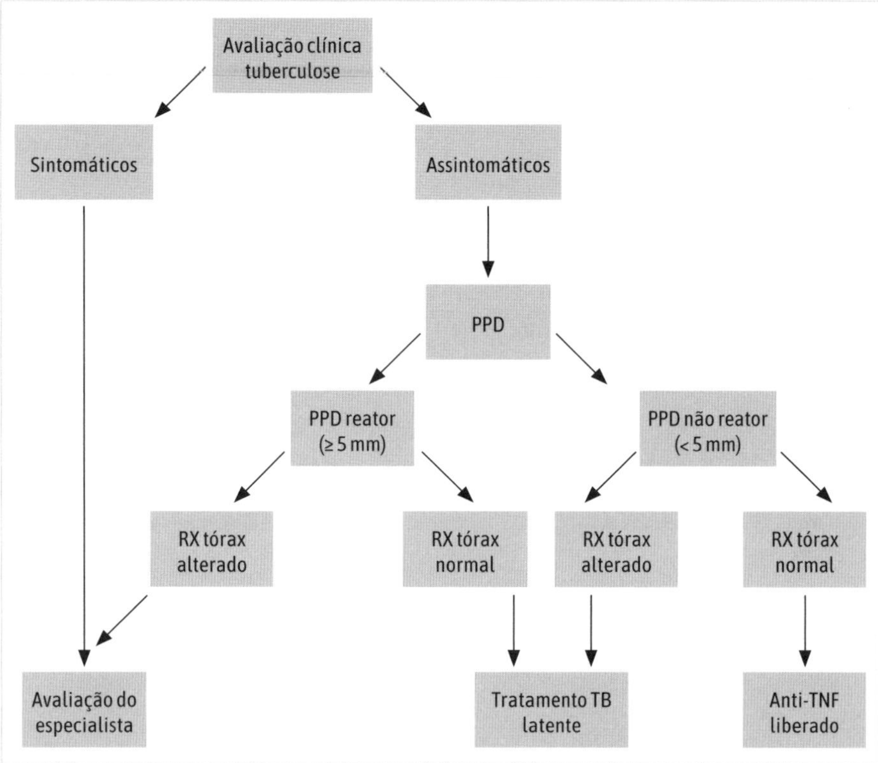

Figura 1 Algoritmo para rastreio de tuberculose latente.
PPD: *purified protein derivative*; RX: raio X; TB: tuberculose.

-ouro para o diagnóstico de TB latente. Os dois métodos mais recomendados são o teste tuberculínico e o *interferon gamma release assay* (Igra; no Brasil, QuantiFERON-TB). Os dois são métodos indiretos que avaliam a resposta do indivíduo à exposição a antígenos micobacterianos. A prova tuberculínica é o teste mais antigo e amplamente utilizado, tendo como ponto de corte 5 mm. As diferenças entre ambos os testes se encontram no Quadro 3.

Independentemente do método utilizado, os pacientes com um dos testes previamente reatores não devem realizar o exame novamente, mesmo diante de uma nova exposição. A radiografia de tórax também deve ser utilizada para avaliar TB ativa ou sequela de doença prévia.

Atualmente existem alguns regimes de tratamento da TB latente com o uso de rifampicina ou isoniazida recomendados pelo Ministério da Saúde, conforme o Quadro 4. O esquema com rifampicina é o mais indicado para pessoas

Quadro 3 Comparação entre os métodos de diagnóstico

Teste tuberculínico	Igra
▪ Treinamento difícil. ▪ Exige retorno para leitura. ▪ Não necessita de estrutura laboratorial. ▪ Baixo custo financeiro. ▪ Não há resultado "indeterminado". ▪ Baixa especificidade – reação cruzada com vacina BCG e com micobactérias não tuberculosas.	▪ Treinamento simples. ▪ Única visita para coleta de sangue. ▪ Necessita de estrutura laboratorial. ▪ Alto custo financeiro. ▪ Pode haver resultado "indeterminado". ▪ Alta especificidade (não há reação cruzada).

Igra: *interferon gamma release assay*.

Quadro 4 Regimes de tratamento da tuberculose latente com o uso de rifampicina ou isoniazida

Tratamento baseado em rifampicina	Tratamento baseado em isoniazida
▪ Rifampicina 10 mg/kg de peso (dose máxima de 600 mg/dia). ▪ Número total de doses que deverão ser tomadas: 120.	▪ Isoniazida 5-10 mg/kg de peso (dose máxima 300 mg/dia) durante 6-9 meses. ▪ Número total de doses que deverão ser tomadas: 180.

acima de 50 anos, hepatopatas, com intolerância à isoniazida e crianças menores que 10 anos.

Não se recomenda repetir o tratamento de TB latente nos pacientes que já realizaram esquema completo ou que já trataram para TB ativa.

Após 1 mês do tratamento para TB latente, caso seja necessário o início do imunobiológico já pode ser liberado. Recomenda-se seguimento conjunto com infectologista.

Hepatite B

É necessário rastrear todos os pacientes para infecção por vírus B. A reativação de hepatite B pode acontecer em cerca de 20 a 50% dos pacientes com DII com HBsAG positivo (Figura 2). Pode acontecer durante ou após o uso de imunossupressor. Geralmente é assintomática e é confirmada por aumento de transaminases (acima de 5 vezes o valor superior da normalidade) e/ou aumento de 10 vezes o valor inicial de HBV DNA ou HBV DNA > 10^8.

A terapia profilática deve ser iniciada 1 a 3 semanas antes do início do imunobiológico com entecavir 0,5 mg/dia ou tenofovir 300 mg/dia. Nos casos com carga viral HBV DNA > 2.000 UI/mL, esta deve negativar antes do início do imunobiológico, o que pode acontecer em 2 a 3 meses. A terapia antiviral deve ser mantida por pelo menos 6 meses após a suspensão do imunobiológico. Recomenda-se seguimento com hepatologista.

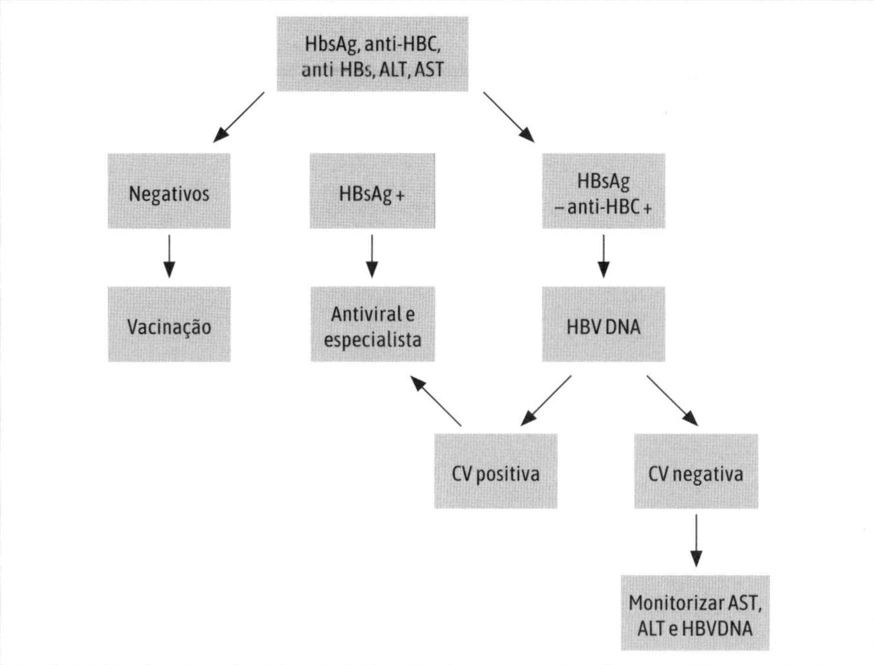

Figura 2 Rastreamento para infecção por vírus B.

Outras infecções

Hepatite C

Os imunobiológicos não afetam a função hepática ou interferem no tratamento para hepatite C. O tratamento para hepatite C é considerado seguro e eficaz nos pacientes em uso de imunobiológicos. Sugere-se pesquisa do vírus C para avaliar grau de disfunção hepática e fibrose, pois os cirróticos apresentam maior predisposição a infecções. Recomenda-se seguimento com hepatologista.

Vírus da imunodeficiência humana (HIV)

Considera-se terapia segura com CD4 > 200 e em uso de terapia antirretroviral. Recomenda-se seguimento conjunto com o infectologista.

VACINAÇÃO

Deve-se checar o cartão vacinal do paciente e avaliar o *status* imunológico (varicela-zóster, hepatites A e B). O calendário vacinal deve ser atualizado antes do início do imunobiológico de acordo com idade e comorbidades, conforme preconizado pelo Ministério da Saúde. O Quadro 5 apresenta as vacinas recomendadas em adultos.

Quadro 5 Vacinas recomendadas em adultos

Vacina	Intervalo/regime de dose
Tétano e difteria	A cada 10 anos
Influenza	Anual
Pneumocócica	A cada 5 anos
HPV	3 doses
Meningocócica	Especialmente em situações de riscos: esplenectomizados, militares, HIV
Hepatite A	2 doses
Hepatite B	3 doses
Herpes-zóster inativado (Shingrix)	2 doses

HIV: vírus da imunodeficiência; HPV: papilomavírus humano.

Vacinas inativadas ou vírus morto

- Consideradas seguras mesmo em pacientes imunossuprimidos.
- Todos os pacientes devem receber vacina de influenza anualmente.
- Em relação à hepatite B, se valor de anti-HBs < 10 mUI/mL, deve ser aplicado novo esquema de 3 doses ou uma dose de reforço.
- A vacinação para papilomavírus humano (HPV) está atualmente recomendada para mulheres até 45 anos e homens até 26 anos com imunossupressão.
- Recentemente foi liberada a vacina inativada de herpes-zóster (Shingrix), e deve ser incentivada sua aplicação nos pacientes imunossuprimidos.

Vacinas vivas atenuadas

- Não devem ser aplicadas em pacientes em uso de imunobiológico ou imunossupressor em alta dose.
- Deve-se aguardar cerca de 3 meses para o início de imunobiológico após aplicação. Nos casos em uso de baixa dose de imunossupressor (prednisona ≤ 20 mg/dia, azatioprina ≤ 3 mg/kg/dia, mercaptopurina ≤ 1,5 mg/kg/dia e metotrexato 0,4 mg/kg/semana), é permitida a aplicação.

- É importante pesquisar se há imunidade para varicela antes de iniciar a imunossupressão. Recomenda-se a vacinação de varicela-zóster vírus em pacientes sem história da doença na infância ou herpes-zóster prévio.

Recém-nascidos

Os recém-nascidos cujas mães usaram imunobiológicos no último trimestre não devem receber vacinas vivas atenuadas (BCG e rotavírus) até os 6 meses de idade. As vacinas inativadas estão liberadas normalmente.

CONCLUSÃO

A imunossupressão nos pacientes com DII deve ser bem indicada e discutida com o paciente, ponderando seus riscos e benefícios. Deve-se avaliar as contraindicações ao uso das medicações, pesquisar a presença de infecções e alertar o paciente para a adoção de medidas preventivas.

Para cada terapia há cuidados específicos, e cabe ao médico saber manejar em casos de complicações inerentes ao tratamento imunossupressor. Deve-se estimular a vacinação prévia antes do início da terapia imunossupressora e atentar para o fato de que as vacinas vivas atenuadas estão contraindicadas.

REFERÊNCIAS BIBLIOGRÁFICAS

1. Brasil. Ministério da Saúde. Protocolo de vigilância da infecção latente pelo Mycobacterium tuberculosis no Brasil. 2018.
2. Chebli JMF, Gaburri PD, Chebli LA, Ribeiro TC da R, Pinto ALT, Ambrogini Júnior O, et al. A guide to preparation of patients with inflammatory bowel diseases for anti-TNF-α therapy. Med Sci Monit. 2014;20:487-98.
3. Click B, Regueiro M. Managing Risks with Biologics. Curr Gastroenterol Rep. 2019;21(1):1-11.
4. Gediib. Atualização em doenças inflamatórias intestinais: conectando ciência à prática diária. 2019.
5. Kane S. Preparing the patient for immunosuppressive therapy. Curr Gastroenterol Rep. 2010; 12(6):502-6.
6. Nordgaard-Lassen I, Dahlerup JF, Belard E, Gerstoft J, Kjeldsen J, Kragballe K, et al. Guidelines for screening, prophylaxis and critical information prior to initiating anti-TNF-alpha treatment. Dan Med J. 2012;59(7):1-12.
7. Silva DR, Rabahi MF, Sant'Anna CC, Da Silva-Junior JLR, Capone D, Bombarda S, et al. Consenso sobre o diagnóstico da tuberculose da sociedade brasileira de pneumologia e tisiologia. J Bras Pneumol. 2021;47(2):1-13.

CAPÍTULO 13

Tratamento cirúrgico da doença de Crohn abdominal

Ricardo Akiba
Arceu Scanavini Neto

EPIDEMIOLOGIA

Nas últimas décadas, observou-se aumento na incidência das doenças inflamatórias, principalmente nos países e regiões em desenvolvimento como o Brasil, onde, no processo de industrialização e urbanização, melhoraram as condições de saneamento. Em estudo realizado em São Paulo entre 1986 e 2005, Vitoria et al. calcularam uma prevalência de pacientes com doença inflamatória de 26/100.000 habitantes. Essa região foi novamente estudada por Gasparini entre 2012 e 2015, passando para 52,6/100.000 habitantes, o que demonstra o significativo aumento do número de casos no estado de São Paulo.

Apesar dos avanços no tratamento clínico da doença de Crohn (DC), não se observou redução significativa no percentual dos pacientes afetados submetidos a tratamento cirúrgico. Estudo conduzido por Gomes et al. em 2021, analisando os pacientes atendidos entre 1997 e 2017 em centro de referência de um hospital universitário de São Paulo, identificou que, dos 227 pacientes com DC que compareceram em consulta nos últimos 5 anos do estudo, 70,9% estavam em uso de imunobiológicos e 52,8% do total já haviam sido submetidos a cirurgia em decorrência da doença.

FISIOPATOLOGIA

Pacientes com DC indicados para tratamento cirúrgico eletivo em geral apresentam a doença por longo período. A inflamação crônica gera deformidades cicatriciais estenosantes nas alças intestinais, ocasionando dor abdominal e quadros suboclusivos. A atividade da doença também promove aderências intensas entre os segmentos intestinais inflamados com outras alças, com outros órgãos ou mesmo com a parede abdominal.

O acometimento transmural da DC de fenótipo fistulizante leva à perfuração da parede da alça afetada, resultando em quadros infecciosos de variadas proporções. Quando a perfuração ocorre em uma área previamente bloqueada por outra alça ou outro órgão, pode ocorrer a perfuração dessa estrutura, estabelecendo um trajeto estável entre o lúmen dessas estruturas, as chamadas fístulas.

As fístulas podem ser enteroentéricas, enterocólicas, enterocolovesicais e mesmo enterocolocutâneas, com drenagem de conteúdo intestinal e pus pela parede abdominal. Deformidades estenosantes e fistulas crônicas passam a não responder ao tratamento medicamentoso, sendo necessária a intervenção cirúrgica para reestabelecer o trânsito normal e erradicar perfurações e sítios de infecção/inflamação refratários às medicações.

O rastreamento de neoplasia colorretal associada à doença inflamatória é preocupação constante, importante indicação sendo a identificação de displasias de alto grau e neoplasias relevante indicação de cirurgia.

Exacerbações inflamatórias graves provocando agudamente lesões profundas e extensas na mucosa intestinal podem gerar sangramento volumoso, perda da barreira imunológica com translocação bacteriana e sepse ou perfurações da parede das alças acometidas, formando desde abscessos bloqueados até peritonite fecal difusa, que exigem intervenções cirúrgicas de urgência.

PLANEJAMENTO CIRÚRGICO E PREPARO PERIOPERATÓRIO

Mesmo em situações de urgência, o quadro clínico do paciente deve ser cuidadosamente avaliado, enquanto se implementam medidas de estabilização, antibioticoterapia e correção hidroeletrolítica.

Deve-se avaliar a extensão e a atividade inflamatória da doença, o estado nutricional do paciente, medicações em uso, em especial o tempo de uso e a dose de corticoide.

ABDOME AGUDO PERFURATIVO

Nos pacientes com perfuração intestinal bloqueada formando coleções bem delimitadas, deve-se dar preferência para o tratamento minimamente invasivo com drenagem percutânea do abscesso, antibioticoterapia e suporte clínico. Esse tratamento, isoladamente, é capaz de resolver 30% dos casos.

Após a drenagem, deve-se monitorar os parâmetros clínicos e laboratoriais do paciente. A maior parte irá evoluir com o "esfriamento do quadro séptico", permitindo a otimização nutricional e medicamentosa antes da abordagem do sítio de perfuração, melhorando os desfechos pós-operatórios e reduzindo o emprego de ostomias e complicações. Quando mesmo após a drenagem percutânea houver degradação clínica ou agravamento do quadro séptico, ou naqueles casos em que a perfuração incorra em peritonite difusa e sepse grave, o tratamento cirúrgico de urgência deve ser indicado (Figura 1).

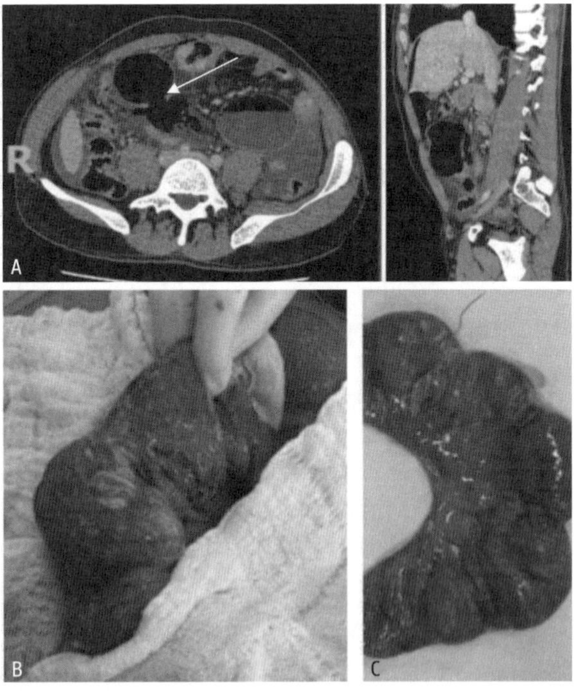

Figura 1 Perfuração intestinal. A: tomografia de abdome evidenciando perfuração intestinal com pneumoperitônio e líquido livre. B: achado intraoperatório de perfuração única em seguimento dilatado de delgado entre duas estenoses. C: peça cirúrgica segmento de 40 cm de delgado com múltiplas estenoses e foco da perfuração.

ABDOME AGUDO OBSTRUTIVO

Pacientes com quadros obstrutivos inicialmente devem ser tratados com jejum oral, hidratação e, se necessário, sonda nasogástrica para descompressão. O cirurgião deve fazer uma importante decisão nesse momento: indicar cirurgia ou introduzir corticoide em altas doses. Pacientes com longo histórico de doença, sintomas suboclusivos recorrentes e episódios anteriores de falhas terapêuticas com obstrução têm maior tendência a ter uma estenose predominantemente fibrótica que pouco responderá ao tratamento clínico, sendo preferencialmente indicados para cirurgia. Já pacientes com diagnóstico recente, ainda não expostos a tratamento clínico adequado e que se encontrem nos primeiros episódios de obstrução tendem a ter um componente inflamatório mais exuberante, sendo bons candidatos a tratamento clínico. A ressonância nuclear magnética pode auxiliar na avaliação da área de estenose, determinando, com certa acuidade, qual componente predomina, fibrótico/cicatricial ou inflamatório.

Deve-se dar preferência para o tratamento conservador, sempre que o quadro clínico e radiológico do paciente permitirem. Após a redução da distensão intestinal a montante da estenose e o volume de débito da sonda nasogástrica cair significativamente, a dieta por via oral deve ser introduzida com cautela e progredir de forma lenta e gradativa. Fora de risco, o paciente deverá ser reestadiado e otimizado do ponto de vista medicamentoso e nutricional. Aqueles pacientes que suprirem plenamente suas necessidades nutricionais com a dieta oral podem receber alta e completarem esse acompanhamento ambulatorialmente. Por outro lado, quando houver falha do tratamento clínico com recorrência do quadro oclusivo, impossibilitando a nutrição por via oral ou naqueles pacientes já refratários ao tratamento clínico otimizado, cuja estenose é predominantemente fibrótica, deve-se estabilizar e reabilitar o paciente pela via parenteral e submetê-lo ao tratamento cirúrgico na mesma internação.

A cirurgia de urgência estará indicada quando houver deterioração clínica, sinais laboratoriais ou radiológicos de sofrimento das alças ou oclusão refratária às medidas conservadoras.

HEMORRAGIA DIGESTIVA

Hemorragia digestiva baixa secundária à atividade da DC é rara (< 10%) e em geral consequência da exacerbação da atividade inflamatória. Inicialmente deve ser tratada com hidratação, reposição hematimétrica e emprego de corticoterapia/anti-TNF. Nos pacientes que persistirem com sangramento deve-se tentar identificar o sítio de sangramento; em pacientes estáveis a colonoscopia está indicada, caso contrário angiotomografia, arteriografia e cintilografia com hemácias marcadas podem ser úteis nessa investigação. A ressecção segmentar do foco de sangramento é o tratamento de escolha, mesmo nos pacientes que responderam ao tratamento clínico, apresentando menores taxas de recorrência quando comparado ao tratamento clínico isolado. Nos pacientes com sangramento persistente e quando não foi possível delimitar o foco de sangramento, a colectomia subtotal com ileostomia terminal deve ser realizada

Na emergência é preciso ser minimalista: tratar a infecção ou obstrução, ressecar o mínimo possível e ponderar com muito critério a reconstrução primaria do trânsito. A peritonite provoca espessamento das alças e encurtamento do mesentério, sendo difícil delimitar os segmentos acometidos. Ressecções com intensões curativas nesse ambiente podem gerar perdas desnecessárias do comprimento intestinal final.

TRATAMENTO CIRÚRGICO ELETIVO DA DOENÇA DE CROHN ABDOMINAL

A programação cirúrgica da DC, tal qual nenhuma outra, exige a atuação de uma equipe multidisciplinar.

O cirurgião deve conhecer profundamente a extensão da doença. Cada segmento acometido deve ser analisado para traçar o planejamento cirúrgico, visando ao melhor resultado funcional com a menor extensão de ressecção, expondo ao menor risco possível de fístulas e complicações perioperatórias e, se possível, evitando o uso de ostomias.

Os métodos preferenciais para esse mapeamento são a enterorressonância e a enterotomografia. A ressonância nuclear magnética com preparo intestinal possibilita identificar todos os sítios e analisá-los quanto à composição das estenoses, fibrose/inflamação, e apresenta séries dinâmicas que permitem avaliar o impacto das estenoses ao fluxo intestinal.

O tratamento clínico deve ser otimizado com emprego do imunobiológico mais adequado para o paciente em questão. O controle da atividade inflamatória da doença é fundamental para o tratamento cirúrgico assertivo e para reduzir o risco de fístulas de anastomoses, permitindo a realização de anastomoses primárias e estenoplastias. O uso de 20 mg ou mais de prednisona por mais de 6 semanas é importante fator de risco para complicações pós-operatórias, incluindo fístulas de anastomose e infecção de sítio cirúrgico. A redução máxima da dose de corticoide, ou se possível sua retirada, são objetivos fundamentais a serem perseguidos, desde que não se incorra em perda do controle da atividade inflamatória. Para pacientes que não tolerem a redução das doses de corticoide, o uso de uma ostomia temporária desviando o trânsito de áreas submetidas a estenotomias e anastomoses deve ser considerado.

O uso de imunossupressores como azatioprina e metotrexato é considerado seguro e não deve ser descontinuado no período perioperatório. Estudos analisando a incidência de complicações cirúrgicas associadas ao uso de anti-TNF, vedolizumabe e ustequinumabe não demonstraram aumento significativo na incidência de fístulas ou intercorrências perioperatórias, permitindo o uso dessas medicações no perioperatório.

O suporte social e psicológico do paciente e seus familiares também é fundamental. Acolher e elaborar suas dúvidas e receios, fazê-los compreender a doença, o tratamento proposto e as perspectivas de qualidade de vida e impacto sobre a capacidade funcional e social do doente no período atual e após o tratamento são aspectos que devem ser abordados para adesão de todos os envolvidos ao plano terapêutico.

TRATAMENTO CIRÚRGICO DAS ESTENOSES INTESTINAIS

O tratamento eletivo das estenoses intestinais deve levar em consideração a localização da estenose, seu comprimento, o número de estreitamentos presentes e a distância entre eles.

Estenoses menores que 3 cm e acessíveis por endoscopia, como as de íleo terminal, podem ser tratadas com resseção cirúrgica ou dilatação por balão hidrostático; mesmo recidivas em anastomoses podem ser tratadas desta forma. A dilatação endoscópica apresenta alta taxa de sucesso, com resolução dos sintomas em até 80% dos casos e baixos índices de complicação, porém apresenta altas taxas de recorrência no período de 2 anos e até 75% dos pacientes que optam por essa modalidade acabam sendo operados no prazo de 5 anos. É, portanto, mais um bom artifício para redução dos sintomas durante o período de preparo pré-operatório do que um tratamento alternativo à cirurgia.

Sempre que possível, deve-se tratar as estenoses do intestino delgado com estenoplastias em vez de ressecções e anastomose, principalmente nos casos com múltiplos segmentos acometidos em que a ressecção traria perdas significativas de comprimento intestinal e naqueles pacientes já previamente subme-

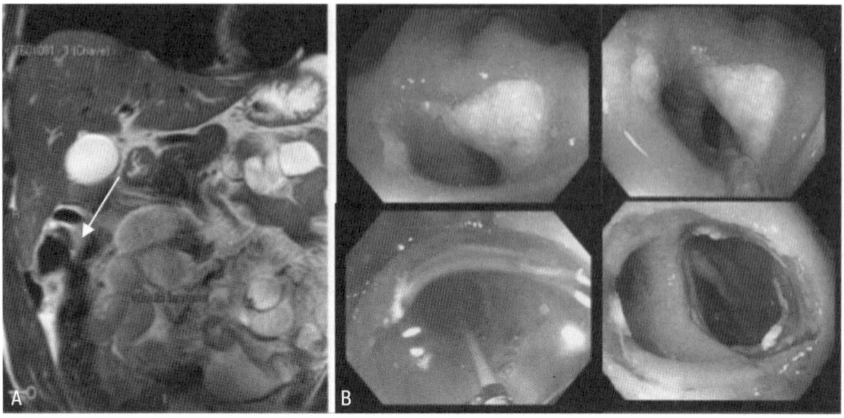

Figura 2 Dilatação endoscópica. A: RNM evidenciando deformidade com estenose da válvula ileocecal. B: tratamento endoscópico da estenose com dilatação com balão.
RNM: ressonância nuclear magnética.

tidos a enterectomias. Não apenas pelo preceito da preservação da superfície intestinal, mas também por estudos que evidenciaram a menor taxa de recidiva de reabordagem cirúrgica dos pacientes tratados com estenoplastias (7%), quando comparada à daqueles submetidos a ressecções e anastomoses (18%), as técnicas de estenoplastias devem ser a primeira escolha.

A técnica de Heineke-Mikulicz é a mais utilizada, sendo indicada em estenoses com menos de 10 cm de comprimento. Estreitamentos entre 10 e 20 cm podem ser tratados preferencialmente pela técnica de Finney, e comprometimentos maiores de 20 cm pela secção da alça acometida e anastomose laterolateral isoperistáltica. A maior parte dos autores realiza essas estenoplastias com sutura manual em um ou dois planos com fios absorvíveis de longa duração.

A enterectomia segmentar, incluindo a ileocolectomia, é a técnica de escolha para o tratamento de estenoses únicas. Deve ser realizada com margem mínima, avançando até 2 cm na alça sadia. A ileocolectomia D videolaparoscópica com anastomose primária tem sido indicada como alternativa ao tratamento com imunobiológicos para os pacientes com doença segmentar em íleo terminal (< 40 cm), refratária às medidas clínicas iniciais, apresentando longos períodos livres de doença com taxas de morbidade semelhantes às do tratamento imunossupressor. Nos casos com deformidade da válvula ileocecal nossa conduta é a realização da ileotiflectomia, com preservação de todo os ramos da ileocecocólica, secção do ceco logo acima da válvula ileocecal e anastomose ileocólica laterolateral isoperistáltica mecânica.

A preservação de segmentos cronicamente inflamados de intestino delgado tratado com estenoplastias não apresenta incidência significativa de câncer de delgado, diferentemente do observado nas estenoses colônicas, em que displasias podem ser encontradas em até 6% dos casos.

Os estreitamentos colônicos passíveis de vigilância endoscópica e sem repercussões clínicas podem ser monitorados. Nos estreitamentos sintomáticos ou inacessíveis à colonoscopia, a ressecção com preceitos oncológicos está indicada. A colectomia segmentar é a opção de escolha, quando há apenas 1 estenose ou 2 curtas em seguimentos distantes. Estenoses longas ou múltiplas do intestino grosso são tratadas preferencialmente com colectomia subtotal e ileorreto-anastomose, apresentando menor risco de complicações pós-operatórias e de recidivas quando comparada à ressecção segmentar. A proctocolectomia total deve ser reservada para pacientes com acometimento do reto.

A reconstrução com bolsa ileal pode ser indicada para pacientes com reto distal doente e sem doença fistulizante, ciente de que os pacientes com DC apresentam índice de falha da bolsa de até 20% em 10 anos, além de pior resultado clínico, com maior incidência de incontinência e tenesmo quando comparados àquele com retocolite ulcerativa.

A vigilância endoscópica é fundamental no acompanhamento da colite de Crohn. Pacientes que evoluem com displasia de alto grau, não passível de ressecção endoscópica, ou adenocarcinoma de colón, devem ser submetidos a colectomia subtotal, quando o reto estiver preservado, ou a proctocolectomia total, quando houver acometimento retal. Tumores metacrônicos podem ocorrer em até 40% dos pacientes com DC e adenocarcinoma, sendo a colectomia segmentar com vigilância endoscópica anual uma opção de risco reservada para casos selecionados.

TRATAMENTO CIRÚRGICO DA DOENÇA FISTULIZANTE

O tratamento cirúrgico do fenótipo fistulizante baseia-se primeiramente no controle da sepse abdominal. Perfurações para peritônio livre com formação de pneumoperitônio e peritonite difusa, como já orientado, devem ser submetidas a cirurgia de urgência com ressecção conservadora do segmento perfurado e derivação intestinal. A formação de abscessos bloqueados deve prioritariamente ser tratada com antibioticoterapia. Quando maiores de 3 cm, a radiologia intervencionista com drenagem percutânea da coleção deve ser associada. Após a drenagem, a maior parte dos pacientes evolui com persistência do orifício fistuloso, resultando em uma fístula enterocutânea. Essa estratégia diminui a necessidade de operação em caráter de urgência.

As fístulas se desenvolvem pela tentativa de bloqueio da alça intestinal inflamada. Outras alças delgadas, segmentos colônicos, a bexiga e a própria parede abdominal acabam aderindo fortemente ao segmento inflamado. O processo inflamatório intenso e persistente da alça acometida e o aspecto transmural do acometimento da DC promovem a perfuração da alça inflamada com a formação de um abscesso bloqueado junto à parede do órgão que está aderido, e essa coleção acaba erodindo a parede desse órgão e drenando por necessidade para dentro dele, formando um trajeto estável e permanente.

O tratamento medicamentoso otimizado pode melhorar o débito das fístulas, mas o índice de fechamento desses trajetos é parco, necessitando de tratamento cirúrgico em sua grande maioria.

As fístulas são tratadas predominantemente pela mobilização e isolamento dos órgãos envolvidos, seguido da secção do trajeto fistuloso e separação das estruturas. Os orifícios resultantes nos órgãos sãos podem ser desbridados ou reparados, como no caso da bexiga, ou submetidos a ressecção segmentar seguida de síntese, sempre que possível. A estenoplastia de Judd é uma alternativa para tentar preservar as alças de delgado fistulizadas por meio da ressecção do orifício fistuloso e do fechamento da alça com uma sutura transversal (Figura 3).

VIA CIRÚRGICA

A via cirúrgica minimamente invasiva, laparoscópica ou robótica, apresenta vantagens em relação à via aberta e quando possível deve ser oferecida ao paciente. A abordagem laparoscópica está associada a menores índices de infecção de ferida, menos dor pós-operatória e redução no tempo de internação. Apesar desses benefícios, a laparoscopia no paciente de Crohn pode ser desafiadora, devendo ser indicada em casos selecionados e por equipes experientes.

O emprego de ostomias protetoras deve ser analisado individualmente. Pacientes em uso de corticoterapia, tabagistas, cronicamente desnutridos ou anêmicos, com dilatação intestinal crônica, apresentam maior risco de fistulas de anastomoses. A derivação de trânsito não impede a deiscência de suturas, mas reduz sua repercussão infecciosa. O desvio temporário do fluxo intestinal tam-

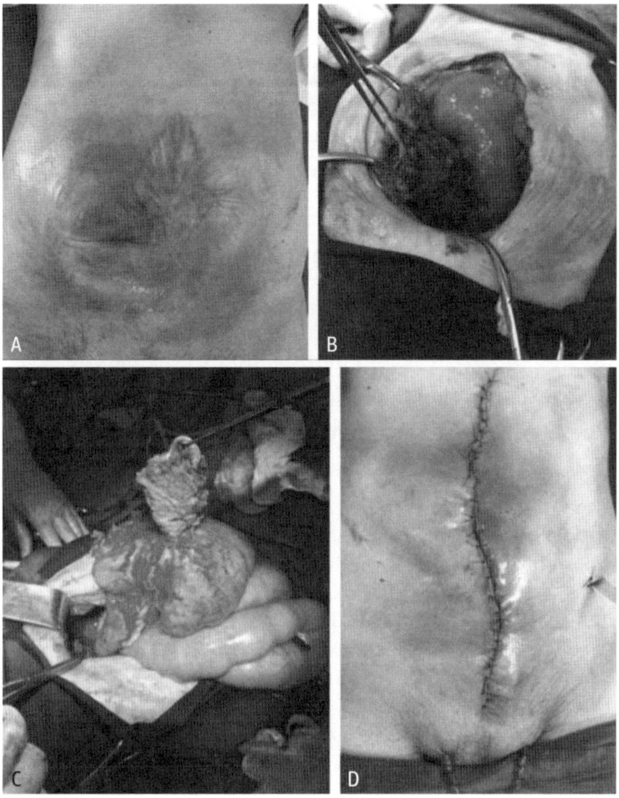

Figura 3 A: fístula enterocutânea. B e C: mobilização do conglomerado de alças aderidas e fistulizadas. D: aspecto final.

bém pode auxiliar no controle de colites de Crohn em quadros agudos sépticos ou hemorrágicos, refratários ao tratamento clínico, permitindo postergar a colectomia ou permitir o emprego de uma ressecção segmentar em vez da colectomia subtotal. Estudos evidenciam também que o emprego de uma ileostomia temporária por 3 meses em pacientes tabagistas pode reduzir a recidiva da doença nos primeiros 3 anos, sendo um ganho adicional dessa estratégia terapêutica.

PROFILAXIA PÓS-OPERATÓRIA

A DC apresenta comportamento recidivante. Em 1 ano mais de 70% dos pacientes submetidos a ileocolectomia apresentarão recidiva endoscópica, em 5 anos 50% terão recorrência clínica e 25% necessitarão de nova abordagem cirúrgica. Segundo a Sociedade Americana de Gastroenterologia, pacientes considerados de alto risco para recidiva devem receber tratamento com comboterapia ou anti-TNF em monoterapia após 2 a 4 semanas da cirurgia. Pacientes considerados de baixo risco podem ficar sem profilaxia medicamentosa ou utilizar apenas metronidazol por 3 meses. Após 6 meses da cirurgia todos os pacientes devem ser reavaliados por via endoscópica ou radiológica para avaliar o controle da doença e ajustar o tratamento clínico, se necessário.

REFERÊNCIAS BIBLIOGRÁFICAS

1. Gomes TN, Azevedo FS, Argollo M, Miszputen SJ, Ambrogini Jr O. Clinical and demographic profile of inflammatory bowel disease patients in a reference center of São Paulo, Brazil. Clin Exp Gastroenterol. 2021:14 91-102.
2. Adamina M, Bonovas S, Raine T, Spinelli A, Warusavitarne J, Armuzzi A, et al. Ecco guidelines on therapeutics in Crohn's disease: surgical treatment. J Crohns Colitis. 2020 Feb;14(Issue 2):155-68.
3. Lightner AL, Vogel JD, Carmichael JC, Keller DS, Shah AS, Mahadevan U, et al. The American Society of Colon and Rectal Surgeons clinical practice guidelines for the surgical management of Crohn's disease. Dis Colon Rectum. 2020 Aug;63(Issue 8):1028-52.
4. Tichansky D, Cagir B, Yoo E, Marcus SM, Fry RD. Strictureplasty for Crohn's disease. Dis Colon Rectum. 2000 Jul;43(Issue 7):911-9.
5. Nguyen GC, Loftus EV Jr, Hirano I, Falck-Ytter Y, Singh S, Sultan S; AGA Institute Clinical Guidelines Committee. American Gastroenterological Association Institute Guideline on the management of Crohn's disease after surgical resection. Gastroenterology. 2017;152:271-5.

CAPÍTULO 14

Doença de Crohn perianal

Arceu Scanavini Neto
Ricardo Akiba

INTRODUÇÃO

Dentre as manifestações da doença de Crohn (DC), a doença de Crohn perianal (DCPA) se destaca pelo alto risco de iatrogenia originada por condutas clínicas ou cirúrgicas inadequadas.

Pesam para isso, talvez, a falta de padronização de condutas e até mesmo a falta de padronização do diagnóstico e do estadiamento.

Cerca de 60% dos pacientes têm DCPA associada ou não a outras formas da doença (intestinal e colônica). Quinze por cento dos pacientes com DC apresentam a DCPA como única forma de manifestação inicial, e esse diagnóstico deve ser sempre confrontado com o diagnóstico de fístula perianal complexa não relacionada à doença de Crohn ou com o diagnóstico de hidrosadenite supurativa, além de outras manifestações de doenças sistêmicas, como deficiência de XIAP para casos pediátricos, cada vez mais comuns.[1]

A falha do tratamento cirúrgico ou doença grave muito agressiva em idade muito jovem são fatores de risco para o pior desfecho possível desses casos, que seria a incontinência secundária à destruição da musculatura esfincteriana. Tais casos cursam com necessidade de derivação intestinal, ou até mesmo protectomia com colostomia ou ileostomia terminal.

A forma da doença perianal que mais se está acostumado a tratar são as fístulas, mas não se pode deixar de mencionar a subestenose e a estenose como situações que podem estar associadas a quadro de doença perianal grave. As estenoses devem ser tratadas cirurgicamente de modo associado ao tratamento clínico, pois estão relacionadas ao processo inflamatório retal. O tratamento da estenose consiste em dilatações regulares em centro cirúrgico com auxílio de velas de Hegar de modo cauteloso, pois complicação de perfuração retal, ou criação de falsos trajetos, são riscos, tendo em vista a friabilidade do tecido altamente inflamado. A estratégia de dilatações repetidas permite reduzir a chance de progressão da estenose, que necessitaria, em última análise, de derivação intestinal.[2]

Outra manifestação comum da DCPA são fissuras, geralmente mais profundas e que não se restringem à linha média posterior, como é comum nas fissuras anais crônicas não relacionadas à DC. Tratamentos tópicos a base de lidocaína, metronidazol e corticoides podem auxiliar no controle dos sintomas e favorecer a cicatrização das fissuras, assim como infiltração de corticoides em regime ambulatorial com anestesia local.

ESTADIAMENTO

Escalas clínicas como a CDPA, Cardiff, são viáveis dentro de protocolos de estudo, não para uso na prática clínica diária. Para simplificar o entendimento, a escala de Parks ainda tem uso mais disseminado entre cirurgiões e radiologistas, persistindo como boa opção.

Ressonância magnética e ultrassonografia endoanal são opções que serão discutidas mais adiante.

Tais exames, como será apontado no item "Tratamento cirúrgico", devem ser associados ao exame sob anestesia para maior acurácia e melhor resultado do tratamento cirúrgico.

TRATAMENTO CLÍNICO

Deve envolver todas as classes de medicamentos disponíveis, havendo evidências de impacto na evolução dos pacientes com todas as classes a seguir:

- Antibióticos.
- Imunossupressores.
- Biológicos:
  - Anti-TNF.
  - Ustequinumabe.

TRATAMENTO CIRÚRGICO

Ao se deparar com pacientes com DCPA, é necessário esclarecer que provavelmente mais de uma operação será necessária para o controle cirúrgico dos sintomas relacionados ao quadro. De 3 a 6 procedimentos são necessários em média.[3] A fim de melhorar as chances de sucesso no tratamento cirúrgico, deve-se realizar avaliação precisa, caso a caso.

É preciso que a avaliação clínica baseada no exame proctológico seja realizada sob anestesia para o entendimento da situação da DCPA. A tal avaliação devem se somar as informações dos exames radiológicos, seja a ressonância magnética ou a ultrassonografia endoanal.

Uma das ferramentas mais utilizadas no tratamento das fístulas perianais na doença de Crohn são os sedenhos de drenagem. Durante sua instalação, sob anestesia, os dados dos exames de imagem de estadiamento são confirmados e são de grande valia para a correta identificação dos trajetos e abscessos. Acredita-se que a instalação dos sedenhos deve preceder o início de medicamentos biológicos, pois a inversão dessa ordem pode facilitar fechamento parcial dos trajetos fistulosos, e a partir dessa oclusão podem aparecer outros trajetos. Além disso, nos casos de existência de abscesso, pode-se, em função de possibilidade de imunossupressão dos biológicos, ocasionar disseminação do quadro infeccioso.

Uma vez iniciado o tratamento clínico com biológicos, os sedenhos não devem permanecer por mais que 6 meses, e um segundo procedimento nesse período deve estar programado somente para retirada do sedenho, ou realização de outra tática cirúrgica, que será descrita a seguir.

Boa resposta ao tratamento cirúrgico pode ser considerada observando-se diminuição do volume de drenagem de secreção, redução da proctite e avaliação do médico assistente. Melhora da dor e conforto do paciente também podem ser levados em conta como sinais de melhora clínica. Tais sinais são favoráveis para a remoção do sedenho, com maior chance de controle da doença.

Pode-se associar a avaliação da resposta ao tratamento com uso de ressonância magnética, o que permite a identificação de trajetos ou abscessos que possam ter se desenvolvido após a drenagem e que podem estar ocultos no momento da decisão de reabordagem no centro cirúrgico.

Para o fechamento do orifício interno, nossa preferência é a de realizar retalho de avanço mucoso, sendo a técnica de Lift (ligadura interesfincteriana do trajeto fistuloso) uma segunda opção. Deve-se lembrar que a oportunidade para qualquer dessas técnicas é o momento em que o processo inflamatório retal esteja sob controle.

NOVA PERSPECTIVA: USO DE CÉLULAS-TRONCO

Um aliado no tratamento cirúrgico pode ser a utilização de células-tronco. A melhor estratégia até o momento promete 56% de chance de remissão clínica das fístulas *vs.* 40% com uso de placebo. A técnica cirúrgica consiste na injeção das células-tronco junto ao orifício interno após a curetagem do trajeto fistuloso, e posterior fechamento do orifício interno com sutura.[4]

Publicação recente com 23 pacientes (18 no grupo de tratamento e 5 no grupo controle) atingiu 83% de sucesso no grupo submetido a injeção de células mesenquimais após curetagem e síntese do orifício interno da fístula em 1 ou 2 sessões distanciadas por 3 meses, caso necessária a segunda sessão, *vs.* 40% do grupo controle.[5]

DERIVAÇÃO INTESTINAL

Nos casos graves, refratários à terapêutica otimizada com o melhor tratamento clínico e o melhor tratamento cirúrgico, deve-se discutir com os pacientes a oportunidade de realização de estomia de derivação.

Importante ressaltar que, dos pacientes derivados com essa finalidade, em somente aproximadamente um terço deles será possível a reconstrução do trânsito no futuro.

A escolha do sítio da derivação deve levar em conta o estadiamento da doença ileal ou colônica. Uma vez definida a localização do estoma, deve-se definir também se será realizada estomia terminal ou em alça. Necessário lembrar que, nos casos de doença muito secretiva e com progressão com formação de novos trajetos e/ou abscessos, proctite refratária, pesa-se a decisão para as estomias terminais a fim de se ter maior certeza de que o resíduo fecal não continuará atingindo a região doente.

Persistência da proctite após a derivação motiva discussão quanto à indicação de proctectomia e, dependendo da situação da doença anal, até mesmo de amputação anal.

PROCTECTOMIA E AMPUTAÇÃO DO CANAL ANAL

A proctectomia do reto doente na DC, diferentemente dos pacientes com retocolite ulcerativa (RCUI), em que se recomenda a dissecção intramesorretal (ver capítulo Tratamento cirúrgico da retocolite ulcerativa), deve ser realizada com excisão total do mesorreto, pois há risco de manutenção de processo inflamatório caso o mesorreto esteja acometido por gânglios inflamados/infectados ou por trajetos fistulosos.

Afastada a existência de neoplasia associada, a dissecção do aparelho esfincteriano deve ser realizada junto à musculatura, com mínima ressecção de pele, para se deixar ferida pequena, com maior chance de cicatrização com técnica de síntese primária, sem necessidade de retalhos miocutâneos, opção necessária em pacientes com destruição de tecido nas fossas isquioanais e na pele perianal e de nádegas.

CONCLUSÃO

A DCPA é condição que expõe o paciente portador da DC a risco de maior gravidade e dificuldade de controle da doença, quando comparado a grupo de pacientes com DC, sem DCPA. Especificamente para o paciente, assombra-o a perspectiva de manifestação, tendo em vista as dificuldades pontuadas ao longo deste capítulo no que tange às opções de tratamento cirúrgico e ao risco, no pior cenário, da progressão para incontinência fecal e da necessidade de estomias de derivação ou mesmo terminal.

A intervenção precoce e otimizada das terapias disponíveis, bem como o estadiamento adequado da doença, diminuem o risco de evolução para essas situações irreversíveis.

Para os casos graves, deve-se redobrar a atenção no manejo cirúrgico no intuito de reduzir o risco de iatrogenia, encaminhar os pacientes para centros de referência e buscar os tratamentos mais efetivos disponíveis.

REFERÊNCIAS BIBLIOGRÁFICAS

1. Toita N, Kamada A, Fujiwara S-i, Takahashi M, Konno M, Abdrabou SS, et al. P815 clinical and endoscopic features of XIAP deficiency mimicking refractory Crohn's disease in paediatric patients. Journal of Crohn's and Colitis. 2019 Mar;13(Suppl 1):S529.
2. Galandiuk S, Kimberling J, Al-Mishlab TG, Stromberg AJ. Perianal Crohn disease: predictors of need for permanent diversion. Ann Surg. 2005 May;241(5):796-801; discussion 801-2.

3. Truong A, Zaghiyan K, Fleshner P. Anorectal Crohn's disease. Surg Clin North Am. 2019;99:1151-62.
4. Garcia-Olmo D, Gilaberte I, Binek M, D'Hoore AJL, Lindner D, Selvaggi F, et al. Follow-up study to evaluate the long-term safety and efficacy of darvadstrocel (mesenchymal stem cell treatment) in patients with perianal fistulizing Crohn's disease: Admire-CD phase 3 randomized controlled trial. Diseases of the Colon & Rectum. 2022 May;65(Issue 5):713-20.
5. Lightner AL, Reese J, Ream J, Nachand D, Jia X, Dadgar N, et al. A phase IB/IIA study of ex vivo expanded allogeneic bone marrow derived mesenchymal stem cells for the treatment of perianal fistulizing Crohn's disease. Diseases of the Colon & Rectum. 2023 Jan 4.

CAPÍTULO 15

A atuação do cirurgião na retocolite ulcerativa

Arceu Scanavini Neto
Ricardo Akiba

QUEM PRECISA SER OPERADO POR RETOCOLITE ULCERATIVA?

Considera-se que a mais comum indicação cirúrgica para a retocolite seja a refratariedade ao tratamento clínico. Como a maioria dos pacientes em algum momento pode se tornar refratária a algum dos esquemas terapêuticos, é importante para o cirurgião reconhecer aqueles em quem as opções de otimização do esquema estão ficando escassas para evitar deterioração clínica exagerada. Para tanto, a experiência do cirurgião deve deixá-lo confortável para a condução do caso, e recomendamos fortemente que compartilhe as decisões com equipe de gastroenterologia clínica para permitir um "olhar de fora" do quadro, desapegado de uma relação de longa data que costuma existir entre os pacientes e os médicos.

Da mesma forma, ao gastroenterologista clínico costuma-se recomendar encaminhamento para consulta precoce com equipe cirúrgica. Essa via de duas mãos é facilitada com a implantação de estruturas de trabalho multidisciplinar como aquela de que se dispõe no Hospital Israelita Albert Einstein, em que todos os pacientes são atendidos por equipe multidisciplinar desde o início.

Não serão tratadas aqui as opções de tratamento clínico, pois estão contempladas em outros capítulos desta obra (ver Capítulos 10 e 11).

Outra indicação possível é o risco de degeneração neoplásica ou a presença de neoplasia já instalada. Tal situação tem ocorrido em frequência crescente em função do maior tempo de duração da doença em muitos doentes, que antes eram operados por falha terapêutica e que hoje, em função do maior controle da doença com as múltiplas opções terapêuticas, têm a indicação cirúrgica postergada.

Nota-se em centros com grande volume de pacientes com doenças inflamatórias intestinais (DII) tendência a postergar o tratamento cirúrgico nessa situação, na medida em que o ganho de experiência dos médicos endoscopistas, associado à evolução do instrumental para essa modalidade, faz hoje possíveis ressecções de lesões, em outros tempos consideradas de indicação cirúrgica. Entretanto, em nossa opinião, há grandes chances de que esses casos evoluam para indicação futura de cirurgia, uma vez que a instabilidade da mucosa colorretal encontra-se em todo o segmento colônico. Dessa forma, em nosso meio, no contexto de pacientes com doença de longa duração (mais de 10 ou 15 anos), a presença de displasia de alto grau em biópsia, seja de pólipo ou lesão plana, indicam tratamento cirúrgico.

A diferenciação entre displasia leve, moderada ou grave se baseia na extensão da alteração celular, i.e., anisocitose, hipercromatismo, perda da polaridade nuclear e da forma caliciforme celular, se localizada no 1/3 superior, 2/3 superiores ou em toda a extensão do epitélio glandular. Apesar desse consenso, a taxa de concordância entre os patologistas deixa a desejar, sendo um recurso muito útil para confirmar a indicação de operação, a solicitação de revisão de lâmina por outro patologista (ver capítulo 10).

ASPECTOS TÉCNICOS DA CIRURGIA ELETIVA PARA A RETOCOLITE ULCERATIVA

Passa-se agora a tratar do cenário em que se decidiu eletivamente por operação, em que será discutida a proctocolectomia total com bolsa ileal e a colectomia total com ileorreto-anastomose.

Começa-se pela indicação consagrada, padrão ouro para o tratamento cirúrgico da RCUI, a bolsa ileal. Consagrou-se como opção para o tratamento da RCUI após a publicação dos bons resultados da série de 8 casos de Parks e Nichols em 1978, em que se tratou da descrição da confecção da bolsa em J ou J-Pouch.[1]

Até hoje é a melhor opção para pacientes com RCUI, seja por indicação de intratabilidade clínica ou de displasia/câncer. Cirurgia delicada e com diversos cuidados técnicos a serem respeitados, que mesmo em mãos de equipes experimentadas apresenta altas taxas de complicação imediatas, a médio e longo prazos. Falamos de taxas de complicação perioperatórias da ordem de 10 a 20%.[2]

Fístulas de anastomose, fístulas de outras linhas de grampeamento, abscessos (sepse pélvica), suboclusão intestinal, como complicações imediatas. Fístulas tardias (até 20 anos depois da operação inicial) *pouch*-vaginais, *pouch*-vesical, *pouch*-cutânea, *pouch*-uretral, *pouch*-entérica, *pouch*-perianal, bolsite refratária, cufite (do inglês *cuffitis*, que corresponde a inflamação do coto retal remanescente), abscessos abdominais, como complicações tardias. Impotência sexual em homens da ordem de 3%[2,3] e infertilidade feminina.

Tecnicamente, bolsas configuradas com anastomose sob tensão, torção do eixo da bolsa, falha no grampeamento, microperfuração não identificada no momento de confecção da bolsa, não identificação de deiscência de anastomose antecedendo o fechamento da ileostomia de proteção, substenose da anastomose ileorretal, ou ileoanal, são situações que podem estar envolvidas nas complicações.

Para o manejo dessas complicações, sugere-se que a equipe esteja familiarizada com o uso de recursos de radiologia intervencionista, assim como com as vias de acesso, seja por via perineal, transanal, abdominal (por laparotomia ou laparoscopia). Mais recentemente, estudos funcionais da bolsa ileal têm sido recomendados para identificação de alterações morfológico- funcionais, e ganha corpo a possibilidade de reabordagem de bolsas ileais com as mais diversas complicações para tratamento específico e até mesmo reconfecção da bolsa ileal – no inglês, *redo pouch surgery* –, sendo essa modalidade associada a bons resultados quando realizada por equipe experiente com esses pacientes.[4]

A anastomose ileoanal é realizada por duplo grampeamento, em vez de outras opções, como mucosectomia, ou de proposta mais recente de realizar a anastomose por via transanal (transanal IPAA), conforme proposto por Spinelli,[5] pois a mucosectomia tem risco maior de disfunção funcional, sem benefício comprovado quanto a maior segurança oncológica, e a TA-IPAA tem maior ocorrência de complicações, isto é, deiscência de anastomose, segundo a opinião de autores que utilizaram esta modalidade técnica em centro universitário norte-americano, que posteriormente, acompanhando a casuística, não viram reduzir as complicações mesmo com maior acúmulo de experiência com a técnica operatória.[6,7]

A situação inusitada de bolsa ileal que não atinja o nível ideal para anastomose segura pode ser prevista, e a avaliação deve ser realizada no intraoperatório antecedendo-se a dissecção retal, pois, uma vez realizada a protectomia, se não realizada a reconstrução, esta pode não mais ser factível, tendo em vista a possibilidade de aderências intestinais no oco pélvico. A ponta distal da alça ileal, que se tornará a anastomose ileoanal, deve ultrapassar a sínfise púbica em torno de 6 cm para que tenhamos uma anastomose sem tensão (Figura 1).

Taxas de abandono da bolsa de 1,5% (2020) a 4,5% (1998) estão documentadas na literatura, seja por não atingirem a região anal ou por ocorrer isquemia na bolsa após manobras de extensão do mesentério. Nos casos em que não se atinge a altura para anastomose confortável, deve-se realizar a ileostomia terminal e, em caso de pacientes obesos, programar reoperação após perda de peso, pois essa medida mostrou impacto positivo nas chances de uma anastomose confortável em um segundo momento.[8,9] Acredita-se que o período entre as duas tentativas proporcione alongamento lento do mesentério à medida que ocorre a herniação da ileostomia pelo orifício da exteriorização.

PLANO DE DISSECÇÃO DA PROCTECTOMIA

Outro ponto em discussão é o que envolve o plano de dissecção do reto durante a protectomia. Duas opiniões se confrontam: a dissecção intramesorretal ou a excisão total do mesorreto. Em nossa opinião existe evidência que apoie a

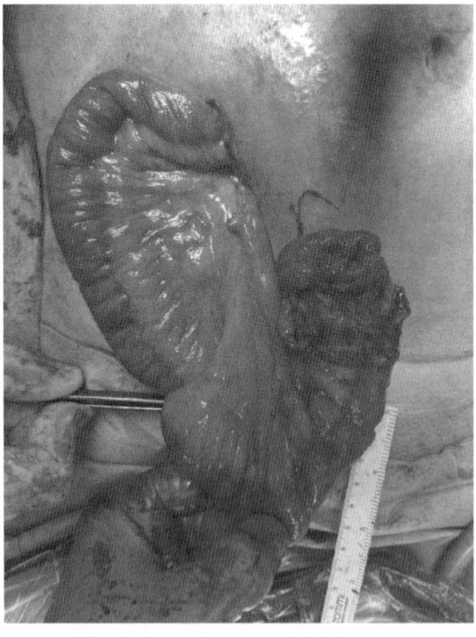

Figura 1 Limite distal do íleo que será anastomosado atingindo a marca de 6 cm abaixo da sínfise púbica. Observar que o íleo está exteriorizado pela incisão na fossa ilíaca direita (FID), sítio da ileostomia terminal, mesma incisão por onde se exteriorizara o explante colônico na primeira operação.

dissecção intramesorretal na retocolite ulcerativa em função de melhores resultados da bolsa; exceção seriam os casos em que há displasia de alto grau ou câncer no reto, em que a prioridade passa a ser o cumprimento dos princípios oncológicos.[10]

QUEM DEVE REALIZAR AS OPERAÇÕES DE BOLSA ILEAL?

Todas as nuances técnicas mencionadas proíbem, a nosso ver, a realização da bolsa ileal por equipes não familiarizadas e com volume de casos mínimo que mantenha ritmo cadenciado e rotina cirúrgica minuciosa a fim de que se minimize complicações ou que quando ocorram, sejam tratadas adequadamente.

A longo prazo, taxas de bolsite de 20 a 30% e perda da bolsa abaixo de 10% são resultados a serem alertados aos pacientes no momento da indicação da cirurgia.[3]

ILEORRETO-ANASTOMOSE

A ileorreto-anastomose é opção para pacientes com reto relativamente preservado e sem disfunção esfincteriana. Pacientes com câncer no explante do cólon (após colectomia total) não podem ser submetidos a ileorreto-anastomose, pois esse é um fator que implica risco maior de neoplasia metacrônica no reto remanescente.[11]

A anastomose pode ser realizada por sutura manual, com uso de grampeador, terminoterminal, lateroterminal. Nossa preferência na cirurgia aberta é por anastomose lateroterminal manual, que pode ser reproduzida através da cirurgia com auxílio robótico. A altura da anastomose, segundo Turnbull,[12] deveria estar a menos de 6 cm acima da reflexão peritoneal. O retossigmoide não pode ser deixado. Considera-se o promontório sacral o alvo para o sepultamento do reto e um bom nível da anastomose, pois, se o reto é distensível, nos parece um desperdício que poderia acarretar perda de função e impacto em qualidade de vida sacrificar porção do reto em função de rigor cirúrgico sem comprovação científica das possíveis vantagens.

Pacientes jovens e com pouco tempo de história de doença são os melhores candidatos a essa técnica. Deve-se ressaltar a importância do engajamento em estratégia de acompanhamento pós-cirúrgico no intuito de vigilância do reto, com realização de retossigmoidoscopia. Em termos de falha da IRA, estudos mostram taxas de cerca de 10 a 24% em 5 a 10 anos.[13]

Deve-se lembrar que muitas casuísticas que avaliam as taxas de intratabilidade clínica do reto após IRA não contemplam ainda o impacto do uso de biológicos e novas opções terapêuticas recentes.

O risco de câncer observado em séries prospectivas se situa abaixo de 10%. E o risco estimado é abaixo de 14% em até 20 anos.[14-17]

CUIDADOS NA SELEÇÃO DE PACIENTES

Pacientes incontinentes

A presença de musculatura esfincteriana normal e ausência de sintomas relacionados a incontinência anal são fatores necessários para a confecção da bolsa ileal com anastomose ileoanal. O uso de estudos fisiológicos pré-cirurgia não discriminou chance de ganho nos resultados funcionais a médio prazo, sendo descartada sua utilização de rotina, salvo exceções.[18]

Pacientes obesos

Revisão com cerca de 3.300 pacientes da Cleveland Clinic identificou a obesidade (IMC > 30 kg/m^2) como fator de risco para piores resultados em relação a qualidade de vida e maior risco de perda da bolsa ileal, em análise de 7 anos pós-operatórios atingidos por 66,7% da amostra.[19]

Pacientes com colite aguda grave

Sabe-se que uma parcela de até 15% dos pacientes é operada em caráter de urgência no cenário da colite aguda. A operação nesses casos, como se sabe, é a colectomia total, com sepultamento do reto na altura do promontório, preferencialmente com uso de acesso laparoscópico, em que pesem as condições clínicas que possibilitem essa via, tendo em vista a gravidade clínica em que podem se encontrar alguns dos pacientes. O uso de pinças de energia é fundamental para encurtamento do tempo operatório, especialmente no acesso videoaparoscópico.[20]

Pacientes com reto relativamente preservado

Como mencionado, é condição *sine qua non* para considerar ileorreto-anastomose em vez de bolsa ileal. Entretanto, a definição quanto a qual técnica propor não é fácil. Pacientes jovens podem estar mais dispostos a se submeter a ileorreto-anastomose e posteriormente bolsa ileal, na falha daquela, ou na ocorrência de complicação neoplásica. Autores analisaram esse cenário de um paciente com 35 anos e reto relativamente preservado, submetendo-o a estudo matemático segundo modelo de Markov, e o resultado foi favorável à confecção de ileorreto-anastomose.[21]

Não esquecer do coto retal

O manejo do coto retal inspira cuidados, tendo em vista o intenso processo inflamatório do reto, que se traduz em risco de abertura do coto e complicações. Classicamente sepulta-se o coto retal no nível do promontório e realiza-se fechamento com sutura total com pontos separados e, se possível, sobressutura seromuscular. No caso do uso do acesso videolaparoscópico, o reto é grampeado e recomenda-se o uso de cargas com 3 linhas de sutura com ou sem membrana de reforço. Além disso, prefere-se associar a esses cuidados a drenagem do coto retal através de sonda retal fixada na pele perianal, removida a partir do terceiro dia de pós-operatório, conforme as condições gerais do paciente. Outra opção seria a exteriorização do coto retal como fístula mucosa na região suprapúbica, sem necessidade de drenagem transanal.

De maneira inovadora, grupo francês propõe uma terceira opção, que seria a exteriorização do sigmoide na FID, no mesmo sítio da ileostomia, o que reduziria o tempo de cirurgia e facilitaria a reconstrução do trânsito posteriormente, no caso de ser indicada ileorreto-anastomose, que seria realizada pelo próprio orifício, sem necessidade de abordagem da cavidade abdominal.[22-24]

OPÇÕES MENOS COMUNS

A proctocolectomia total com ileostomia terminal definitiva é a opção menos utilizada, mas tem sua indicação recomendada em pacientes clinicamente incontinentes, ou em casos oncológicos sob alto risco de recidiva tumoral pélvica, ou em pacientes que optem por não se submeterem à reconstrução de trânsito por terem se adaptado satisfatoriamente à ileostomia após uma cirurgia de colectomia total prévia.

A ileostomia continente à Kock, ou bolsa ileal valvulada, utilizada em poucos centros norte-americanos, é uma opção raríssima em nosso meio e muito criticada na literatura, tendo em vista os riscos altos de complicação em médio e longo prazo, relacionados, em geral, à necessidade de manipulação da bolsa através de cateterismo ou risco de torção.

CONCLUSÕES

A colectomia total com ileostomia terminal é operação que deve ser do conhecimento dos cirurgiões gerais que trabalham em cenário de urgência. Deve-se ressaltar o cuidado com o nível de secção do reto e o manejo do coto retal nessa situação. As demais cirurgias envolvidas com o manejo do paciente com retocolite ulcerativa devem ser referenciadas a centros de excelência, tendo em vista a complexidade do procedimento cirúrgico e os riscos de complicações.

Apesar da complexidade, a bolsa ileal apresenta excelentes taxas de qualidade de vida e satisfação dos pacientes, não discutidas aqui, mas que reforçam ser essa a melhor opção para a grande maioria dos pacientes, desde que realizada por equipes cirúrgicas com *expertise*. Recomenda-se, diante da gravidade dos casos no dia a dia, que a bolsa ileal seja construída em operação em três etapas em vez de duas, como se realizava previamente.

A ileorreto-anastomose deve ser indicada com ressalvas a grupo seleto de pacientes que obrigatoriamente tenham reto relativamente preservado e entendam a necessidade de vigilância do reto no tocante à neoplasia e ao risco de, a médio e longo prazo, precisarem ser submetidos a novo procedimento cirúrgico.

REFERÊNCIAS BIBLIOGRÁFICAS

1. Parks AG, Nicholls RJ. Proctocolectomy without ileostomy for ulcerative colitis. Br Med J. 1978 Jul 8;2(6130):85-8.
2. Hueting WE, Buskens E, van der Tweel I, Gooszen HG, van Laarhoven CJ. Results and complications after ileal pouch anal anastomosis: a meta-analysis of 43 observational studies comprising 9,317 patients. Dig Surg. 2005;22(1-2):69-79.
3. de Zeeuw S, Ahmed Ali U, Donders RA, Hueting WE, Keus F, van Laarhoven CJ. Update of complications and functional outcome of the ileo-pouch anal anastomosis: overview of evidence and meta-analysis of 96 observational studies. Int J Colorectal Dis. 2012 Jul;27(7):843-53.

4. Esen E, Grieco MJ, Erkan A, Aytac E, Sutter AG, Lynn PB, et al. Management, functional outcomes, and quality of life after development of pelvic sepsis in patients undergoing re-do ileal pouch anal anastomosis. Diseases of the Colon & Rectum. 2022 Aug;65(Issue 8):790-e796.
5. Chandrasinghe P, Carvello M, Wasmann K, Foppa C, Tanis P, Perry-Woodford Z, et al. Transanal ileal pouch-anal anastomosis for ulcerative colitis has comparable long-term functional outcomes to transabdominal approach: a multicentre comparative study. J Crohns Colitis. 2020 Jul 9;14(6):726-33.
6. Truong A, Wood T, Pharm D, Fleshner PR, Zaghiyan KN. A single-center experience of transanal proctectomy with ileal pouch: anal anastomosis for inflammatory bowel disease. Diseases of the Colon & Rectum. 2021 Dec 6
7. Truong A, Wood T, Fleshner PR, Zaghiyan KN. A single-center experience of transanal proctectomy with IPAA for IBD. Dis Colon Rectum. 2022 Sep 1;65(9):1121-8.
8. Browning SM, Nivatvongs S. Intraoperative abandonment of ileal pouch to anal anastomosis: the Mayo Clinic experience. J Am Coll Surg. 1998 Apr;186(4):441-5; discussion 445-6.
9. Poh KS, Qureshi S, Hong YK, Moreno T, Stocchi L, Hull T, et al. Multivariate prediction of intraoperative abandonment of ileal pouch anal anastomosis. Diseases of the Colon & Rectum. 2020 May;63(Issue 5):639-45.
10. Bartels SA, Gardenbroek TJ, Aarts M, Ponsioen CY, Tanis PJ, Buskens CJ, et al. Short-term morbidity and quality of life from a randomized clinical trial of close rectal dissection and total mesorectal excision in ileal pouch-anal anastomosis. Br J Surg. 2015 Feb;102(3):281-7.
11. Johnson WR, McDermott FT, Pihl E, Hughes ES. Mucosal dysplasia: a major predictor of cancer following ileorectal anastomosis. Dis Colon Rectum. 1983;26:697-700.
12. Turnbull RB Jr. Surgical treatment of ulcerative colitis: early results after colectomy and low ileorectal anastomosis. Dis Colon Rectum. 1959 May-Jun;2(3):260-3.
13. Andersson P, Norblad R, Söderholm JD, Myrelid P. Ileorectal anastomosis in comparison with ileal pouch anal anastomosis in reconstructive surgery for ulcerative colitis: a single institution experience. J Crohns Colitis. 2014;8:582-9.
14. da Luz Moreira A, Kiran RP, Lavery I. Clinical outcomes of ileorectal anastomosis for ulcerative colitis. Br J Surg. 2010;97:65-9.
15. Pastore RL, Wolff BG, Hodge D. Total abdominal colectomy and ileorectal anastomosis for inflammatory bowel disease. Dis Colon Rectum. 1997;40:1455-64.
16. Baker WN, Glass RE, Ritchie JK, Aylett SO. Cancer of the rectum following colectomy and ileorectal anastomosis for ulcerative colitis. Br J Surg. 1978;65:862-8.
17. Baker WN, Glass RE, Ritchie JK, Aylett SO. Cancer of the rectum following colectomy and ileorectal anastomosis for ulcerative colitis. Br J Surg. 1978;65:862-8.
18. Morgado PJ Jr, Wexner SD, James KRN, Nogueras JJ, Jagelman DG. Ileal pouch-anal anastomosis: is preoperative anal manometry predictive of postoperative functional outcome? Diseases of the Colon & Rectum. 1994 Mar;37(Issue 3):224-8.
19. Leeds IL, Holubar SD, Hull TL, Lipman J, Lightner AL, Sklow B, et al. Short- and long-term outcomes of ileal pouch anal anastomosis construction in obese patients with ulcerative colitis. Diseases of the Colon & Rectum. 2022 Aug;65(Issue 8):e782-e789.
20. Garfinkle R, Boutros M, Hippalgaonkar N, Maimon G, da Silva G, Potenti F, et al. Electrothermal bipolar vessel ligation improves operative time during laparoscopic total proctocolectomy: a large single-center experience. Surg Endosc. 2016 Jul;30(7):2840-7.
21. de Buck van Overstraeten A, Brar MS, Khorasani S, Dossa F, Myrelid P. Ileorectal anastomosis versus IPAA for the surgical treatment of ulcerative colitis: a markov decision analysis. Diseases of the Colon & Rectum. 2020 Sep;63(Issue 9):1276-84.
22. Marceau C, Alves A, Ouaissi M, Bouhnik Y, Valleur P, Panis Y. Laparoscopic subtotal colectomy for acute or severe colitis complicating inflammatory bowel disease: a case-matched study in 88 patients. Surgery. 2007 May;141(5):640-4.

23. Maggiori L, Bretagnol F, Alves A, Panis Y. Laparoscopic subtotal colectomy for acute or severe colitis with double-end ileo-sigmoidostomy in right iliac fossa. Surg Laparosc Endosc Percutan Tech. 2010 Feb;20(1):27-9.
24. Mege D, Frontali A, Pellino G, Adegbola S, Maggiori L, Warusavitarne J, et al. Laparoscopic subtotal colectomy with double-end ileosigmoidostomy in right iliac fossa facilitates second-stage surgery in patients with inflammatory bowel disease. Surg Endosc. 2020 Jan;34(1):186-91.

CAPÍTULO 16

Resultados do transplante intestinal no tratamento da doença de Crohn

Rafael Antonio Arruda Pecora
Igor Calil
André Ibrahim David

INTRODUÇÃO

O transplante de intestino delgado (TID), e suas variantes, está entre os procedimentos mais complexos da medicina. Habitualmente, são procedimentos cirúrgicos de grande porte em pacientes com a condição clínica global bastante comprometida. Em razão da grande resposta imunológica ao intestino delgado, existe a necessidade do emprego de imunossupressão intensa para evitar o processo de rejeição ao enxerto. Dessa forma, infecções oportunistas e doenças linfoproliferativas são bastante prevalentes nessas modalidades de transplante. Como a massa de tecido transplantada é grande, com a presença de muitos linfócitos do doador, a doença enxerto *versus* hospedeiro apresenta incidência significativa. Soma-se o alto custo financeiro a todas essas dificuldades.

O TID apresentou um desenvolvimento mais lento em relação aos demais órgãos sólidos. Atualmente, o TID é um tratamento bem estabelecido para pacientes portadores de falência intestinal irreversível com falha da terapia nutricional parenteral, ou seja, pacientes que desenvolvem complicações graves da nutrição parenteral, por exemplo, infecções de repetição associadas aos cateteres, tromboses dos acessos venosos profundos e doença hepática colestática/fibrose hepática.

Na verdade, o TID envolve uma série de modalidades cirúrgicas nas quais o órgão central a ser transplantado é o intestino delgado. Apesar de existir variação quanto à terminologia e variação nos órgãos incluídos, as modalidades frequentemente descritas são: intestino delgado isolado, multivisceral, multivisceral modificado e a modalidade denominada fígado-intestino.

A escolha do tipo de enxerto vai depender de uma série de fatores, como a doença de base, dos órgãos comprometidos e das condições da cavidade abdominal.

HISTÓRICO

Analisar a evolução histórica é bastante interessante e nos permite enxergar as dificuldades encontradas, desde os modelos experimentais iniciais até a aceitação do TID como modalidade terapêutica nos anos 2000.

No início do século XX, Alexis Carrel realizou uma série de experimentos envolvendo transplantes de órgãos, incluindo o intestino delgado. Estudos pioneiros dirigidos ao TID foram realizados em cães por Lillehei et al. em 1959. Os primeiros transplantes clínicos foram realizados em pacientes pediátricos em 1964 em Boston. A tentativa com melhor documentação da época foi realizada por Lillehei et al. em 1967.

Os resultados iniciais precários foram em virtude de complicações técnicas, complicações infecciosas e falta de esquemas imunossupressores eficazes para controlar a rejeição. Diante dos resultados desanimadores e com a introdução da nutrição parenteral por Dudrick et al. em 1968, ocorreu uma perda no entusiasmo, de certa forma. Em 1968, Okumura realizou a primeira tentativa clínica na América Latina, no Hospital das Clínicas da Faculdade de Medicina da Universidade de São Paulo (Figura 1).

O desenvolvimento da anestesiologia, da terapia intensiva e a introdução da ciclosporina em 1979 permitiram a melhora dos resultados dos transplantes de órgãos sólidos em geral. Em 1987, Thomaz Starzl et al. realizaram o primeiro transplante multivisceral com sobrevida, usando a técnica de transplante em bloco descrita nos anos 1960. Em 1989, Goulet et al. realizaram o primeiro transplante de intestino delgado isolado com sobrevida a longo prazo. Ao mesmo tempo, Grant et al. relataram o primeiro transplante combinado de intestino e fígado.

Apesar da nítida evolução do TID nos anos 1980, os resultados ainda permaneciam limitados. A aplicação clínica do tacrolimus levou o TID para outra esfera nos anos 1990. Proporcionou melhor controle da rejeição, com melhora significativa nas sobrevidas de pacientes e enxertos. Em 2001, o TID foi aceito nos EUA como modalidade terapêutica para pacientes com falência intestinal

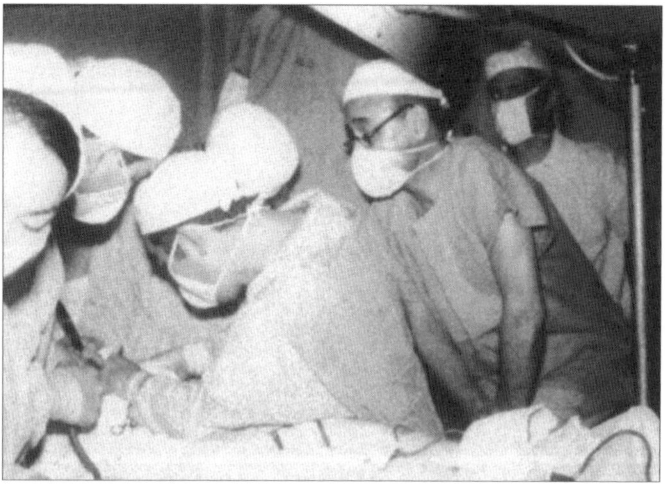

Figura 1 Fotografia histórica da primeira tentativa de transplante intestinal na América Latina, pelo Prof. Okumura, no Hospital das Clínicas da Faculdade de Medicina da Universidade de São Paulo, em 1968.

irreversível que apresentam complicações da nutrição parenteral. Nos últimos anos, a sobrevida dos pacientes no primeiro ano vem se aproximando dos demais órgãos sólidos.

FALÊNCIA INTESTINAL

A falência intestinal é uma condição clínica caracterizada pela redução da capacidade funcional do trato gastrointestinal para manter a digestão, absorção dos nutrientes e fluidos, necessários para a manutenção nos adultos, e/ou para o crescimento e desenvolvimento nas crianças, com a necessidade de suplementação nutricional parenteral. Pode ser o resultado de grandes ressecções intestinais, de doenças motoras ou de doenças específicas da mucosa e dos enterócitos. Muitas vezes existe associação dessas manifestações.

Muitas das doenças não causam intrinsecamente perda de função, mas demandam múltiplas ressecções intestinais em sua história natural. Cerca de 60% dos casos ocorrem na população pediátrica. As causas mais frequentes são enterocolite necrotizante, gastrosquise, atresia intestinal, volvo, pseudo-obstrução e aganglionose. Entre os adultos, a isquemia mesentérica, doenças inflamatórias, enterite actínica, traumas e tumores são as causas mais comuns.

Estima-se que 2 a 3 pessoas por milhão de habitantes por ano apresentarão falência intestinal. Destas, 15% serão candidatas ao TID, por irreversibilidade da falência intestinal e complicações da nutrição parenteral. A mortalidade desse grupo é alta, atingindo 40% em 5 anos nos pacientes com menos de 50 cm de intestino delgado, sendo decorrente de infecções dos cateteres, tromboses dos acessos e doença hepática.

No Brasil, existem poucos estudos disponíveis. Estima-se que ocorram 150 novos casos de falência intestinal ao ano, com mortalidade de 50% nos 6 primeiros meses.

INDICAÇÕES

Em linhas gerais, o TID foi desenvolvido basicamente para tratar a falência intestinal irreversível com complicações da nutrição parenteral. Os demais tipos de enxerto (fígado-intestino, multivisceral e multivisceral modificado) foram se desenvolvendo a partir daí, para tratar outras falências de órgãos abdominais associadas (falência hepática, por exemplo), para contornar dificuldades técnicas (canais biliares extremamente finos em crianças pequenas, abdomes congelados, por exemplo) e para tratar outras condições (pseudo-obstrução intestinal, tumores mesentéricos e tromboses mesentéricas complexas)

Atualmente, apenas pacientes com falha da terapia nutricional parenteral, ou seja, que apresentam complicações da nutrição parenteral crônica, são candidatos ao TID. As complicações mais aceitas como indicações são:

- Trombose de 2 dos 6 acessos venosos principais.
- Doença hepática.
- Episódios de infecções relacionadas ao cateter (2 ou mais ao ano, fungemia, choque ou insuficiência respiratória).
- Alterações do crescimento e desenvolvimento em crianças, e alterações hidroeletrolíticas refratárias.

No entanto, pacientes portadores da síndrome do intestino ultracurto (< 20 cm) podem ser candidatos ao transplante mesmo na ausência de complicações, em razão da péssima qualidade de vida e do prognóstico reservado a longo prazo. De forma semelhante, o TID e suas variantes podem ser indicados quando existe alto risco de morte atribuível à doença de base.

Mais relacionadas ao transplante multivisceral, existem outras indicações: catástrofes abdominais, tumores benignos ou malignos de baixo grau do eixo mesentérico e trombose difusa do sistema mesentérico-portal.

As catástrofes abdominais são uma série de síndromes crônicas debilitantes causadas por trauma abdominal, pancreatite aguda grave, ressecções intestinais extensas ou múltiplas intervenções abdominais, que levam à síndrome do intestino curto, múltiplas fístulas enterocutâneas, obstruções intestinais crônicas ou trombose vascular mesentérica difusa. A substituição completa de todas as vísceras da cavidade abdominal (transplante multivisceral) pode ser a única alternativa de restabelecimento da normalidade fisiológica

SELEÇÃO DO TIPO DE ENXERTO E TÉCNICA OPERATÓRIA

Intestino delgado isolado

Conforme comentado anteriormente, o TID envolve algumas modalidades em que o órgão central a ser transplantado é o intestino delgado. A seleção dos órgãos a serem incluídos vai depender da doença de base, da qualidade dos demais órgãos abdominais, da presença e gravidade de doença hepática e do número de cirurgias abdominais pregressas.

O enxerto de intestino delgado isolado é indicado na presença de falência intestinal irreversível na ausência de disfunção hepática grave ou outra disfunção orgânica abdominal. A determinação da gravidade da doença hepática e da irreversibilidade é realizada de forma mais fidedigna por meio da biópsia hepática. A presença de fibrose em ponte ou cirrose indica a necessidade de substituição do fígado. Alguns estudos mostraram a associação entre os níveis de bilirrubinas, contagem de plaquetas e nível de albumina com a presença de falência hepática em crianças em nutrição parenteral.

Na imensa maioria das vezes, o enxerto de intestino delgado é proveniente de doadores falecidos. Alguns serviços incluem um segmento de cólon no enxerto, normalmente até o cólon transverso em sua porção média, respeitando os limites de irrigação da artéria cólica média. A inclusão de um segmento de cólon é capaz de conferir algumas vantagens na absorção hidroeletrolítica sem acrescentar morbidade.

A utilização de uma incisão mediana é suficiente para essa modalidade de transplante. A irrigação arterial do enxerto é estabelecida por meio de anastomose da artéria mesentérica superior do enxerto com a aorta abdominal infrarrenal, normalmente com a interposição de um enxerto arterial (artéria ilíaca ou artéria carótida). A drenagem venosa é estabelecida através da anastomose da veia mesentérica superior do enxerto com a veia cava inferior infrarrenal. De forma semelhante à artéria, utiliza-se a interposição de um enxerto venoso (veia ilíaca) para facilitar a anastomose. Eventualmente, as reconstruções vasculares podem ser realizadas de maneira ortotópica, mas demandam dissecção mais complexa e normalidade dos vasos mesentéricos do receptor.

Quando se comparam as drenagens sistêmica e ortotópica, um estudo mostrou não haver diferença de sobrevida, no entanto a incidência cumulativa dos episódios de infecção por germes do trato gastrointestinal foi maior no grupo com drenagem sistêmica, sugerindo um papel protetor hepático.

O trânsito intestinal proximal é estabelecido com uma anastomose do jejuno transplantado com o jejuno ou duodeno remanescentes, de maneira semelhante a qualquer anastomose de intestino delgado. Distalmente, confecciona-se uma colostomia ou ileostomia de modo a facilitar a vigilância do enxerto com enteroscospias e biópsias. Gastrostomias podem ser utilizadas com o objetivo de facilitar a alimentação pós-operatória ou para descompressão do trato gastrointestinal. A Figura 2 ilustra um transplante de intestino delgado isolado.

Multivisceral

O enxerto multivisceral inclui em bloco: estômago, duodeno, pâncreas, fígado, intestino delgado (segmentos de cólon podem ser incluídos) (Figura 3).

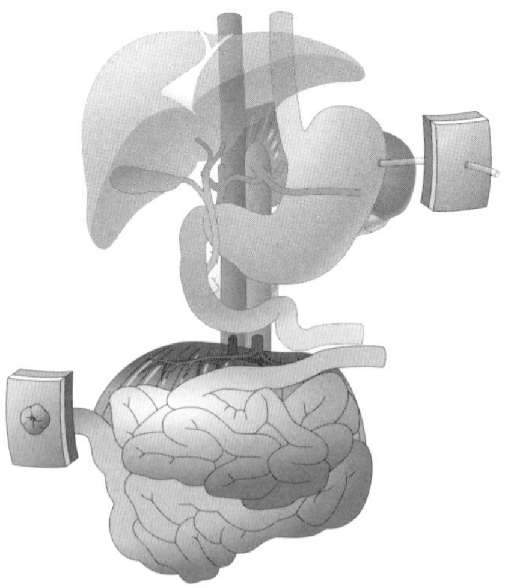

Figura 2 Transplante de intestino delgado isolado com anastomoses vasculares heterotópicas.

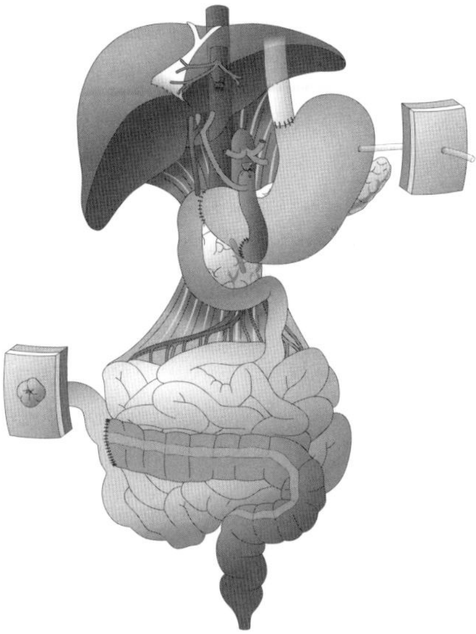

Figura 3 Transplante multivisceral.

Pode ser utilizado em substituição ao enxerto fígado-intestino para o tratamento das falências hepática e intestinal associadas ou para o tratamento de uma série de outras afecções, como mencionado anteriormente.

O acesso à cavidade abdominal deve ser feito através de um incisão mediana com extensão transversal para o flanco D ou para os dois flancos eventualmente. É necessária a evisceração quase completa da cavidade abdominal, com estratégias bastante variadas. Depende de quais vísceras estão presentes na cavidade e da afecção de base. Por exemplo, a ressecção pode ser mais complexa em casos de trombose total da veia porta, em casos de grandes tumores do mesentério, do que em casos de intestino curto com falência hepática.

A ressecção demanda ligadura do tronco celíaco e da artéria mesentérica superior. Desde que possível, são preservados um *pouch* do estômago e o intestino grosso a partir do cólon transverso distal, uma vez que sua irrigação pela artéria mesentérica inferior não foi interrompida. A Figura 4 ilustra a cavidade abdominal vazia após a evisceração.

A irrigação arterial do enxerto é realizada através das artérias mesentérica superior e tronco celíaco através de um conduto arterial com a aorta abdominal infrarrenal. Para facilitar a anastomose arterial no tempo de isquemia quente, dois segmentos de aorta torácica do doador são utilizados: um segmento é utilizado para o prolongamento do segmento de aorta do enxerto que contém o tronco celíaco e a artéria mesentérica superior (Figura 5); outro segmento é anastomosado de maneira terminolateral na aorta abdominal infrarrenal do receptor (Figura 6). No momento do implante, os dois segmentos de aorta torácica são anastomosados (Figura 7).

A drenagem venosa do enxerto é feita através das veias hepáticas para a veia cava inferior do receptor, de maneira idêntica ao transplante hepático, ou seja, anastomose da veia cava do enxerto com a veia cava do receptor (terminolateral ou laterolateral). Habitualmente, essa é a primeira anastomose vascular a ser realizada no momento do implante do enxerto (isquemia quente).

O trânsito alimentar proximal é estabelecido através de uma anastomose do *pouch* gástrico remanescente ou do esôfago abdominal com o estômago transplantado (Figura 8). Em razão da denervação do enxerto, é necessária a realização de uma piloroplastia para facilitar o esvaziamento gástrico. Gastrostomias também podem ser utilizadas para alimentação ou descompressão gástrica eventualmente. Distalmente, confecciona-se uma colostomia ou ileostomia de modo a facilitar a vigilância do enxerto. A Figura 9 ilustra o enxerto transplantado ao final da cirurgia.

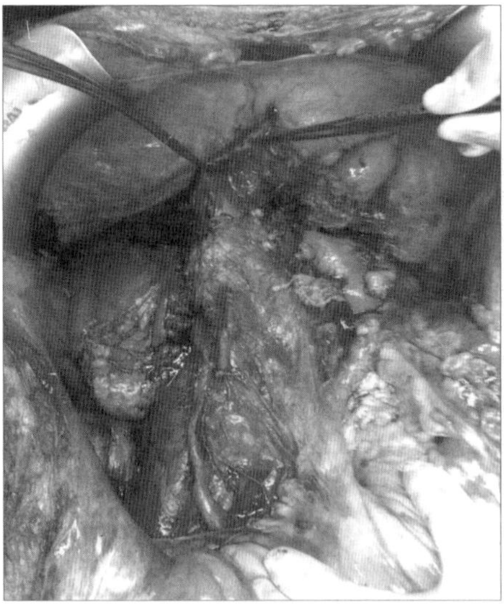

Figura 4 Cavidade abdominal após a evisceração. A cavidade abdominal vazia permite a fácil visualização dos grandes vasos do retroperitônio, dos rins e da musculatura retroperitoneal.

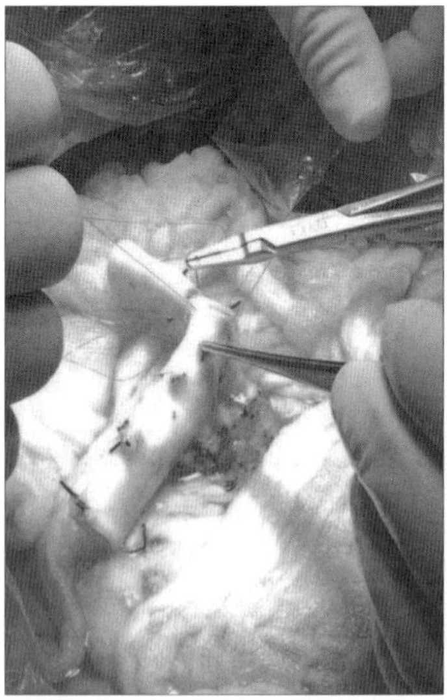

Figura 5 Anastomose do segmento de aorta torácica do doador com o segmento de aorta do enxerto que contém o tronco celíaco e a artéria mesentérica superior.

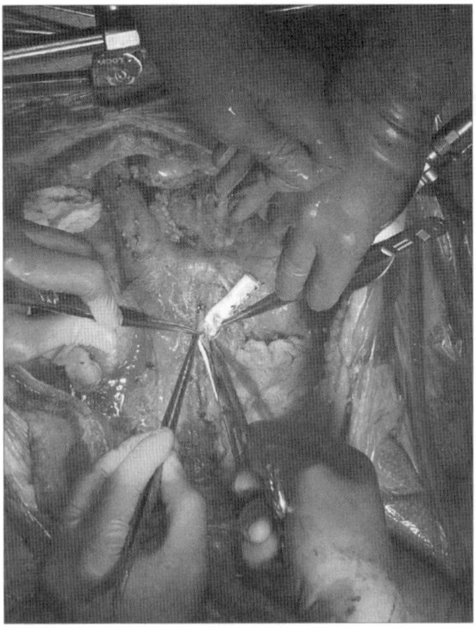

Figura 6 Segmento da aorta torácica do doador sendo anastomosado de maneira terminolateral na aorta abdominal infrarrenal do receptor.

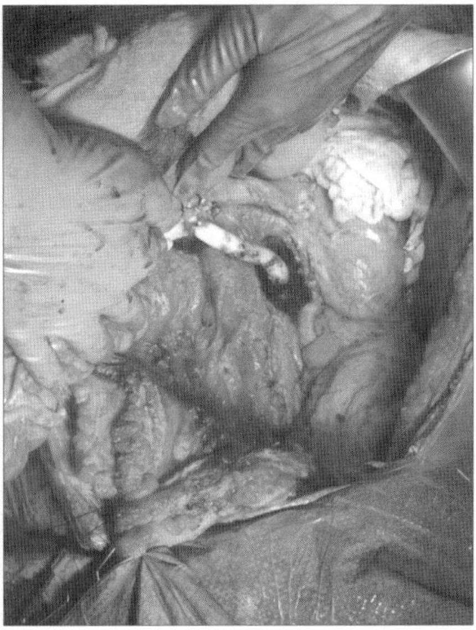

Figura 7 Aspecto final do conduto arterial após a revascularização do enxerto.

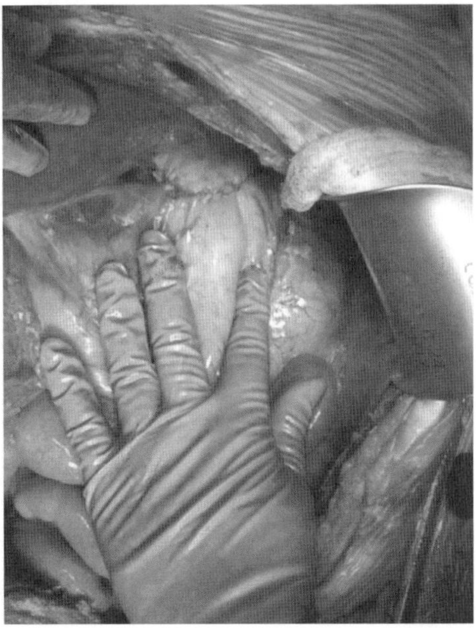

Figura 8 Anastomose do *pouch* gástrico com o estômago transplantado.

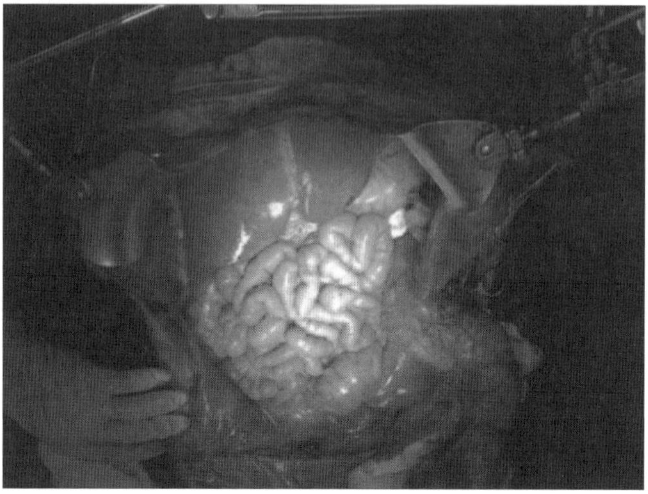

Figura 9 Aspecto final do enxerto multivisceral transplantado.

Multivisceral modificado

No transplante multivisceral modificado, o fígado do receptor é mantido. Doenças motoras do aparelho digestivo, como pseudo-obstrução intestinal ou doenças inflamatórias como Crohn, podem ser indicações.

São transplantados em bloco: estômago, duodeno, pâncreas e intestino delgado (Figura 10). Como o fígado é preservado, a resseção das vísceras abdominais é feita de maneira diferente do transplante multivisceral. Apesar de a veia porta ser seccionada (local da futura anastomose de drenagem venosa do enxerto), a artéria hepática do receptor é preservada.

A irrigação arterial e a continuidade do tubo digestivo são estabelecidas de maneira semelhante ao transplante multivisceral. A drenagem venosa do enxerto é feita através de anastomose da veia porta do receptor com a veia porta do enxerto a nível suprapancreático.

TRANSPLANTE INTESTINAL NA DOENÇA DE CROHN

As doenças inflamatórias intestinais são afecções relativamente frequentes do trato digestivo, podendo implicar morbidade alta, se não diagnosticas e tratadas. Dentre as doenças inflamatórias, a doença de Crohn (DC) é a que mais

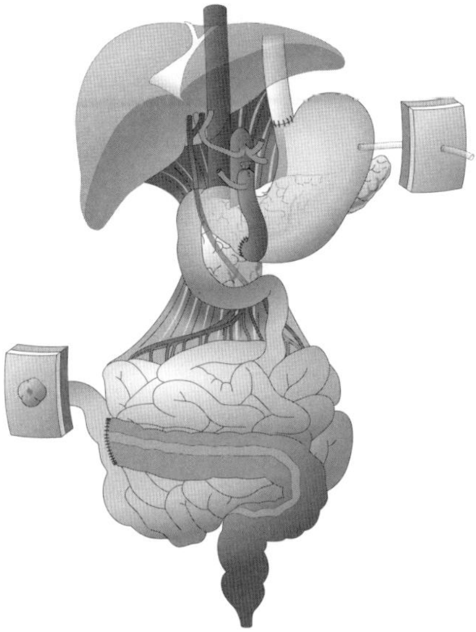

Figura 10 Transplante multivisceral modificado.

implica distúrbios do trato digestivo com potencial de evoluir para falência intestinal.

A DC afeta cerca de 1 em 300 pessoas no mundo ocidental, com incidência crescente em países recém-industrializados.[1,2] O risco de necessidade de cirurgia após o diagnóstico é de 16,3% em 1 ano, 33,3% em 5 anos e 46,6% em 10 anos.[3,4]

Nos dias atuais a capacidade diagnóstica, as campanhas elucidativas sobre a doença e o arsenal terapêutico existente têm diminuído a morbimortalidade da doença. Contudo, o risco de necessidade cirúrgica e de ressecções repetidas subsequentes é alto na DC, e, como a maioria dos pacientes desenvolve sintomas durante a adolescência e o início da idade adulta, cirurgias repetidas podem afetar drasticamente sua qualidade de vida e evoluir para falência intestinal (FI).

Infelizmente, há pacientes com fenótipo grave, que são refratários à terapia disponível e podem evoluir para FI. Os fatores de risco identificados para essa evolução ruim são a idade mais jovem no diagnóstico ou na primeira cirurgia, doença ileocolônica e perianal, história familiar, tabagismo e necessidade inicial de corticosteroides.[5,6] Complicação como sepse abdominal é a causa mais comum de FI em pacientes com DC[6] que necessitaram de transplante de intestino (TxI) *a posteriori*.

Embora a FI possa ocorrer devido a várias condições clínicas, a DC foi considerada a razão mais comum para a insuficiência intestinal.[9] O Brasil não tem estatísticas confiáveis sobre a epidemiologia da FI, muito menos de suas principais causas. No Reino Unido, a DC responde por 30 a 32% dos pacientes com FI;[10,11] já no Japão a incidência de FI secundária a DC é de 8,5 a 18,2% durante os primeiros 20 anos após a apresentação inicial.[12]

O TxI no contexto da DC terá a mesma indicação que as demais patologias; a diferença é que a própria DC pode levar o paciente a diversos cenários possíveis de indicação para o transplante. Nos pacientes com DC, além das ressecções múltiplas, a própria doença primária com perda extensa de mucosa pode levar à FI. Um estudo de 30 pacientes com DC com síndrome do intestino curto (SIC) observou 10 doentes com um comprimento remanescente de intestino delgado menor que 60 cm, 6 com um comprimento de 60 a 120 cm e 14 com um comprimento maior que 120 cm, extensões que em um doente sem DC provavelmente não os colocaria como uma FI tipo III, porém pela lesão de mucosa associada os doentes se comportavam como SIC.[7] Outra possível causa de SIC em pacientes com DC é a trombose venosa mesentérica associada a estados de hipercoagulabilidade relacionados a distúrbios trombóticos, que podem ocorrer em pacientes com DC, principalmente naqueles com ressecções por sepse intra-abdominal ou complicações pós-cirúrgicas.[8]

Além das múltiplas ressecções associadas à evolução da doença, a própria doença de mucosa com má absorção o paciente com DC pode apresentar múltiplas fistulas enterocutâneas, levando a um quadro de catástrofe abdominal, também indicativo de TxI.

O TxI apresentou progresso não apenas no número de transplantes realizados, mas também em sua técnica, indicação de receptores e doadores e principalmente no conhecimento imunológico envolvendo os mecanismos de rejeição celular. Atualmente o TxI está presente em todos os continentes, sendo a SIC a principal indicação. A DC ocupando 11% dos adultos submetidos a TxI.[13] A avaliação da sobrevida global dos pacientes submetidos a TxI portadores de DC é limitada por inúmeros fatores, imaginando-se uma tendência a pior evolução pós-transplante associada à dificuldade do controle da atividade imunológica própria da DC.

Recentemente um estudo pulicado nos EUA, com 86 TxI para DC, indicou que a sobrevida de pacientes em 1, 3 e 5 anos para TxI isolado foi de 85, 67 e 54%, respectivamente, 63, 47 e 41% sendo as taxas de sobrevida para o transplante combinado fígado-intestino (L-ITx). Tais achados não mostraram diferença significativa tanto para a sobrevida global como do enxerto entre os doentes com DC e os sem DC.[14] Na maior coorte relatada de pacientes com DC com TxI, a análise multivariada confirmou que os resultados a longo prazo foram semelhantes para DC e não DC. Um total de 134 pacientes com DC foi incluído, perfazendo 12,5% de todos os TxI. Para todos os pacientes, a sobrevida global foi de 69,2% em 1 ano, 62% em 3 anos e 62% em 5 anos.[15]

Na literatura publicada, as causas mais comuns de morte em pacientes com DC após TxI são infecções e falência do enxerto, seguindo a mesma proporção para os receptores sem DC. Um estudo de Desai et al.[14] relataram que, na população global pós-TxI, infecção foi causa de morte em 40,6% dos casos e falha do enxerto causou 9,4% das mortes pós-TxI. A principal causa de perda do enxerto foi a rejeição celular aguda (RCA) nos primeiros 3 meses (33,3%), seguida de rejeição crônica entre 1 e 5 anos após o transplante (29,7%). Resultados de pacientes submetidos a retransplante foram pobres.

A recorrência de DC após TxI tem sido relatada, com evidência histológica no enxerto intestinal, apesar da aparência endoscópica normal da mucosa e da ausência de manifestações clínicas da doença.[16] As recorrências mais graves da DC, como enterite granulomatosa obstrutiva e falha do enxerto, raramente foram descritas. As biópsias endoscópicas, que representam o padrão ouro no diagnóstico da RCA, limitam-se às camadas superficiais da parede intestinal, o que pode não ser suficiente para a melhor padronização da recorrência da DC.

Contudo, podemos concluir que a indicação de TxI para DC seguirá as mesmas indicações para o paciente sem DC, sendo o resultado observado significativamente semelhante tanto na sobrevida global como do enxerto, além de complicações usuais pós-TxI semelhante. A recorrência de DC é uma realidade, porém seu diagnóstico fica limitado pelo padrão de biópsia realizado de rotina nos pós-TxI. Mais estudos multicêntricos deverão ser realizados para melhor elucidação do TxI no contexto da DC

REFERÊNCIAS BIBLIOGRÁFICAS

1. Grant D. Intestinal Transplant Registry 2015. American Journal of Transplantation, 2015.
2. Abu-Elmagd KM, Costa G, Bond GJ, Soltys K, Sindhi R, Wu T, et al. Five hundred intestinal and multivisceral transplantations at a single center. Annals of Surgery. 2009.
3. Pecora R, David A, Lee AD, Galvão FHF, Cruz-Junior RJ, D'Albuquerque LAC. Small bowel transplantation. Arquivos Brasileiros de Cirurgia Digestiva. 2013.
4. Kubal CA, Mangus RS, Tector AJ. Intestine and multivisceral transplantation: current status and future directions. Curr Gastroenterol Rep. 2015 Jan;17(1):427.

5. Lauro A, Di Benedetto F, Ercolani G, Masetti M, Cautero N, Quintini C, et al. Multivisceral harvest with in vivo technique: methods and results. Transplantation Proceedings. 2005.
6. Cosnes J, Gowerrousseau C, Seksik P, Cortot A. Epidemiology and natural history of inflammatory bowel diseases. Gastroenterology. 2011;140:1785-94.e4.
7. Ng SC, Shi HY, Hamidi N, Underwood FE, Tang W, Benchimol EI, et al. Worldwide incidence and prevalence of inflammatory bowel disease in the 21st century: a systematic review of population--based studies. Lancet. 2017;390:2769-78.
8. Nguyen GC, Loftus EV, Hirano I, Falck-Ytter Y, Singh S, Sultan S, et al. American Gastroenterological Association Institute guideline on the management of Crohn's disease after surgical resection. Gastroenterology. 2017;152:271-5.
9. Frolkis AD, Dykeman J, Negrón ME, Debruyn J, Jette N, Fiest KM, et al. Risk of surgery for inflammatory bowel diseases has decreased over time: a systematic review and meta-analysis of population-based studies. Gastroenterology. 2013;145:996-1006.
10. Limketkai BN, Parian AM, Shah ND, Colombel J-F. Short bowel syndrome and intestinal failure in Crohn's disease. Inflamm Bowel Dis. 2016;22:1209-18.
11. Soop M, Khan H, Nixon E. J Gastrointest Surg. 2003;7:1069-72.
12. Rhee RY, Gloviczki P. Mesenteric venous thrombosis. Surg Clin North Am. 1997;77: 327-38.
13. Pironi L, Konrad D, Brandt C, Joly F, Wanten G, Agostini F, et al. Clinical classification of adult patients with chronic intestinal failure due to benign disease: an international multicenter cross-sectional survey. Clin Nutr. 2018;37:728-38.
14. Dibb M, Soop M, Teubner A, Shaffer J, Abraham A, Carlson G, Lal S. Survival and nutritional dependence on home parenteral nutrition: three decades of experience from a single referral centre. Clin Nutr. 2017;36:570-6.
15. Lloyd DA, Vega R, Bassett P, Forbes A, Gabe SM. Survival and dependence on home parenteral nutrition: experience over a 25-year period in a UK referral centre. Aliment Pharmacol Ther. 2006;24:1231-40.
16. Watanabe Y, Miyoshi N, Fujino S, Takahashi H, Haraguchi N, Hata T, et al. Cumulative inflammation could be a risk factor for intestinal failure in Crohn's disease. Dig Dis Sci. 2019;64:2280-5.
17. Watanabe K, Sasaki I, Fukushima K, Futami K, Ikeuchi H, Sugita A, et al. Long-term incidence and characteristics of intestinal failure in Crohn's disease: a multicenter study. J Gastroenterol. 2014;49:231-8.
18. Grant D, Abu-Elmagd K, Mazariegos G, Vianna R, Langnas A, Mangus R, et al.; Intestinal Transplant Association: intestinal transplant registry report: global activity and trends. Am J Transplant. 2015;15:210-9.
19. Desai CS, Khan K, Gruessner A, Gruessner R. Outcome of intestinal transplants for patients with Crohn's disease. Transplant Proc. 2013;45:3356-60.
20. Limketkai B, Orandi B, Luo X, Segev D, Colombel JF. Intestinal transplantation for Crohn's disease: a 5-year nationwide follow-up. J Crohns Colitis. 2015;9(Suppl 1):S222.
21. Harpaz N, Schiano T, Ruf AE, Shukla D, Tao Y, Fishbein TM, et al. Early and frequent histological recurrence of Crohn's disease in small intestinal allografts. Transplantation. 2005;80:1667-70.

CAPÍTULO 17

O papel da enfermagem e o preparo para o autocuidado do paciente com doença inflamatória intestinal

Adriana Murari França
Juliana Harumi Mendes Yasui
Maria Lucia Facundo de Souza Saito

A assistência de enfermagem é definida como o processo do cuidar da pessoa, o que implica ultrapassar os limites das tarefas rotineiras. Trata-se fundamentalmente de oferecer os cuidados em sua integralidade e singularidade, bem como de expandi-lo às questões familiares, sociais, à reabilitação física e espiritual.[1]

Para realizar as intervenções, a assistência de enfermagem deve estar pautada em um planejamento com base em seus problemas ativos, deve estar trilhada em um protocolo institucional e seguir um algoritmo que lhe é determinado a fim de assegurar todos os processos para garantir um desfecho de sucesso.[2]

O paciente com doença inflamatória intestinal em geral procura ajuda médica quando sua qualidade de vida está degradada, com baixa produtividade no trabalho, fragilizado pela situação decorrente da doença, quadro de dor abdominal, fadiga, diarreia com sangue e tenesmo.[3]

A análise do processo de desenvolvimento pessoal do paciente ocorre em todo o ciclo assistencial e traduz-se no desenvolvimento de ambas as partes, ou seja, o processo de aprendizado segundo a teoria transpessoal desenvolve o profissional orientador e quem recebe a orientação. É uma estratégia de aprendizado horizontal, na qual os dois lados são beneficiados.[4]

A orientação do autocuidado ao paciente é um desafio no contexto atual, uma vez que os custos hospitalares aumentam à medida que o paciente fica internado. Para otimizar o tempo da educação do autocuidado, a enfermagem deve executar uma estratégia para que esse processo ocorra, individualizando o aprendizado, respeitando as limitações físicas e psicológicas de cada paciente.[5]

O profissional precisa saber de todo o contexto social, cultural e cognitivo desse indivíduo, adaptando-se a suas necessidades, envolvendo a família, favorecendo assim o desenvolvimento das habilidades. Deve trazer segurança no processo educacional do paciente. O enfermeiro, além de facilitador, é o profissional referência para a aceitação do autocuidado.[6]

HISTÓRICO DE ENFERMAGEM E AVALIAÇÃO FÍSICA

O histórico é uma ferramenta em que o profissional de enfermagem faz o levantamento de problemas ativos por meio da avaliação física, mental e espiritual do paciente, além de auxiliar na promoção de um plano terapêutico seguro e eficaz. As estratégias assistenciais deverão ser individualizadas, pautadas na lista de problemas, gerenciadas por meio da prescrição de enfermagem, permitindo horário de aprazamento e definindo cronologicamente a rotina a ser seguida. Essa metodologia traz acolhimento, segurança e direcionamento no processo do cuidar centrado no paciente no período de internação e, quando pertinente, no período pré-operatório, no transoperatório e no pós-operatório.[7]

ATENÇÃO AO PACIENTE COM TRATAMENTO CLÍNICO

As doenças inflamatórias intestinais trazem um histórico de sofrimento, dor, sensação de incapacidade, além do afastamento social. O contexto familiar pode acrescentar sentimentos de compaixão, superproteção e até mesmo afastamento pela situação, demandando falta de conhecimento e fragilidade em todo o processo terapêutico. Nesse sentido, o enfermeiro exerce o papel de envolver a equipe interdisciplinar para fazer o manejo de ajuste social, oferecendo a possibilidade de aceitação da doença por meio do conhecimento e do desenvolvimento de habilidades nas experiências diárias. Assim, o levantamento de problemas nortenará todo o processo do cuidar, sempre envolvendo o paciente e a família. A avaliação dos problemas desencadeia o despertar clínico do enfermeiro, para que, com base na história clínica e física, sejam definidas as intervenções de enfermagem.[8]

Vigilância dos sinais vitais, controle de peso, diurese, controle do número de episódios de evacuações e acompanhamento de resultados de exames fazem parte do processo intervencionista de enfermagem, uma vez que esses pacientes podem apresentar sinais de fadiga justificados pela perda de peso, perda de líquido excessiva por via fecal, perda de sangue, além do risco iminente do processo infeccioso. O suporte terapêutico com a equipe médica pode diminuir os danos ao paciente com a reposição de eletrólitos, vitaminas, nutrição adequada, se necessário por via parenteral. Monitorar a glicemia capilar durante toda a internação deve ser considerado devido ao uso de corticoides para o controle da doença, o que pode elevar os níveis glicêmicos, aumentando as chances de infecções de sítio cirúrgico.[9]

O estado nutricional do paciente deve ser analisado e encaminhado ao profissional nutricionista para adequar o aporte calórico para cada situação, a fim de auxiliar na prevenção de quadros infecciosos e de oferecer uma evolução clínica favorável.[10]

A distensão abdominal durante o processo ativo da doença, acompanhada de cólicas, pode ser aliviada com analgésicos e medicações que reduzam a frequência intestinal. O monitoramento e o controle da dor são intervenções fundamentais que diminuem o processo de ansiedade, trazendo mais conforto ao paciente e redução da perda fecal.[11]

O estado nutricional, comorbidades, além do quadro diarreico, podem desencadear dermatites, detectadas pelo enfermeiro durante a avaliação física do paciente. Esses são quadros dolorosos e de difícil manejo, dependendo da frequência das eliminações apresentadas pelo portador da doença inflamatória intestinal. A escala de Braden é um norteador para prevenir o aparecimento ou ao menos diminuir a ocorrência, o que pode ser feito por meio de intervenções de enfermagem com o uso de produtos à base de polímeros e sabonetes com pH levemente ácido para higienização. Outra recomendação é realizar trocas de fralda em menor tempo de uso.[12]

A identificação do risco de baixa autoestima durante a avaliação de enfermagem evidencia uma possibilidade de pior qualidade de vida, e deve ser compartilhada com o médico do paciente. Nesse caso, a solicitação de uma avaliação da psicologia deve ser considerada, para favorecer um melhor aprendizado e uma melhor autoaceitação desse novo momento da vida.[13]

ATENÇÃO AO PACIENTE CIRÚRGICO

Os procedimentos operatórios em situações de doenças inflamatórias intestinais são indicados quando há diminuição da qualidade de vida do paciente, devido às internações por infecções de repetição ou quando a terapia farmacológica não tem mais aplicabilidade no caso, já que o diagnóstico é realizado tardiamente. Estudos demonstram que a colectomia será indicada em algum momento da progressão da doença, após 10 anos do diagnóstico.[14,15]

A avaliação de enfermagem é o momento em que deve existir interatividade entre as partes interessadas, identificando problemas, realizando intervenções, validando com o paciente as orientações que foram realizadas através do *teach back* e avaliando se as implementações foram satisfatórias para o autocuidado. No caso do paciente que será submetido a tratamento cirúrgico, essa avaliação deve ser realizada primeiramente por meio da análise clínica, sendo o acompanhamento com a equipe interdisciplinar de extrema importância para a recuperação no pós-operatório. O enfermeiro deve oferecer orientações, demonstrar materiais e adjuvantes, tirar dúvidas, desenvolver habilidades individuais e permitir que o autocuidado seja desenvolvido de forma natural, com a participação de um parceiro do cuidado.[16]

PREPARO PRÉ-OPERATÓRIO

O procedimento pré-operatório é o período que ocorre a partir do momento em que é marcada a cirurgia e deve se estender até o momento da chegada ao centro cirúrgico. O médico inicia a orientação técnica sobre o procedimento ao qual o paciente será submetido e sobre a dieta que antecede a cirurgia, bem como exames e o tipo de medicação que será administrada para o preparo de cólon.

O paciente, sendo o centro de todo o processo, deve sempre estar orientado quanto aos procedimentos pré-operatórios, bem como seu parceiro de cuidado, a fim de evitar quadros de ansiedade em todo o ciclo assistencial e complicações no pós-operatório. Não foi evidenciada correlação entre o uso de biológicos antes do procedimento cirúrgico e prevenção de complicações, mas é importante ressaltar que a decisão para a confecção de um estoma durante a cirurgia dependerá de fatores como questões nutricionais, idade e ambiente abdominal desfavorável.[17,18]

DEMARCAÇÃO

Quando a doença está em estado penetrante ou quando as condições clínicas do paciente não são favoráveis a uma cicatrização adequada da anastomose, a confecção de um estoma pode ser necessária para o desvio do trânsito. Essa possibilidade deverá ser esclarecida pela equipe médica ao paciente antes da internação. Entretanto, nem sempre as cirurgias eletivas ou de urgência são programadas com antecedência. Para melhor experiência ao paciente é necessário que o profissional de enfermagem seja habilitado na marcação no local adequado no abdome, a fim de prevenir hérnias paraestomais, dermatites, prolapso e adaptação dos dispositivos, no caso de ser realizada a confecção de um estoma. Tal procedimento é de caráter prioritário, com o intuito de adequar as possíveis bases adesivas para o paciente, bem como de oferecer a oportunidade para que ele entre em contato com os materiais, diminuindo o processo de ansiedade no pós-operatório.

A marcação inadequada pode trazer efeitos negativos à qualidade de vida do paciente, portanto deve-se fazer um levantamento do histórico cultural, religioso, limitações físicas e mentais. Deve ser respeitada a prática de desenhar a marcação dentro do músculo reto abdominal com margem de 5 cm dos rebordos costais, região umbilical e região inguinal. O contorno abdominal, pregas, cicatrizes e herniações devem ser evitados durante a demarcação do estoma. Durante o procedimento o paciente deve ser estimulado a sentar, abaixar-se, deitar-se e inclinar-se.[19,20]

Segundo a Portaria MS nº 400, de 16 novembro de 2009, artigo 3º e parágrafo 1º, o paciente portador de estoma deverá ter acesso a orientação, atenção ao planejamento e prevenção de complicações nas estomias. Oferecer equipamentos coletores e adjuvantes adequados para o uso.[21]

PREPARO DO CÓLON

O preparo do cólon é um procedimento realizado no dia que antecede o procedimento cirúrgico por meio de uma dieta líquida livre de resíduos, somada ao uso de laxantes. Também podem ser utilizadas lavagens intestinais. Tem como objetivo remover todo o conteúdo fecal do cólon para diminuir a concentração de bactérias intraluminal.

O enfermeiro faz o levantamento de todo o processo assistencial, sincronizando os procedimentos pré-operatórios, desde a dieta a ser liberada até a delegação do preparo de cólon, que pode ser prescrita ou protocolada pela instituição. A Sociedade Americana de Cirurgiões de Cólon e Reto recomenda com nível forte de evidência que o emprego do preparo mecânico do cólon combinado com o uso de antibiótico oral diminui as infecções do sítio cirúrgico. O preparo do cólon deverá ser individualizado, levando em consideração que o paciente pode ter estenoses luminais. A idade e doenças crônicas como problemas cardíacos e renais devem ser analisados pelo enfermeiro, que deve estar atento e ter visão clínica desde o momento da internação, a fim de compartilhar com o médico possíveis complicações durante o preparo.[22]

A ASSISTÊNCIA DE ENFERMAGEM DURANTE O PREPARO

A assistência de enfermagem deverá seguir cuidados primordiais que dependem da idade, condição física e estado cognitivo do paciente. Há um potencial para quedas devido ao aumento da frequência das evacuações, devido ao poder osmótico das soluções no intestino. Quadros de náuseas e vômitos acompanhados de distensão abdominal podem ser uma urgência, e devem ser compartilhados com a equipe médica, podendo ser interrompido ou modificado para a forma somente retrógrada do preparo. Os sinais vitais devem ser monitorados durante todo o preparo, visando à manutenção da hidratação e avaliando possível translocação bacteriana. A evacuação ideal para o término do preparo é aquela que não apresenta nenhum resíduo, de cor amarelo-clara transparente[23].

O jejum de 8 horas em geral é a orientação estabelecida, além da avaliação pré-anestésica.

INTERVENÇÃO DE ENFERMAGEM NO PÓS-OPERATÓRIO

Pós-operatório imediato

O período que sucede o procedimento cirúrgico merece um acompanhamento de profissionais capacitados para gerenciar os sinais vitais, o volume de fluidos eliminados por drenos e sondas, o volume urinário e a eliminação de sangramentos. O controle de dor no pós-operatório é considerado um alarme quando não há melhora após 24 horas do procedimento. O quadro álgico acompanhado por distensão abdominal, diminuição do ritmo de produção urinária, ou quando o paciente relata tonturas ao ser posicionado no leito, pode indicar possíveis complicações, e o caso deve ser compartilhado com o cirurgião, ou mesmo pedir avaliação do médico plantonista da instituição.[24]

Pacientes que usaram glicocorticoides para a manutenção da remissão da doença devem ser monitorados quanto aos níveis glicêmicos. A recomendação da American Association of Clinical Endocrinologist e da American Diabetes

Association é que a meta glicêmica do paciente internado deve permanecer entre 140 e 180 mg/dL. As alterações glicêmicas em resposta ao estresse cirúrgico devem ser controladas de acordo com o protocolo institucional com o uso de insulinas. Estudos demonstraram que o descontrole de níveis glicêmicos pode determinar uma chance maior de mortalidade. Para pacientes em jejum, a orientação é realizar controles de 4 em 4 horas com suplementação de insulina conforme a prescrição do médico.[25]

A profilaxia de tromboembolismo venoso pelo uso de meias compressivas e de compressor pneumático deve ser mantida, além dos cuidados na administração de anticoagulantes de baixo peso molecular.[26]

Em casos de procedimentos com confecção de estoma, o enfermeiro deve estar atento para avaliar a cor, umidade e eliminação de efluente. Estoma de cor escurecida com aspecto de necrose e descolamentos mucocutâneos, devem ser relatados ao médico. O equipamento coletor deverá ter bolsa drenável transparente para facilitar a avaliação do aspecto do estoma e do efluente.[27]

Pós-operatório mediato no paciente com estomia

É o período de transição entre a reabilitação e a adaptação da continuidade dos cuidados em casa. As orientações após 48 horas do procedimento cirúrgico devem ser iniciadas sob a supervisão e acompanhamento de familiares, e a equipe multidisciplinar é parte integrante do fornecimento das orientações no processo do cuidar.

Durante a internação é importante avaliar a autonomia e a aceitação do paciente caso tenha um estoma e, é nessa fase que o vínculo entre o profissional de enfermagem e o paciente ocorre. É a fase em que o profissional faz a avaliação e a definição da base adesiva com a qual o paciente irá para a casa. A orientação é o momento no qual o enfermeiro, o paciente e o parceiro do cuidado interagem no ciclo de aprendizado, e em que o enfermeiro oferece meios para a resolução de problemas no dia a dia. Durante a internação, o enfermeiro precisa receber o *teach back* do aprendizado, por meio da execução da troca da base adesiva, que pode ser realizada por familiar ou pelo próprio paciente. É necessário que o paciente ou familiar troque a base adesiva e entre em contato com adjuvantes antes da alta hospitalar. O enfermeiro é responsável por encaminhar o paciente ao ambulatório, ou aos polos para acompanhamento periódico.[28]

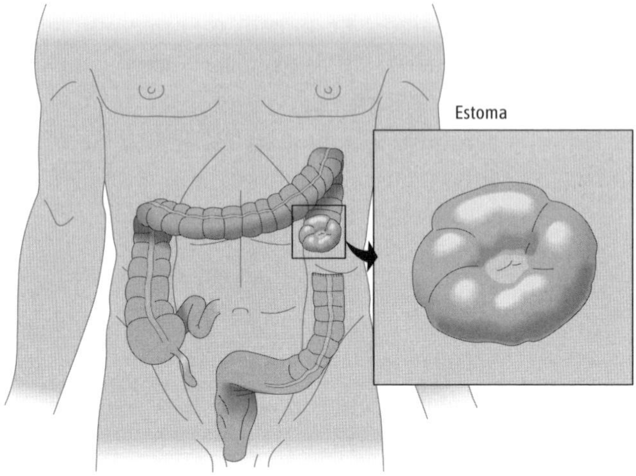

Figura 1 Colostomia.

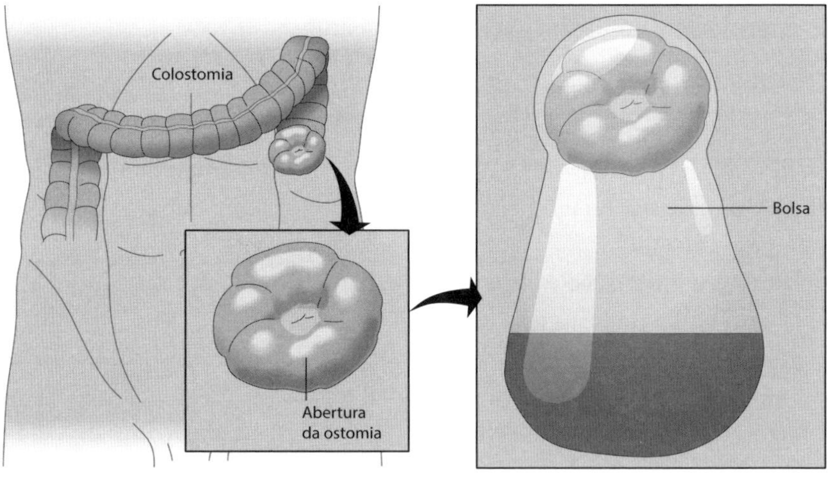

Figura 2 Colostomia.

ACOLHIMENTO DO PACIENTE

Os impactos físicos e psicológicos podem demandar um tempo maior para que ocorra o processo de autoaceitação, e isso reflete diretamente no aprendizado, na manipulação e no manejo do equipamento coletor, podendo inviabilizar a autonomia do autocuidado. Respeitar esse momento tem importância fundamental para o entendimento das deficiências e aprimorar habilidades para os cuidados com o estoma. Para tanto, cabe à equipe de profissionais estar apta a oferecer, em sua condição, meios para o paciente se adaptar no âmbito socioemocional e espiritual a fim de criar uma base de autoaceitação.[29]

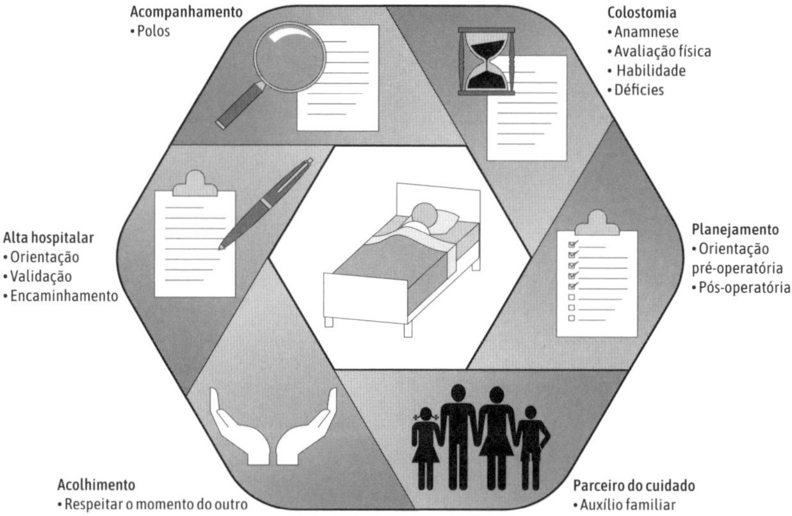

Figura 3 Cuidados de enfermagem.
Fonte: elaborada pelas autoras.

REFERÊNCIAS BIBLIOGRÁFICAS

1. Nascimento ABD. Conhecimento e métodos do cuidar em enfermagem. Porto Alegre: SAGAH; 2019. p.17-8.
2. Pellico LH. Enfermagem médico-cirúrgica. In: Grimshaw Rs. Papel da enfermeira na saúde do adulto. Rio de Janeiro: Guanabara Koogan; 2015. p.2-10.
3. Parra RS, Chebli JMF, Amarante HMBS, Flores C, Parente JML, Ramos O, et al. Qualidade de vida, comprometimento da produtividade no trabalho e recursos de saúde em doenças inflamatórias intestinais no Brasil. World J Gastroenterol. 2019 Out: p.5862-82.
4. Braga GC, Silva JV. Teorias de enfermagem. In: Sales LVT, Paixão MG, Castro O. Teoria do cuidado transpessoal – Jean Watson. São Paulo: Látria; 2011. p.225-40. Cap. 10.
5. Salomé GM, Almeida SA, Mendes B, Carvalho MRF, Junior MRM. Avaliação do bem-estar subjetivo e qualidade de vida em pacientes com estoma intestinal. Revista de Coloproctologia (Rio de Janeiro). 2015 Sep;35(3):168-74.
6. Mauricio VC, Oliveira NVD, Lisboa MTL. O enfermeiro e sua participação no processo de reabilitação da pessoa com estoma. Esc Anna Nery. 2013;17(3):416-22.
7. Potter P. Fundamentos de enfermagem: histórico de enfermagem. 9.ed. Rio de Janeiro: Guanabara Koogan; 2018. p.209-22.

8. Cardozo WS, Sobrado CW. Doença inflamatória intestinal. In: Castro CR. Aspectos psicológicos na doença inflamatória intestinal. 2.ed. São Paulo: Manole; 2015. p.615-21.
9. Oliveira AC, Silva MVG. Teoria e prática na prevenção da infecção do sítio cirúrgico. In: Borges EL, Coutinho VL, Carneiro M. Ferida operatória. São Paulo: Manole; 2015. p.181-5.
10. Ferraz A, et al. Cirurgia digestiva: bases da técnica cirúrgica e trauma. In: Sousa MG, Nunes PC, Mourato R. Aspectos nutricionais no paciente cirúrgico. Rio de Janeiro: Revinter; 2016. p.131-3.
11. Brunner LS, Suddarth DS, Souza SRD. Brunner & Suddarth: manual de enfermagem médico-cirúrgica. 14.ed. Rio de Janeiro: Guanabara Koogan; 2019. p.226-34.
12. Monteiro DS, Borges EL, Spira JAO, Garcia TF, Matos SS. Incidência de lesões de pele, risco e características clínicas de pacientes críticos. Texto Contexto Enfermagem. 2021;30.
13. Ferreira EC, Barbosa MH, Sonobe HM, Barichello E. Autoestima e qualidade de vida relacionada à saúde de estomizado. Revista Brasileira de Enfermagem. 2016 Sep;70(2):271-8.
14. Baños FJ, Grillo-Ardila CF, Spira CF, Alfaro E, Andara-Ramires MT, Barahona-Garrido J, et al. Atualização das diretrizes da prática clínica da Pancco para o tratamento da colite ulcerativa na população adulta. Rev Gastroenterol Mex. 2022 Jul-Set;(3):342-61.
15. Mendonça CM, Neto IJFC, Rolim AS, Robles L. Doenças inflamatórias intestinais: características, evolução e qualidade de vida. 2022;35.
16. Nery IS, Gomes IS, Moraes SDS, Viana LMM. Percepção de enfermeiras sobre as relações interpessoais na consulta de enfermagem. Rev Enf UFPI. 2011 Abr];1(1):29-35.
17. Quaresma AB, Yamamoto T, Kotze PG. Resultados biológicos e cirúrgicos na doença de Crohn: existe uma relação direta? Terapia Adv Gastroenterol. 2020;13.
18. Sena AC, Nascimento ERP, Maia ARCR. Prática do enfermeiro no cuidado ao paciente no pré-operatório imediato de cirurgia eletiva. Rev Gaúcha Enferm. 2013 Set; 34(3).
19. Corman ML. Corman: cirurgia colorretal: estomas intestinais. 6.ed. Rio de Janeiro: Revinter; 2017. p1400-1.
20. Menter RM, Dpherty GM. Current: procedimentos. In: Cannon J, Huang E. Manejo operatório da doença intestinal inflamatória [Bookshelf] Porto Alegre: AMGH; 2012.
21. Brasil. Ministério da Saúde. Secretaria de Atenção à Saúde. Portaria n. 400, de 16 de novembro de 2009. Estabelece diretrizes nacionais para atenção à saúde das pessoas ostomizadas no âmbito do Sistema Único de Saúde – SUS. Brasília, DF: Ministério da Saúde; 2009.
22. Migaly J, Bafford AC, Francone TD, Gaertner WB, Eskicioglu C, Bordeianou L. Clinical practice guidelines for the use of bowel preparation in elective colon and rectal surgery. Dis Colon Rectum. 2019 Jan;62(1):3-8.
23. Santos VLCG, Cesaretti IUR. Assistência em estomaterapia: cuidando de pessoas com estoma. In: Cesaretti IUR, Leite MG, Filippin MJ, Santos VLCG. Cuidando de pessoas nos períodos pré, trans e pós-operatórios de cirurgias geradoras de estomia. 2.ed. São Paulo: Atheneu; 2015. p.83-97.
24. Doherty GM. Current cirurgia. In: Rosen JE. Cuidados pós-operatórios. 14.ed. Porto Alegre: AMGH; 2017. p.34-42.
25. Bandeira F, Mancini M, Graf H, Griz L, Faria M, Lazaretti-Castro M. Endocrinologia e diabetes. In: Fonseca RMC, Guedes AD, Fonseca LC. Controle glicêmico do paciente diabético internado. 3.ed. Rio de Janeiro: Medbook; 2015. p.843-50.
26. Cronenwett JL. Rutherford cirurgia vascular. In: Papia G. Cuidados no pós-operatório. 8.ed. Rio de Janeiro: Elsevier; 2016.
27. Pellico, LH. Enfermagem médico-cirúrgica. In: Junior, PRM. Manejo de enfermagem: distúrbios intestinais e retais. Rio de Janeiro: Guanabara Koogan; 2015. p.646-52.
28. Perry AG, Potter PA, Elkin MK. Procedimentos e intervenções de enfermagem: cuidados. 5.ed. São Paulo: GEN Guanabara Koogan; 2013.
29. Sasaki VDM, Teles AAS, Silva NM, Russo TMS, Pantoni LA, Aguiar JC, et al. O autocuidado da pessoa com estomia intestina: além do procedimental rumo à reabilitação. Revista Brasileira de Enfermagem. 2021 Mar;74(1):e20200088.

CAPÍTULO 18

Atendimento pré-consulta dos pacientes com doença inflamatória intestinal no Centro de Doenças Inflamatórias Intestinais do Hospital Israelita Albert Einstein

Elaine Vilar Jacobsen Azevedo
Maria Lucicleide da Silva Santos

O Centro de Doenças Inflamatórias Intestinais (DII) do Hospital Israelita Albert Einstein (HIAE) foi criado com o objetivo de oferecer um serviço completo em atenção, cuidado e acompanhamento do paciente com DII, minimizar o impacto da doença no dia a dia, criar e manter aproximação do paciente e equipe, monitorizar a adesão ao tratamento e sinais precoces de retorno da atividade da doença. A pessoa com DII se enquadra em um grupo com necessidades específicas, assegurando cuidados de saúde eficazes, programas e projetos de intervenção.

Contamos com um ambiente multidisciplinar, enfermeiro, médico cirurgião, médico gastroenterologista, nutricionista e psicóloga com enfoque no estado de saúde atual, índice da atividade intestinal, tratamento, medicamentos em uso, rotina alimentar que auxilia no tratamento e mantém o paciente em remissão, apoio ao processo da doença que tem implicações diretas no bem-estar físico, psíquico e social, toda a estrutura para diagnóstico e melhor tratamento de modo constante. Contamos ainda com recursos de telemedicina.

Dispomos de ambiente para realização de exames específicos: ressonância magnética e tomografia computadorizada, endoscopia digestiva alta, colonoscopias, calprotectina fecal, dosagem de nível sérico dos medicamentos e anticorpos antidroga, entre outros, para diagnóstico das doenças inflamatórias intestinais.

Nosso processo de atendimento começa a partir do agendamento com a equipe médica e conta com a pré-consulta de enfermagem, realizada pelo enfermeiro navegador, avaliando a necessidade do paciente por meio de uma entrevista. Nesse momento colhemos o histórico de enfermagem, com levantamento de história pregressa, coleta de dados, situação vacinal, levantamento de exames anteriores, e junto a ele desenvolvemos um plano para transpor as barreiras auxiliando o acompanhamento multidisciplinar (multi). Ainda, serão fornecidas as orientações necessárias para o acompanhamento.

A pré-consulta e a consulta de enfermagem fazem parte do processo de sistematização da assistência de enfermagem, que é dividido em cinco etapas:

1. Coleta de dados ou histórico de saúde.
2. Diagnóstico de enfermagem.
3. Planejamento de enfermagem.
4. Implementação de enfermagem.
5. Avaliação de enfermagem.

Essas etapas garantem a tomada de decisão baseada em evidências científicas de forma individual, garantindo qualidade e segurança no processo.

Tais atribuições foram conferidas pelo Conselho Federal de Enfermagem (Cofen), dispostas no Decreto n. 94.406, de 8 de junho de 1987, que regulamenta a Lei n 7.498, de 25 de junho de 1986, especialmente no seu art. 8º, inciso I, "e", que, de igual modo, prevê a consulta de enfermagem como atividade privativa do Enfermeiro; Resolução Cofen n. 429, de 30 de maio de 2012, que dispõe sobre o registro das ações profissionais no prontuário do paciente, e em outros documentos próprios da enfermagem, independentemente dos meios de suporte – tradicional ou eletrônico.

É na pré-consulta que começamos a construir a relação ética paciente/equipe multi, quando ouvimos seus relatos, dificuldades com o diagnóstico, adesão ao tratamento, dúvidas e medos. Nessa fase o enfermeiro é um facilitador, já que viabiliza todos os agendamentos, faz os direcionamentos para a realização de exames, retornos e acompanhamento posterior aos atendimentos, além de orientar a anotação de seus hábitos intestinais para aplicação das ferramentas de classificação e avaliação de atividade da doença para posterior conduta médica.

FERRAMENTAS UTILIZADAS PARA CLASSIFICAR E AVALIAR A ATIVIDADE DA DOENÇA

Escore de Mayo

É o sistema de avaliação de atividade da retocolite ulcerativa que integra aspectos clínicos e endoscópicos.

O escore de Mayo foi criado em 1987 por Kenneth W. Schroeder, professor associado de medicina, especialmente em gastroenterologia e hepatologia, da Mayo Clinic, pesquisador diagnóstico/tratamento endoscópico de doenças gastrointestinais e doenças inflamatórias intestinais. O Dr. Schroeder criou o escore para avaliar a resposta à terapia secundária ao uso de aminossalicilatos.

Os parâmetros seguidos são hábito intestinal, sangramento retal, aspecto da mucosa visto pela retossigmoidoscopia e apresentação clínica, permitindo acompanhar as mudanças do quadro clínico. Não é totalmente validado, mas é o sistema mais utilizado em ensaios clínicos.

O cálculo é feito considerando o valor do escore (0, 1, 2, 3) para cada um dos quatro critérios avaliados (número de evacuações, sangramento retal, achados endoscópicos e avaliação global).

Índice de Atividade da Doença de Crohn (IADC)

O IADC foi criado por William R. Best após estudo com 112 pacientes. A vantagem desse sistema é que ele é validado, sendo considerado padrão-ouro de avaliação clínica. São necessários 7 dias para completa avaliação.

É uma escala de pontuação que vai de 0 a 600 e pode assim ser classificada:

- Valor total $\geq$ 150 pontos: sugere remissão.
- Valor entre 150 e 250: sugere atividade leve.
- Valores > 250 pontos: sugere atividade moderada.
- Valores > 450 pontos: sugere atividade grave (alguns autores consideram graves valores já acima de 350).

Além disso uma queda de 70 a 100 pontos sugere resposta clínica.

Número evacuações	○ nº habitual ○ 1-2x a mais do habitual ○ 3-4x a mais do habitual ⊙ 5 ou mais a mais do habitual
Sangramento retal	○ Ausência ○ Raios de sangue - menos da metade das evacuações ⊙ Sangue vivo na maioria das evacuações ○ Evacuação apenas com sangue
Achados endoscópicos	○ Ausência de doença e doença inativa (cicatriz) ⊙ Doença leve (eritema, abaixo do padrão vascular, leve friabilidade) ○ Doença moderada (eritema evidente, perda do padrão vascular, erosões) ○ Doença grave (sangramento espontâneo, ulcerações)
Avaliação global	○ Normal ○ Doença leve ⊙ Doença moderada ○ Doença grave
Escore	8
Gravidade da doença	Atividade moderada
Últimos escores	MAYO - escore: 8 (13/06/22 13:46:00)

Figura 1 Escore de Mayo.

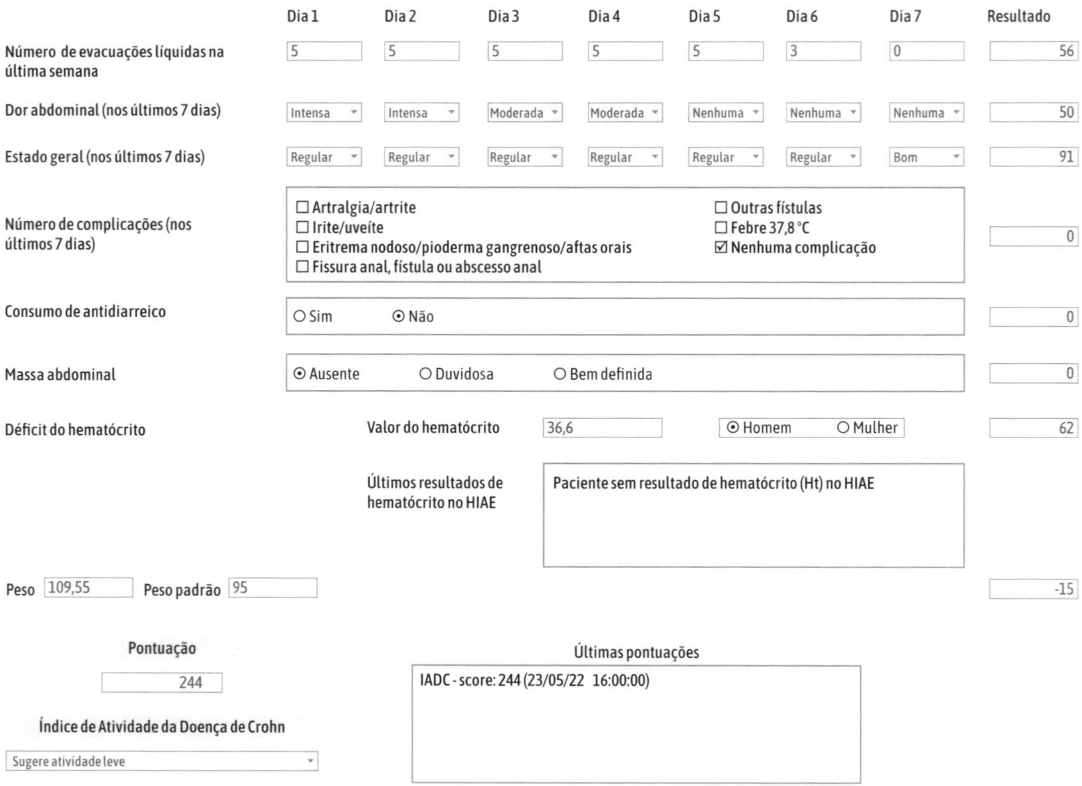

Figura 2 Índice de atividade da doença de Crohn.

A IMPORTÂNCIA DA IMUNIZAÇÃO PARA PACIENTES COM DOENÇA INFLAMATÓRIA INTESTINAL

As vacinas são produzidas a partir do próprio agente causador da doença, que é colocado em nosso organismo de forma enfraquecida ou inativada, desenvolvendo imunidade.

Tipos de vacinas

- Toxoides.
- Proteínas ou açúcares de bactérias ou vírus.
- Bactérias ou vírus inativados (mortos).
- Bactérias ou vírus vivos atenuados.

Pacientes com doenças inflamatórias intestinais podem apresentar risco aumentado de algumas infecções que poderiam ser evitadas pela vacinação, porém percebemos que a cobertura vacinal permanece baixa, na maioria das vezes por falta de informação e/ou orientação.

Todos os pacientes de doença inflamatória intestinal devem ser vacinados, preferencialmente antes de iniciar o tratamento imunossupressor, conforme a idade e o calendário vacinal, pois o uso de medicamentos imunossupressores pode alterar a eficácia de algumas vacinas.

O contato entre o imunocomprometido e o indivíduo que recebeu a vacina com vírus atenuado deve ter um intervalo de até 7 dias. O paciente deve evitar contato com pessoas que apresentem lesões na pele após receberem a vacina de herpes-zóster ou varicela.

Para uma proteção indireta é muito importante que as pessoas que convivem com esse indivíduo tenham seu histórico vacinal completo em dia.

Vacinas inativadas podem ser administradas pelo menos 14 dias antes do início da terapia imunossupressora; para as vivas atenuadas, o ideal é que seja 4 semanas antes. Na impossibilidade de aguardar, manter intervalo mínimo de 2 semanas.

Caso não seja possível tomar as vacinas antes do tratamento, a imunização pode ser realizada, se a doença estiver controlada, 3 meses depois da suspensão do tratamento.

Quadro 1 Vacinas que não têm indicação para serem administradas durante o tratamento com imunossupressores: bactérias ou vírus vivos atenuados

Febre amarela
Sarampo, caxumba e rubéola (SCR)
Varicela
BCG
Pólio oral (VOP)
Herpes-zóster (Zostavax)
Dengue

Quadro 2 Vacinas que podem ser administradas durante o tratamento com imunossupressores

Vacinas	Recomendações	Vacinas	Recomendações
Influenza	Anualmente	Meningocócica B	Crianças e adolescentes conforme o calendário vacinal para a faixa etária, adultos até 50 anos, 2 doses com intervalo de 2 meses
Pneumocócicas conjugadas (VPC10 OU VPC13)	Sempre que possível usar a VPC13	Meningocócicas conjugadas (MenC ou MenACWY)	Sempre que possível usar a vacina meningocócica conjugada ACWY
Pneumocócica polissacarídica 23-valente (VPP23)	Quando iniciar o esquema com a vacina conjugada VPC13 seguida pela aplicação da vacina da VPC23, dar intervalo mínimo de 2 meses entre elas	Herpes-zóster inativada (Shingrix)	A partir de 18 anos com imunocomprometimento ou em outras situações de risco para herpes-zóster
Hepatite B	4 doses: 0-1-2-6 meses com dose dobrada	Pólio inativada	De acordo com o calendário vacinal
Hepatite A	2 doses com intervalo de 6-12 meses	*Haemophilus influenzae b*	De acordo com o calendário vacinal
HPV	3 doses: 0-1 a 2-6 meses. Esquema de 3 doses é obrigatório para imunossuprimidos entre 9-14 anos	Tríplice bacteriana (DTPw ou DTPa)	A cada 10 anos

Fonte: elaborado pelo autor.

Quadro 3 Indicação de vacina para familiares e pessoas do convívio do imunocomprometido

Vacina	Recomendações
Influenza (gripe)	Anualmente
Sarampo, caxumba, rubeóla (tríplice viral)	2 doses
Varicela	2 doses
Febre amarela	2 doses para menores de 5 anos, dose única para indivíduos a partir de 5 anos

No centro de doenças inflamatórias intestinais do HIAE, em sua primeira consulta com a equipe multidisciplinar o paciente passa primeiro com a equipe de enfermagem, e o enfermeiro desempenha papel importante na prevenção e promoção como agente educador em saúde e coleta todos os dados do histórico de saúde, incluindo histórico vacinal. Os dados vacinais também são avaliados e encaminhados para o médico responsável da equipe multidisciplinar, pela qual será analisado o histórico de saúde do paciente. Este será orientado quanto ao melhor momento para colocar as vacinas em dia.

Na primeira consulta com equipe médica será avaliada a história do paciente, exame físico, exames de imagem e laboratorial, solicitação de exames complementares para auxiliar na conduta, tratamento adequado e individualizado visando minimizar o processo inflamatório. O enfermeiro viabiliza as consultas com a nutricionista presencialmente ou via telemedicina. E essa profissional dará todo suporte nutricional por meio de uma cartilha básica de alimentação e dicas. O atendimento da Psicologia poderá ser realizado via telemedicina, e para que esse processo seja realizado a equipe multi é o ponto forte do nosso centro.

Transcorridos 15 dias da consulta com a equipe médica, é realizado contato pelo enfermeiro navegador para checar o cumprimento das recomendações relacionadas às medicações, realização de exames, esclarecimentos e suporte às dúvidas.

No retorno com a equipe médica, que acontece em torno de 30 a 45 dias, realizamos novo escore de avaliação da atividade da doença, avaliação dos exames complementares, condutas de tratamento e próximos passos.

Podemos concluir que a proximidade e o contato humano, em conjunto com um ambiente completo e com profissionais dedicados, especializados, diversidade de exames e a mais avançada tecnologia em telemedicina, adotada integralmente em nosso modelo de trabalho, contribuem para uma assistência humanizada, completa e direcionada.

REFERÊNCIAS BIBLIOGRÁFICAS

1. Gil LMTS, Fernandes IMR. Qualidade de vida da pessoa com doenças inflamatória intestinal. Revista de Enfermagem. Referência. 2019;V(23).
2. Vasconcellos RS, Rocha RM, Souza EB, Amaral VRS. Qualidade de vida de pacientes com doença inflamatória intestinal: revisão integrativa. Estima, Braz J Enterostomal Ther. 16:e2118.
3. Irvine EJ, Feagan B, Rochon J, Archambault A, Fedorak RN, Groll A, et al. Quality of life: a valid and reliable measure of therapeutic efficacy in the treatment of inflammatory bowel disease. Canadian Crohn's relapse prevention trial study group. Gastroenterology. 1994 Feb;106(2):287-96.
4. Sandborn WJ, Feagan BG, Wolf DC, D'Haens G, Vermeire S, Hanauer SB, et al.; Touchstone Study Group. Ozanimod induction and maintenance treatment for ulcerative colitis. N Engl J Med. 2016 May 5;374(18):1754-62.
5. Schoreder KW, Tremaine WJ, Ilstrup DM. Coated oral 5-aminosalicylic acid therapy for mildly to moderately active ulcerative colitis: a randomized study. N Engl J Med. 1987 Dec 24;317(26):1625-9.
6. Travis SPL, Schnell D, Krzeski P, Abreu MT, Altman DG, Colombel J-F, et al. Reliability and initial validation of the ulcerative colitis endoscopic index of severity. 2013 Nov;145(5):987-95.
7. Best WR, Becktel JM, Singleton JW, Kern Jr F. Development of a Crohn's disease activity index. National Cooperative Crohn's Disease Study. 1976 Mar;70(3):439-44.
8. Flores C. Imunizações na doença inflamatória intestinal. Disponível em: https://www.gamedii.com.br/docs/area-do-profissional/imunizacoes.pdf. Acesso em: 19 jul. 2022.
9. Pinto Neto L, Kfouri R. Sociedade Brasileira de Imunizações Disponível em: https://sbim.org.br/images/files/notas-tecnicas/nota-tecnica-sbim-vacinacao-herpes-zoster-shingrix-080622-v3.pdf. Acesso em: 19 jul. 2022.

CAPÍTULO 19

Risco cardiovascular em pacientes com doença inflamatória intestinal

André Mello Gerhardt
Marcelo Franken
Fábio Grunspun Pitta

Pontos-chave

- As doenças inflamatórias intestinais (DII) afetam 6,8 milhões de pessoas em todo o mundo e 3 milhões nos EUA.
- Pacientes com DII têm risco aumentado para doença cardiovascular aterosclerótica, porém os mecanismos fisiopatológicos, bem como as estratégias preventivas direcionadas, ainda permanecem pouco compreendidos e pouco estudados nesse cenário.
- Mecanismos responsáveis por essa associação incluem: fatores de risco sobrepostos, inflamação, anormalidades do microbioma, disfunção endotelial, trombogenicidade, disfunção lipídica e o impacto de corticosteroides (utilizados no tratamento de controle da DII).
- Prevenção, detecção sistemática e conduta agressiva dos fatores de risco cardiovasculares são componentes-chave no manejo desses pacientes.
- As terapias modificadoras da atividade da doença mostram-se promissoras na redução do risco da doença cardiovascular aterosclerótica nesse cenário, além do controle da inflamação, porém são necessários estudos mais robustos para traduzi-las em prática nesse contexto.

INTRODUÇÃO

As doenças inflamatórias intestinais (DII) englobam como principais representantes a doença de Crohn (DC) e a retocolite ulcerativa (RCU). Têm etiologias ainda pouco conhecidas, caracterizam-se por distúrbios inflamatórios do trato gastrointestinal e tendem a representar evolução crônica, muitas vezes com evidência de aumento da inflamação sistêmica e outras manifestações extraintestinais. As DII comprometem indivíduos geneticamente suscetíveis e resultam provavelmente de erros da resposta imunológica a estímulos ambientais, podendo ocorrer interação com agentes infecciosos e com fatores psicológicos.[1]

As DII acometem atualmente 6,8 milhões de pessoas no mundo,[2] sendo mais frequentes nos EUA e em países desenvolvidos da Europa e em indivíduos de cor branca. Acometem em proporções semelhantes pacientes de ambos os sexos, principalmente adolescentes e adultos jovens. O pico de incidência ocorre entre a segunda e quarta década de vida. Há um predomínio na população urbana em detrimento da rural.

Caracterizam-se por doenças de aspecto cíclico, em que há alternância entre períodos de exacerbação e remissão. Prepondera uma resposta imune exacerbada com inflamação crônica e agudização entre períodos de remissão.[3] Destaque para o cenário da inflamação crônica.

A inflamação crônica é um poderoso fator de aterogênese, trombose e eventos cardiovasculares (doença cardiovascular aterosclerótica – DCA).

A DCA continua a ser a principal causa de morte em todo o mundo, e mais esforços são necessários para melhorar sua prevenção, principalmente entre jovens. Certas condições e características típicas da idade adulta jovem e da meia-idade, como condições inflamatórias crônicas e gestacionais, são independentemente associadas à incidência da DCA (muitas vezes não contempladas em escores de risco cardiovascular tradicionais). Essas condições têm ganhado cada vez mais visibilidade como alvos potenciais para intervenções preventivas personalizadas e oportunas.

Sabe-se que pacientes com condições como infecção pelo vírus da imunodeficiência humana (HIV), psoríase e artrite reumatoide apresentam quadro de aterosclerose acelerada. Esses pacientes têm geralmente uma carga aumentada de placas ateroscleróticas subclínicas em carótidas e coronárias, não sendo raro que tais placas tenham sinais de alto risco, denotando pacientes de mais alto risco cardiovascular.

Recentemente alguns estudos, como o Cantos (uso do canaquinumabe)[4] e o *Colcot*[5]/*Lodoco 2*[6] (uso de colchicina), forneceram evidências consistentes do nexo causal entre inflamação e DCA.

Grandes metanálises de estudos de coorte relataram associações entre DII e doença arterial coronariana (DAC) ou eventos de DCA, ajustadas para fatores de risco tradicionais. Os mecanismos potenciais subjacentes são múltiplos e sustentados ainda mais por distúrbios de microbioma, bem como pelo uso frequente de corticosteroides nesse perfil de paciente. Cardiologistas enfrentam no cenário preventivo desafios importantes no manejo do risco cardiovascular em pacientes com DII. Estes incluem orientações disponíveis limitadas e a incapacidade de estimadores de risco clínico habituais detectarem aumento de risco nesse cenário.

ATEROSCLEROSE E INFLAMAÇÃO

Considera-se aumento da concentração sérica de proteína C reativa ultrassensível (PCR-US) como marcador de maior risco cardiovascular ("estado inflamatório crônico"). Subanálises de estudos consagrados como *Prove It, Improve It, Fourier* e *Spire* mostraram que mesmo pacientes que atingiam a meta estabelecida de LDL-colesterol na prevenção secundária à combinação de menor PCR-US (< 2 mg/L) tinham a capacidade de reduzir ainda mais o risco residual cardiovascular, com menor número de eventos cardiovasculares quando comparados com pacientes de PCR-US > 2 mg/L (estado inflamatório) (Figura 1).[7,8]

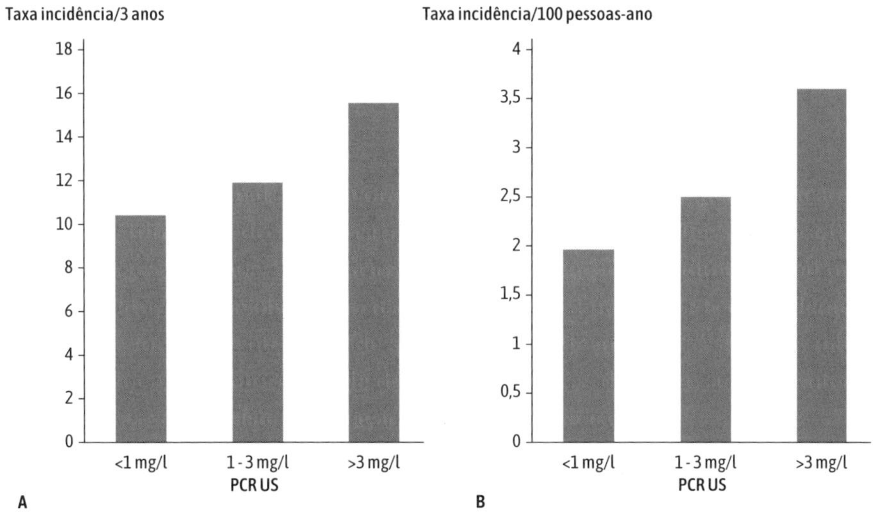

Figura 1 Taxas de incidência de eventos cardiovasculares maiores de acordo com os níveis de PCR-US em pacientes de alto risco já tratados com estatinas e inibidores de PCSK9 nos ensaios Fourier (A) e Spire (B).
Inibidores de PCSK9: inibidores da proproteína convertase subtilisina/cexina tipo 9; PCR-US: proteína C reativa ultrassensível.
Fonte: Ridker (2018).[7]

Apresentam-se na Figura 2 alvos em potencial na via de inflamação que têm sido estudados na tentativa de redução do risco residual inflamatório no cenário da aterosclerose.[9]

A etiopatogenia da DII é complexa e envolve aspectos genéticos, luminais e relacionados à barreira intestinal, além de fenômenos de imunorregulação da mucosa intestinal (Figura 3).

Recentemente foram identificadas mutações no gene *NOD2/CARD15* localizados no cromossomo 16. O gene *NOD2* é responsável pela codificação de uma proteína também chamada *NOD2*, presente exclusivamente nos monócitos, células de defesa do organismo pertencentes ao sistema imune inato. Em condições normais a proteína *NOD2* atua como um receptor para componentes de bactérias intestinais e, ao ser sensibilizada, ativa a via NF-KB, levando à síntese de citocinas inflamatórias (TNF-alfa). A presença de *NOD2* anormal certamente ocasiona graves alterações na resposta imunológica aos antígenos bacterianos presentes no lúmen intestinal, corroborando a falência do sistema

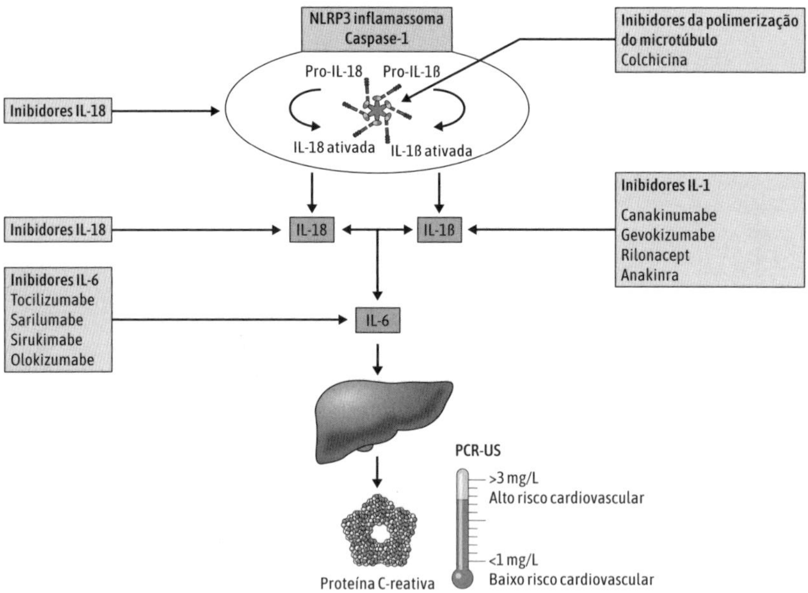

Figura 2 Potenciais alvos terapêuticos na via de sinalização do inflamassoma *NLRP3* para interleucina-1; interleucina-6 e proteína C reativa (PCR).
IL-18: interleucina-18; IL-1-beta: interleucina 1-beta; IL-6: interleucina-6; IL-1: interleucina-1; NLRP3 inflamassoma: *inflamassoma NOD-like receptor family pyrin domain-containing 3*; PCR-US: proteína C reativa ultrassensível; pro-IL-18: pró-interleucina-18; pro-IL-1-beta: pró-interleucina-1-beta.
Fonte: Ridker (2020).[9] Fisiopatologia da doença inflamatória intestinal

imune inato (monócitos) em reconhecer e agir contra elementos nocivos bacterianos e hiperativação consequente do sistema imune adaptativo (linfócitos); ocorre também interferência nos mecanismos de apoptose.[3]

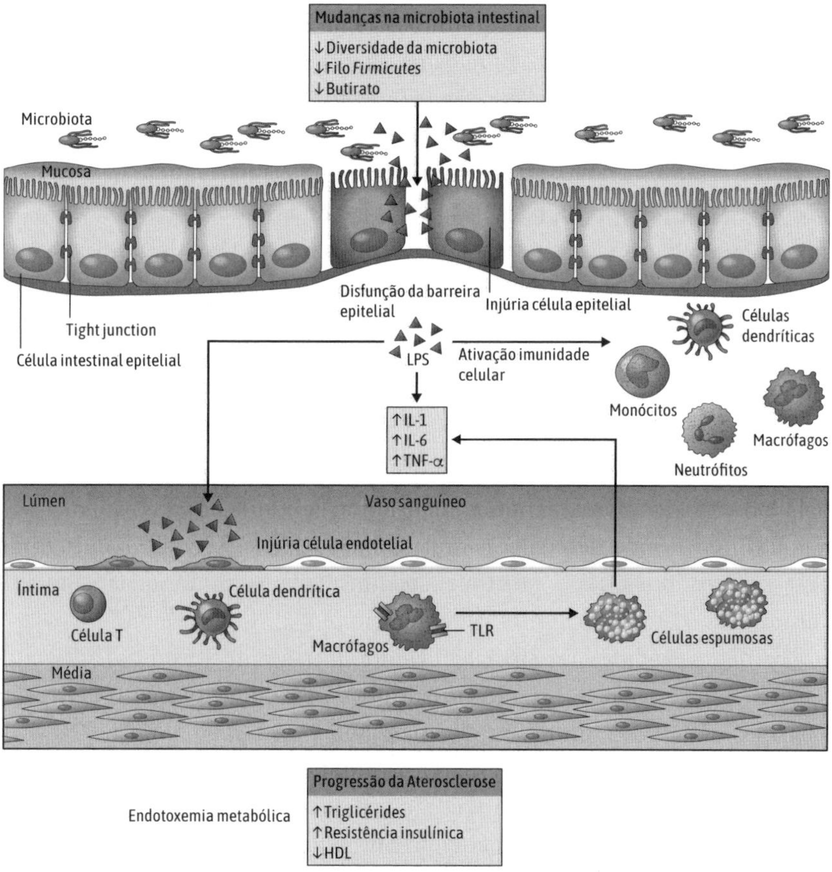

Figura 3 Anormalidades do microbioma intestinal em pacientes com DII e a possível conexão com a DCA. Tanto na DII quanto na DCA, mudanças na composição da microbiota intestinal, incluindo diminuição na diversidade da flora intestinal e diminuição nos membros do filo *Firmicutes*, promovem diminuição da produção de butirato. Este último leva à apoptose das células epiteliais intestinais e à disfunção da barreira com translocação de lipopolissacarídeo (LPS) e início de uma cascata inflamatória. O dano resultante ativa as vias pró-coagulantes e as citocinas inflamatórias altera a glicose e o metabolismo lipídico.

DCA: doença cardiovascular aterosclerótica; DII: doença inflamatória intestinal; HDL: lipoproteína de alta densidade; IL-1: interleucina-1; IL-6: interleucina-6; LPS: lipopolissacarídeo; TLR: *toll-like receptor*; TNF-alfa: fator de necrose tumoral alfa.

Fonte: Cainzos-Achirica et al. (2020).[2]

Os pacientes com DII também têm um defeito da função da barreira epitelial intestinal, o que facilita a colonização e o constante estímulo de produtos bacterianos e citocinas pró-inflamatórias (interleucina 1: IL-1; TNF-alfa). Na DC, observa-se tendência à resposta Th-1 (*T helper 1*) com maior produção IL-2; TNF e interferon-gama (IFN-gama). Na RCU predomina a resposta Th-2 com elevação de IL-4, IL-5; IL-6; IL-9; IL-10 e IL-13.[3]

Sabe-se que INF-gama e TNF-alfa estão relacionados com desenvolvimento sinérgico do processo aterosclerótico.

RELAÇÃO ENTRE ATEROSCLEROSE E INFLAMAÇÃO

Metanálises recentes, combinando até 27 estudos de coorte, apoiam uma associação independente entre DII e DCA.[2]

Posteriormente, maior metanálise relatou associações consistentes entre DII e DCA agrupando: infarto do miocárdio (RR: 1,12; IC 95%: 1,05 a 1,21) e doença cerebrovascular incidente (RR: 1,25; IC 95%: 1,08 a 1,44); todas eram mais fortes entre as mulheres.[10,11] Essas metanálises confirmaram os achados de estudos de coorte de referência, como um estudo nacional dinamarquês que envolveu 4,3 milhões de pessoas, incluindo 28.833 pacientes com DII seguidos por até 13 anos, nos quais a DII foi associada a eventos de DAC, ajustando-se para múltiplos potenciais confundidores.[12]

Mais recentemente, em 2019, um estudo norte-americano usando dados transversais de 26 sistemas de saúde e incluindo cerca de 290 mil pacientes com DII de 20 a 65 anos de idade também relatou forte associação entre DII e história de infarto do miocárdio. Associações mais fortes foram observadas em idades mais jovens.[13] Apesar disso, a maioria desses estudos apresentava limitações importantes, incluindo não apenas uma incapacidade inerente de estabelecer relações temporais, mas frequente restrição das populações de estudo a pacientes hospitalizados.[14]

Novos estudos também sugerem que a doença ativa na DII é associada a risco particularmente aumentado de eventos cardiovasculares.[15] Um estudo com 20.795 pacientes da Dinamarca mostrou que o risco de infarto do miocárdio, acidente vascular cerebral e óbito foi significativamente maior durante as crises de DII, enquanto foi semelhante ao dos indivíduos controle durante a remissão.[15] Além disso, o risco de DCA parece estar particularmente aumentado durante o primeiro ano após o diagnóstico de DII, o que provavelmente está relacionado com a atividade da doença. A DII também está associada a um risco 2 a 3 vezes maior para eventos tromboembólicos venosos, particularmente durante crises agudas, provavelmente como consequência do estado de hipercoagulabilidade.[16-18] Risco aumentado para isquemia mesentérica também foi relatado em metanálises.[18,19] Até o momento, associação entre DII e mortalidade cardiovascular não foi observada.[11,18,20] Embora especulativas, explicações potenciais para isso incluem a relativa idade mais jovem da população com DII, evidenciando baixa letalidade nessa faixa etária. Mais pesquisas são necessárias para entender melhor essa associação.

POTENCIAIS MECANISMOS ATUANTES NA ASSOCIAÇÃO DII-ATEROSCLEROSE

Acredita-se que o estado inflamatório possa acelerar o processo de aterosclerose, atuando desde a formação da placa, bem como em suas complicações agudas e desgaste, como trombose/úlcera em placas ateromatosas, onde estado inflamatório decorrente de citocinas inflamatórias e aumento de IFN-gama podem provocar quebra de macromoléculas e redução da produção de placa fibrótica, respectivamente. Citocinas inflamatórias como IL-6 e TNF-alfa prejudicam, dessa forma, o endotélio e o processo de reparo celular, facilitando rotura subsequente e contribuindo para o estado de hipercoagulabilidade.

Pacientes com DII estão mais propensos a apresentar aterogênese mais precoce, demonstrados em achados de rigidez de aorta, aumento da espessura íntima carótida, hipertensão arterial sistêmica (HAS) e aumento de fatores de risco atípicos, como PCR-US e homocisteína, bem como atividade pronunciada de TNF-alfa, IL-6 e fatores endoteliais vasculares.

Múltiplos processos que são ativados cronicamente em pacientes com DII têm sido implicados na patogênese da DCA.[2] Estes incluem fatores locais e sistêmicos na via da inflamação. Anormalidades do microbioma intestinal, disfunção endotelial,[21] trombose,[22] disfunção lipídica[23] (e os efeitos deletérios de algumas terapias para DII, particularmente os corticosteroides, que estão associados à resistência insulínica, hipertensão e dislipidemia). As Figuras 4, 5 e 6 resumem alguns desses mecanismos potenciais. Mais pesquisas são necessárias nessa área, com especial atenção para a importância relativa de cada um desses mecanismos, melhor compreensão das diferenças potenciais com aqueles descritos para outras condições inflamatórias crônicas e identificação de novos mecanismos que podem servir como alvos terapêuticos para intervenções de redução de risco DCA.

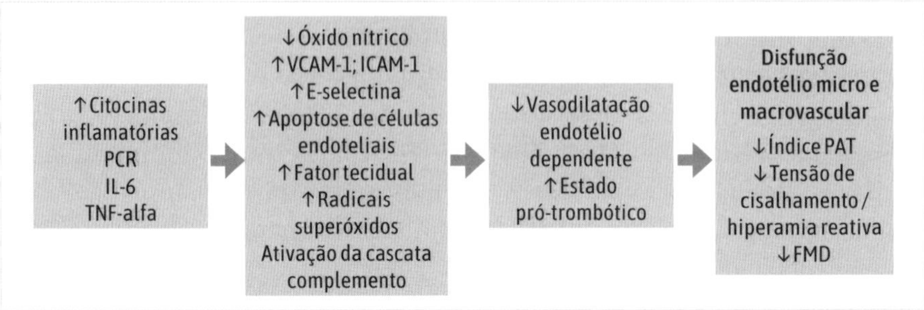

Figura 4 Potenciais mecanismos que levam à disfunção endotelial na DII.
DII: doença inflamatória intestinal; FMD: dilatação fluxomediada; ICAM-1: molécula de adesão intercelular-1; PAT: tonometria arterial periférica; PCR: proteína C reativa; IL-6: interleucina-6; TNF-alfa: fator de necrose tumoral alfa; VCAM-1: molécula de adesão de célula vascular-1.
Fonte: Cainzos-Achirica et al. (2020).[2]

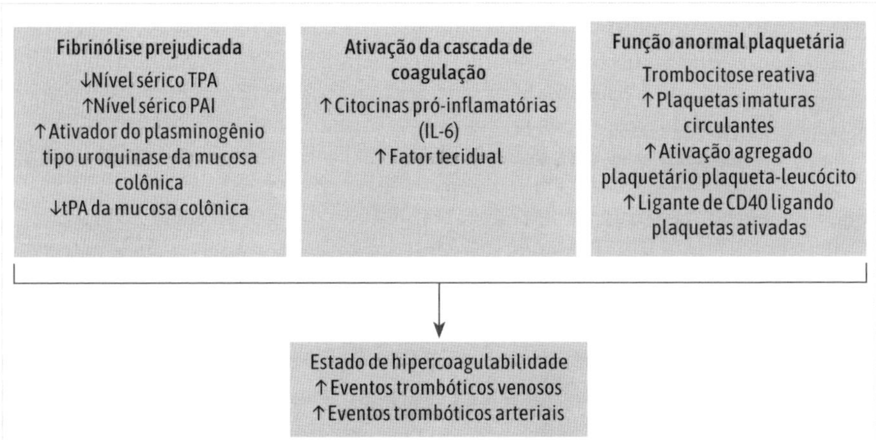

Figura 5 Mecanismos propostos pró-trombóticos em pacientes com DII. O estado de hipercoagulabilidade na DII pode resultar em aumento de eventos trombóticos venosos e arteriais.
CD40: proteína cluster de diferenciação 40; DII: doença inflamatória intestinal; IL-6: interleucina-6; PAI: inibidor do ativador do plasminogênio; tPA: ativador do plasminogênio tecidual.
Fonte: Cainzos-Achirica et al. (2020).[2]

Fatores ambientais como o estilo de vida ocidental também se mostraram relacionados com as DII. O estresse crônico é associado a aumento de marcadores inflamatórios como proteína C reativa ultrassensível (PCR-US) e IL-6, e em outras doenças inflamatórias, incluindo psoríase, associou-se o estresse emocional com inflamação vascular e a presença de placa aterosclerótica na coro-

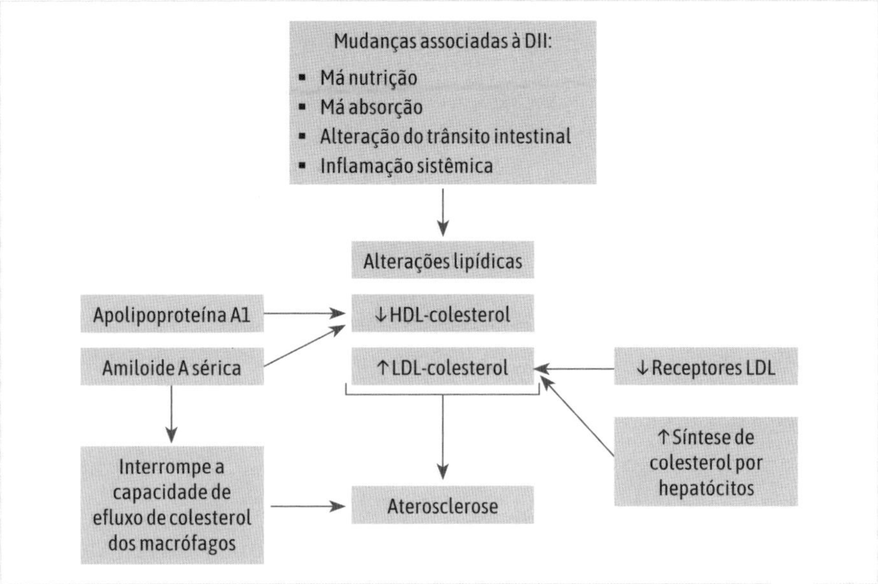

Figura 6 Anormalidades propostas da função lipídica na DII. Anormalidades que provavelmente contribuem para o desenvolvimento de aterosclerose em pacientes com DII.
DII: doença inflamatória intestinal; HDL: lipoproteína de alta densidade; LDL: lipoproteína de baixa densidade.
Fonte: Cainzos-Achirica et al. (2020).[2]

nária.[24] A ansiedade e o estresse emocional estão associados ao desenvolvimento de DCA, bem como DII, entre pessoas geneticamente predispostas.[25,26]

O estresse crônico é também associado à ocorrência de surtos/exacerbações da DII. O tabaco está associado a efeitos deletérios na DC, incluindo maior risco de desenvolvimento da doença, progressão desta e resposta ao tratamento medicamentoso e cirúrgico, enquanto pode haver efeito protetor na RCU.[27,28] Além disso, vários estudos demonstram aumento da prevalência ou incidência de diversos fatores de risco tradicionais, incluindo diabetes e hipertensão, em pacientes com DII em comparação com controles saudáveis.[12] Essas observações são consistentes com os mecanismos descritos previamente. É necessário identificar oportunidades para melhorar a prevenção de DCA nesses pacientes.

RECOMENDAÇÕES NA PREVENÇÃO PRIMÁRIA DE DII E ATEROSCLEROSE

Atualmente faltam evidências de estudos robustos que definam a prevenção de DCA no cenário específico de pacientes com DII. As diretrizes para prevenção primária de DCA a partir do American College of Cardiology/American Heart Association e a European Society of Cardiology reconhecem a relevância da inflamação crônica como mecanismos independentes para aceleração da aterosclerose e recomendam considerar como fatores intensificadores ou modificadores de risco a serem usados para favorecer terapia precoce com estatinas entre pacientes, mesmo de risco limítrofe ou intermediário.[29,30] Recomendações adicionais de diretrizes para avaliação de risco e tratamento de pacientes com condições inflamatórias crônicas estão resumidas no Quadro 1.

Estatinas têm efeitos anti-inflamatórios e imunomoduladores, além da função de diminuir lipídios séricos. Um estudo de coorte retrospectivo demonstrou que atorvastatina está associada a redução de 18% no uso de corticoides orais em pacientes com doença intestinal inflamatória (HR 0,82, CI 95%, P < .05) e diminuição de 25% no uso de corticoides orais em pacientes com colite ulcerativa (HR 0.75, CI 95%, P < .05). A terapia com estatina pode reduzir inflamação em pacientes com doença intestinal inflamatória, e os efeitos protetores das estatinas-mediados nesses pacientes devem ser mais estudados.[31]

Inibidores da enzima conversora de angiotensina (iECA) têm indicação para hipertensão, pós-infarto agudo do miocárdio e insuficiência cardíaca. Inibe o sistema-renina-angiotensina, diminui citocinas inflamatórias, previne fibrose e remodelação ventricular subsequente. Jaszewski et al. reportaram que angiotensina I e II estão aumentadas em pacientes com DII, apoiando a teoria de que peptídeos de angiotensina atuam na inflamação e fibrose em pacientes com DII. O iECA pode ter um papel no manejo de DII em conjunto com seus efeitos cardíacos benéficos.[32]

CONSIDERAÇÕES RELEVANTES NA ESTRATIFICAÇÃO DE RISCO

Os pacientes com DII geralmente são adultos jovens (< 40 anos), que não se enquadram na avaliação de risco de eventos cardiovasculares em 10 anos ou recebem estimativas de baixo risco como consequência de sua idade cronológica. Além disso, alguns mecanismos pelos quais a DII aumenta o risco de DCA podem não ser detectados por escores de risco convencionais, levando a risco subestimado. De fato, a precisão preditiva das ferramentas disponíveis não foi validada em pacientes com DII. Orientações específicas e ferramentas de estratificação de risco adaptadas e validadas são necessárias nessa população de pacientes tipicamente jovens. Ademais, nenhuma orientação foi fornecida nos documentos americanos ou europeus em termos de heterogeneidade entre os

Quadro 1 Recomendações das Diretrizes ACC/AHA 2018 e ESC 2019 relevantes para avaliação de risco de doença cardiovascular aterosclerótica em paciente com DII

Diretriz	Papel das condições inflamatórias	Recomendação
Diretriz 2018 AHA/ACC Dislipidemias	Fatores que aumentam o risco: Condições de inflamação crônica como psoríase, artrite reumatoide ou HIV/Aids.	▪ Os médicos devem primeiro se concentrar em ajudar os pacientes com esses diagnósticos a otimizar seus estilos de vida. ▪ Em adultos de 40-75 anos com LDL-c 70-189 mg/dL que têm risco de DCA em 10 anos de 7,5% ou mais, os distúrbios crônicos aumentam o risco; e na discussão de risco favorecem a terapia com estatina intensidade moderada ou terapia com estatina de alta intensidade (Classe IIa, NE; B-NR). ▪ Em pacientes com doenças inflamatórias crônicas ou infecção pelo HIV, um perfil lipídico precoce e avaliação dos fatores de risco de DCA podem ser úteis: 1) como um guia para o benefício de terapia precoce com estatinas; 2) para monitorar ou ajustar a terapia medicamentosa hipolipemiante antes e 4-12 semanas após o início de drogas modificadoras de atividade da doença ou terapia antirretroviral (Classe IIa, NE: B-NR). ▪ A precisão de estimadores de risco de doenças cardiovasculares ateroscleróticas não foi bem validada para adultos com doenças inflamatórias crônicas ou infecção pelo HIV. A avaliação de fatores de risco tradicionais muitas vezes resultou em subestimação do risco real e o potencial de subtratamento com terapia farmacológica. Os fatores de risco tradicionais devem ser avaliados no início do processo da doença e depois modificados/individualizados no contexto desses pacientes.
Diretriz 2019 AHA/ACC de prevenção primária de doenças cardiovasculares	Fatores que aumentam o risco: Condições de inflamação crônica como psoríase, artrite reumatoide, lúpus ou HIV/Aids.	▪ O mesmo que acima: avaliação de fatores que aumentam o risco (incluindo condições inflamatórias crônicas) podem ajudar a orientar as decisões sobre intervenções preventivas em indivíduos selecionados. ▪ Os médicos não devem reduzir o risco em pacientes com escore de cálcio de zero, mas que são fumantes persistentes, têm diabetes, têm história familiar de DCA ou, possivelmente, têm condições inflamatórias crônicas. Na presença dessas condições, um escore de cálcio de zero não exclui risco de placa não calcificada ou aumento do risco de trombose.
Diretriz 2019 ESC Dislipidemias	Modificadores de risco: Condições inflamatórias crônicas imunomediadas.	▪ Existem alguns grupos específicos de pacientes nos quais uma doença subjacente confere um risco aumentado e, além disso, em quem os tratamentos padrão podem causar dislipidemia que pode contribuir para o aumento do risco de DCA. Estes incluem: 1) doença inflamatória crônica imunomediada; 2) pacientes com infecção pelo HIV; e 3) pacientes com doença mental grave. Os princípios de manejo de risco são os mesmos nesses grupos de pacientes, mas sua condução pode necessitar abordar questões relacionadas a dislipidemias individuais e a segurança de medicamentos. ▪ O uso de medicamentos hipolipemiantes apenas com base na presença de doenças inflamatórias crônicas imunomediadas não é recomendado (Classe III, NE: C).

ACC: American College of Cardiology; AHA: American Heart Association; Aids: síndrome da imunodeficiência adquirida; DCA: doença cardiovascular aterosclerótica; DII: doença inflamatória intestinal; ESC: European Society of Cardiology; HIV: vírus da imunodeficiência humana; LDL: lipoproteína de baixo peso molecular; NE: nível de evidência; NR: não randomizado.
Fonte: Cainzos-Achirica et al. (2020).[2]

pacientes com condições inflamatórias crônicas como DII ou sobre o uso de outras ferramentas de avaliação para personalizar o risco e manejo clínico/preventivo nessa população.

Deve-se ressaltar que American College of Cardiology/American Heart Association discutiram explicitamente a incerteza do prognóstico e implicações de um escore de cálcio da artéria coronária de "zero" nesse cenário, que geralmente funciona como um forte marcador de risco negativo na população em geral.[29]

ESTRATÉGIA PARA MELHORAR A PREVENÇÃO CARDIOVASCULAR

Apesar das recomendações limitadas nas diretrizes atuais, as seguintes intervenções podem ajudar a melhorar a prevenção de risco de DCA em pacientes com DII (Figura 7). Destaca-se uma abordagem multidisciplinar. Como os fatores predisponentes para aterosclerose acelerada provavelmente estão presentes precocemente na história natural das DII, é imperativo o início de cuidados preventivos logo após o diagnóstico.

Estudos sugerem que no mundo real pacientes com DII recebem cuidados de prevenção da DCA abaixo do ideal, pior do que aqueles sem DII.[33,34] Dada a forte ligação entre características específicas de DII, estágios clínicos, terapias (corticosteroides) e risco de DCA, a prevenção de eventos cardiovasculares otimizada em pacientes com DII requer esforços coordenados com contribuições de gastroenterologistas e cardiologistas (no cenário preventivo). O principal objetivo deve ser a abordagem centrada no paciente, enfatizando a tomada de decisão compartilhada, tornando o paciente engajado no tratamento e prevenção.

FATORES DE RISCO CARDIOVASCULAR TRADICIONAIS

Fatores de risco cardiovascular bem estabelecidos devem ser rastreados em todos os pacientes com DII, incluindo hipertensão, diabetes e dislipidemia, seguido de manejo agressivo.

Deve-se ter parcimônia quanto às metas pressóricas em pacientes com DII (em fase de exacerbação), dada a possibilidade de perdas de volume acentuadas durante as fases de agudização da doença. Reavaliações frequentes de tais fatores de risco devem ser consideradas mesmo em pacientes considerados saudáveis inicialmente.

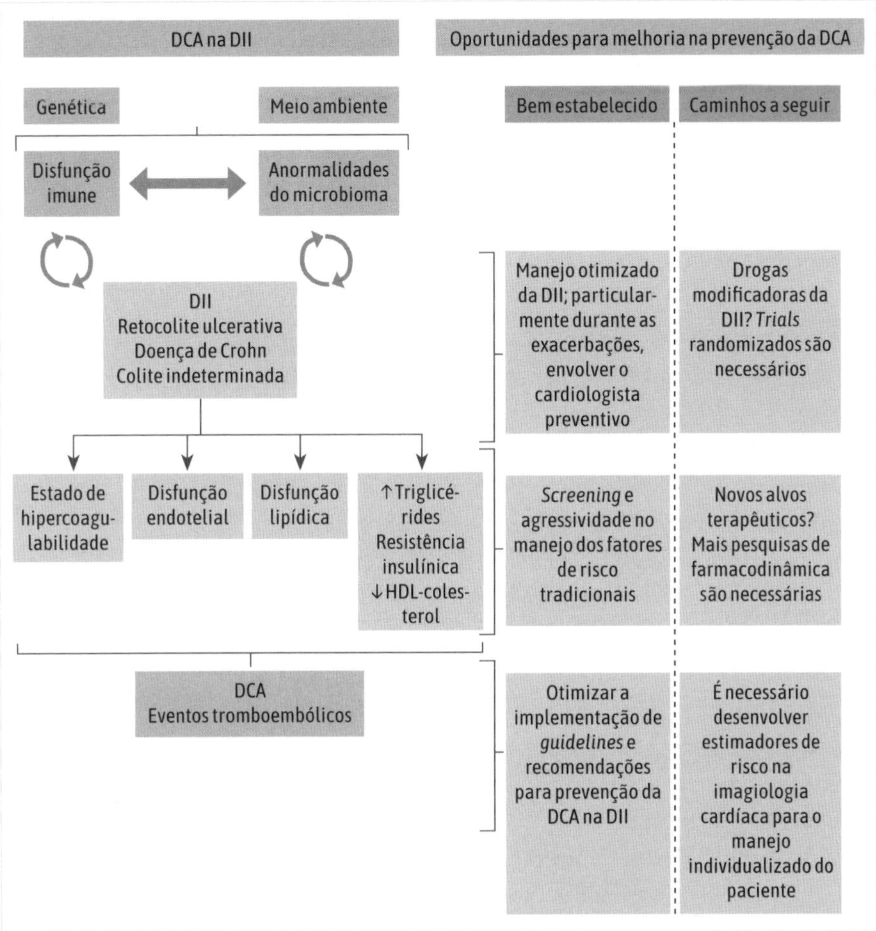

Figura 7 Conexão entre DII e doença cardiovascular aterosclerótica e oportunidades para melhoria na prevenção de doença cardiovascular aterosclerótica.
DCA: doença cardiovascular aterosclerótica; DII: doença inflamatória intestinal.
Fonte: Cainzos-Achirica (2020).[2]

Também, dada a multiplicidade de efeitos nocivos do tabagismo, propõe-se que a cessação do tabagismo deve ser perseguida em todos os pacientes com DII (incluindo RCU),[2,27,28] e outras abordagens para melhorar o curso da RCU devem ser priorizadas. A modificação do estilo de vida com exercícios regulares e controle do estresse e da ansiedade deve ser enfatizada também. Essas intervenções não são apenas benéficas para a prevenção de DCA, mas podem melhorar o curso da DII e reduzir o risco de exacerbações.[2]

DROGAS MODIFICADORAS DA ATIVIDADE DA DOENÇA, ANTI-INFLAMATÓRIOS E DOENÇA CARDIOVASCULAR ATEROSCLERÓTICA

A atividade da doença é um importante marcador de risco para DCA. A otimização do manejo/controle da DII deve ser perseguida em todos os pacientes conforme recomendado nas diretrizes relevantes, particularmente durante as crises ativas.[35]

Excesso do uso de glicocorticoides hipoteticamente pode aumentar o risco cardiovascular devido à ativação simpática do sistema renina-angiotensina-aldosterona crônica, que leva a retenção hídrica e prejuízo no reparo tecidual. Yarur et al. comprovaram um aumento do risco de DAC em pacientes com DII independentemente da exposição e da dosagem de prednisona.[2]

Tendo em vista a ligação de ativação de vias inflamatórias em ambas as fisiopatologias, DII e DCA, tem sido levantada a questão se terapias modificadoras da atividade da doença, como agentes anti-inflamatórios e imunomoduladores, poderiam ajudar a mitigar o risco da DCA. Um grande estudo de coorte dinamarquês mostrou que o uso de 5-aminossalicilato foi associado com menor risco de cardiopatia isquêmica.[12]

Curiosamente, essa associação foi dose-dependente, presente apenas em pacientes em uso de corticosteroides, que foi utilizado como um marcador/representante da gravidade da doença. Novas terapias, como imunomoduladores e agentes biológicos, mostraram potencial para redução de risco de DCA e possível controle de condições inflamatórias crônicas, como na artrite reumatoide e na infecção pelo HIV.[2]

Na psoríase, o tratamento com terapia biológica tem sido associado a reduções no componente inflamatório na doença arterial coronariana aterosclerótica: na carga de placa não calcificada e inflamação vascular.[2] Na DII, em um recente estudo observacional francês incluindo 177.827 pacientes, o uso de agentes anti-TNF foi associado a diminuição do risco de doença arterial aguda e eventos, incluindo DAC e doença arterial periférica.[36] Apesar do grande tamanho da amostra e do uso de modelos complexos multivariados, esses resultados promissores precisam ser confirmados em estudos mais robustos e randomizados. Novos estudos também são necessários para fornecer informações valiosas sobre a segurança cardiovascular desses medicamentos.

LACUNAS DE EVIDÊNCIA E PERSPECTIVAS

Uma série de lacunas de evidências ainda precisa ser abordada (Quadro 2). Melhor compreensão dos mecanismos envolvidos no desenvolvimento de DCA em pacientes com DII é necessária, principalmente para elucidação de mecanismos intermediários e alterações ateroscleróticas coronarianas precoces. É necessário melhor caracterizar a heterogeneidade do risco de DCA entre pacientes com DII, auxiliando na identificação precoce de pacientes de maior risco, bem como de fenótipos resilientes à aterosclerose nos quais o tratamento agressivo com terapias preventivas pode não ser justificado.

Quadro 2 Principais lacunas de evidências e caminhos futuros da pesquisa em DII e DCA

Epidemiologia:
- Identificação de subgrupos de pacientes com DII com maior risco de DCA.
- Caracterizar as razões subjacentes à falta de associação entre morte por DII e doença cardiovascular.

Pesquisa da fisiopatologia:
- Melhor compreensão dos mecanismos fisiopatológicos entre DII e DCA, com atenção especial para genética, micro-RNA e disfunção lipídica.
- Avaliação de semelhanças e diferenças nos mecanismos subjacentes envolvidos na conexão entre DII e DCA em comparação com aqueles em outras condições inflamatórias crônicas.
- Determinantes da heterogeneidade de risco de doenças cardiovasculares ateroscleróticas entre pacientes com DII.
- Carga da placa aterosclerótica coronariana em diferentes estágios da DII.
- Caracterização das características arquitetônicas e composicionais da placa coronariana associada com maior risco de eventos de DCA em pacientes com DII.

Avaliação de risco:
- Desenvolver ferramentas de avaliação de risco que respondam pelo aumento do risco de DCA em pacientes com DII.
- Ferramentas de estratificação de risco que permitem a identificação de pacientes com DII com maior risco de DCA.
- Esclarecer o valor prognóstico do escore de cálcio nesta população de pacientes, particularmente CAC = 0.
- Caracterizar o papel que as técnicas avançadas de imagem cardiovascular (p. ex., angiotomografia computadorizada de coronária) podem ter na avaliação de risco de DCA desses pacientes.

(continua)

Quadro 2 Principais lacunas de evidências e caminhos futuros da pesquisa em DII e doença cardiovascular aterosclerótica *(continuação)*

Manejo de risco:

- Esclarecer o valor das drogas modificadoras de atividade da doença na redução do risco de DCA.
- Definição das intervenções preventivas cardiovasculares mais eficazes em pacientes de alto risco com DII.
- Identificação de abordagens custo-efetivas no gerenciamento de risco de DCA em populações com DII.

DCA: doença cardiovascular aterosclerótica; DII: doença inflamatória intestinal.
Fonte: Cainzos-Achirica et al. (2020).[2]

Além disso, há necessidade de melhor definir o papel potencial que as ferramentas de imagem cardiovascular, como angiotomografia computadorizada de coronária/escore de cálcio, podem ter em caracterizar a carga de placa coronária e características associadas a maior risco de DCA nesse cenário. Pacientes de maior risco receberiam tratamento mais agressivo de fatores de risco.

Ensaios randomizados são necessários para entender melhor o papel potencial das terapias modificadoras da atividade da doença e na redução do risco de DCA concomitante.

CONSIDERAÇÕES FINAIS

A DII afeta 6,8 milhões de pacientes em todo o mundo e está independentemente associada ao aumento do risco de DCA. Essa conexão provavelmente opera por meio de vários mecanismos e não é totalmente detectada por pontuações de risco convencionais.

É necessária uma atuação multidisciplinar entre gastroenterologistas e cardiologistas (no cenário preventivo): na triagem/manejo otimizado de fatores de risco tradicionais; tratamento/controle ideal da DII, particularmente durante as crises, podendo ajudar a diminuir o risco de DCA nessa população de pacientes.

Diretrizes de prevenção primária recomendam considerar as doenças com inflamação crônica como fatores intensificadores ou modificadores de risco, a serem usados para favorecer terapia precoce com estatinas entre pacientes mesmo de risco limítrofe ou intermediário em escores convencionais.

Por fim, novas pesquisas são necessárias para: estudo de novos mecanismos subjacentes à associação DII-DCA; heterogeneidade de risco cardiovascular entre pacientes com DII e seus determinantes; e efeitos das terapias de drogas modificadoras de atividade da doença, ajudando a compreender/identificar intervenções preventivas direcionadas visando reduzir ainda mais o risco residual em pacientes com DII.

REFERÊNCIAS BIBLIOGRÁFICAS

1. Aprilli F. Doença inflamatória intestinal. In: da Rocha JJR. Coloproctologia: princípios e práticas. 2.ed. Atheneu; 2011. p.205-22.
2. Cainzos-Achirica M, Gassner K, Zawahir HS, Dey AK, Agrawal T, Quigley EMM, et al. Inflammatory bowel disease and atherosclerotic cardiovascular disease. J Am Coll Cardiol. 2020:2895-905.
3. Sipahi AM, Damião AOMC. Doença inflamatória intestinal: retocolite ulcerativa inespecífica e doença de Crohn. Condutas em gastroenterologia. Federação Brasileira de Gastroenterologia, 2004. p.411-26.
4. Ridker PM, Everett BM, Thuren T, MacFadyen JG, Chang WH, Ballantyne C, et al. Antiinflamatory therapy with canakinumab for the atherosclerotic disease. N Engl J Med. 2017:1119-31.
5. Bouabdallaoui N, Tardif JC, Waters DD, Pinto FJ, Maggioni AP, Diaz R, et al. Time-to-treatment initiation of colchicine and cardiovascular outcomes after myocardial infarction in the colchicine cardiovascular outcomes trial (colcot). Eur Heart J. 2020;4092-9.
6. Nidorf SM, Fiolet ATL, Mosterd A, Eikelboom JW, Schut A, Opstal TSJ, et al. Colchicine in patients with chronic coronary disease. N Engl J Med. 2020;1838-47.
7. Ridker PM. Clinician's guide to reducing inflammation to reduce atherothrombotic risk. J Am Coll Cardiol. 2018:3320-31.
8. Ridker PM. Anticytokine agents: targeting interleukin signaling pathways for the treatment of atherothrombosis. Circulation. 2019:437-50.
9. Ridker PM. From CANTOS to CIRT to COLCOT to clinic: will all atherosclerosis patients soon be treated with combination lipid-lowering and inflammation-inhibiting agents? Circulation. 2020:787-9.
10. Feng W, Chen G, Cai D, Zhao S, Cheng J, Shen H. Inflammatory bowel disease and risk of ischemic heart disease: an updated meta-analysis of cohort studies. J Am Heart Assoc. 2017;6:e005892.
11. Sun HH, Tian F. Inflammatory bowel disease and cardiovascular disease incidence and mortality: a meta-analysis. Eur J Prev Cardiol. 2018;25:1623-31.
12. Rungoe C, Basit S, Ranthe MF, Wohlfahrt J, Langholz E, Jess T. Risk of ischaemic heart disease in patients with inflammatory bowel disease: a nationwide Danish cohort study. Gut. 2013;62:689-94.
13. Panhwar MS, Mansoor E, Al-Kindi SG, Sinh P, Katz J, Oliveira GH, et al. Risk of myocardial infarction in inflammatory bowel disease: a population-based national study. Inflamm Bowel Dis. 2019;25:1080-7.
14. Barnes EL, Beery RM, Schulman AR, McCarthy EP, Korzenick JR, Winter RW. Hospitalizations for acute myocardial infarction are decreased among patients with inflammatory bowel disease using a nationwide inpatient database. Inflamm Bowel Dis. 2016;22:2229.
15. Kristensen SL, Ahlehoff O, Lindhardsen J, Lindhardsen J, Erichsen R, Jensen GV, et al. Disease activity in inflammatory bowel dease is associated with increased risk of myocardial infarction, stroke and cardiovascular death: a Danish nationwide cohort study. PLoS One. 2013;8:e56944.
16. Nguyen GC, Bernstein CN, Bitton A, et al. Consensus statements on the risk, prevention, and treatment of venous thromboembolism in inflammatory bowel disease: Canadian Association of Gastroenterology. Gastroenterology. 2014;146:835-48.e6.
17. Grainge MJ, West J, Card TR. Venous thromboembolism during active disease and remission in inflammatory bowel disease: a cohort study. Lancet. 2010;375:657-63.

18. Fumery M, Xiaocang C, Dauchet L, Gower-Rousseau C, Peyrin-Biroulet L, Colombel J-F. Thromboembolic events and cardiovascular mortality in inflammatory bowel diseases: a metaanalysis of observational studies. J Crohns Colitis. 2014;8:469-79.
19. Ha C, Magowan S, Accortt NA, Chen J, Stone CD. Risk of arterial thrombotic events in inflammatory bowel disease. Am J Gastroenterol. 2009;104:1445-51.
20. Dorn SD, Sandler RS. Inflammatory bowel disease is not a risk factor for cardiovascular disease mortality: results from a systematic review and meta-analysis. Am J Gastroenterol. 2007;102:662-7.
21. Principi M, Mastrolonardo M, Scicchitano P, Gesualdo M, Sassara M, Guida P, et al. Endothelial function and cardiovascular risk in active inflammatory bowel diseases. J Crohns Colitis. 2013;7:e427-33.
22. Senchenkova E, Seifert H, Granger DN. Hypercoagulability and platelet abnormalities in inflammatory bowel disease. Semin Thromb Hemost. 2015;41:582-9.
23. Agouridis AP, Elisaf M, Milionis HJ. An overview of lipid abnormalities in patients with inflammatory bowel disease. Ann Gastroenterol. 2011;24:181-7.
24. Goyal A, Dey AK, Chaturvedi A, Elnabawi YA, Aberra TM, Chung JH, et al. Chronic stress-related neural activity associates with subclinical cardiovascular disease in psoriasis: a prospective cohort study. J Am Coll Cardiol Img. 2020;13:465-7.
25. Brzozowski B, Mazur-Bialy A, Pajdo R, Kwiecien S, Bilski J, Zwolinska-Wcislo M, et al. Mechanisms by which stress affects the experimental and clinical inflammatory bowel disease: role of brain-gut axis. Curr Neuropharmacol. 2016;14:892-900.
26. Bernstein CN. The brain-gut axis and stress in inflammatory bowel disease. Gastroenterol Clin North Am. 2017;46:839-46.
27. Mahid SS, Minor KS, Soto RE, Hornung CA, Galandiuk S. Smoking and inflammatory bowel disease: a meta-analysis. Mayo Clin Proc. 2006;81:1462-71.
28. To N, Gracie DJ, Ford AC. Systematic review with meta-analysis: the adverse effects of tobacco smoking on the natural history of Crohn's disease. Aliment Pharmacol Ther. 2016;43:549-61.
29. Arnett DK, Blumenthal RS, Albert MA, Buroker AB, Goldberger ZD, Hahn EJ, et al. 2019 ACC/AHA guideline on the primary prevention of cardiovascular disease: a report of the American College of Cardiology / American Heart Association Task Force on Clinical Practice Guidelines. J Am Coll Cardiol. 2019;74:1376-414.
30. Mach F, Baigent C, Catapano AL, Koskinas KC, Casula M, Badimon L, et al. for the ESC Scientific Document Group. 2019 ESC/EAS guidelines for the management of dyslipidaemias: lipid modification to reduce cardiovascular risk. Eur Heart J. 2020;41:111-88.
31. Crockett SD, Hansen RA, Stürmer T, Schectman R, Darter J, Sandler RS, et al. Statins are associated eith reduced use of steroids in inflammatory bowel disease: a restropective cohort study. Inflamm Bowel Dis. 2012:1048-56.
32. Jaszewski R, Tolia V, Ehrinpreis MN, Bodzin JH, Peleman RR, Korlipara R, et al. Increase colonic mucosal angiotensin I and II concentrations in Crohn's colitis. Gastroenterology. 1990:1543-48.
33. Selby L, Kane S, Wilson J, Balla P, Riff B, Bingcang C, et al. Receipt of preventive health services by IBD patients is significantly lower than by primary care patients. Inflamm Bowel Dis. 2008;14:253-8.
34. Selby L, Hoellein A, Wilson JF. Are primary care providers uncomfortable providing routine preventive care for inflammatory bowel disease patients? Dig Dis Sci. 2011;56:819-24.
35. Lamb CA, Kennedy NA, Raine T, Hendy PA, Smith PJ, Limdi JK, et al. British Society of Gastroenterology consensus guidelines on the management of inflammatory bowel disease in adults. Gut. 2019;68:s1-106.
36. Kirchgesner J, Nyboe Andersen N, Carrat F, Jess T, Beaugerie L, for the Berenice Study Group. Risk of acute arterial events associated with treatment of inflammatory bowel diseases: nationwide French cohort study. Gut. 2020;69:852-8.

CAPÍTULO 20

Estratégias atuais de tratamento das doenças inflamatórias intestinais

Jane Oba

Recentemente, a International Organization for the Study of IBD (IOIBD) atualizou as estratégias de tratamento das doenças inflamatórias intestinais no consenso Stride-II (Selecting Therapeutic Targets in IBD) com o objetivo de interromper a progressão das lesões intestinais e dessa forma modificar sua história natural.[1] Essas estratégias de tratamento *treat-to-target* mudaram o paradigma do tratamento das DII, que antes eram simplesmente o controle dos sintomas, para o controle amplo da doença: remissão clínica e endoscópica, restabelecimento da qualidade de vida, melhora das incapacidades e recuperação do crescimento para as crianças e adolescentes. O consenso Stride-II colocou essas metas em um cronograma de tratamento que abrange desde a resposta clínica até o controle total da doença. Quando essas metas não forem atingidas no cronograma estabelecido, deve-se imediatamente reavaliar o tratamento.

As doenças inflamatórias intestinais (DII) são doenças crônicas do trato gastrointestinal, imunomediadas, e envolvem duas entidades principais: a doença de Crohn (DC) e a colite ulcerativa (CU).[2,3] As DII acometem adultos e crianças, porém nas crianças a doença é mais extensa e mais dinâmica em progressão do que nos adultos, além de comprometer o crescimento e atrasar a puberdade.[4]

Os cuidados de crianças e adolescentes com DII vão além dos medicamentos, do acompanhamento do crescimento linear e da puberdade, abrangendo também aspectos próprios da qualidade devida relacionada à saúde (QVRS) de cada faixa etária e incapacidades.

A maioria das condutas terapêuticas até então era, em sua maioria, uma extrapolação daquelas disponíveis para adultos com DII que não abordavam essas particularidades. A estratégia *treat-to-target* (T2T) concentra-se em medidas objetivas de monitoramento das lesões intestinais em momentos predefinidos, com ajustes terapêuticos em caso de falha no alcance das estratégias empregadas.[1] Particularmente no cenário pediátrico, em que o tempo de doença das DII é mais longo que nos adultos, a estratégia T2T pode ser o pilar da escolha do melhor tratamento para prevenir as complicações próprias das DII, melhorar a qualidade de vida e prevenir incapacidades.

Tanto para a DC quanto para a CU, o consenso Stride II recomenda estratégias compostas de remissão clínica e remissão endoscópica avaliadas por meio de desfechos clínicos relatado pelo paciente (*Patient Reported Outcome* – PRO) como alvos terapêuticos primários (Quadro 1).

RECOMENDAÇÕES DE ESTRATÉGIAS TERAPÊUTICAS

São objetivas e programadas em um cronograma de tratamento para monitorar as lesões intestinais, com consequentes ajustes em caso de falha no alcance das estratégias predefinidas (Quadro 1 e Figura 1).

Clínica

A resposta clínica é definida por uma diminuição do Índice Pediátrico de Atividade da Doença de Crohn (PCDAI) de 12,5 pontos e diminuição do Índice Pediátrico de Atividade de Retocolite Ulcerativa (PUCAI) de 20 pontos (Figuras 2 e 3). A remissão clínica é definida por PCDAI < 10 pontos e PUCAI < 10 pontos. Ambas, resposta clínica e remissão clínica, são estratégias de tratamento obrigatórias a curto e médio prazo, respectivamente, que correspondem ao controle da DII (Quadro 1).

O controle dos sintomas relatados pelos pacientes ou responsáveis é um objetivo primário do tratamento, embora insuficiente para ser usado como estratégia de tratamento a longo prazo por ter baixa correlação com o grau de inflamação da mucosa, especialmente na DC.[1] Essa avaliação deve ser realizada no início e a cada 3 meses durante a doença ativa para DC e CU.[5]

Quadro 1 Estratégias terapêuticas (*treat-to-target*) na doença de Crohn e na retocolite ulcerativa em crianças e adolescentes

I) Curto prazo.
   a) Resposta clínica é um objetivo imediato:
      - Doença de Crohn: PCDAI △≤12,5 pontos ou wPCDAI ≤△17,5 pontos.
      - Retocolite ulcerativa: PUCAI ≤△20 pontos

II) Médio prazo:
   a) Remissão clínica é definida como:
      - Doença de Crohn: PCDAI < 10 pontos (ou < 7,5 excluindo o item altura) ou wPCDAI < 12,5 pontos.
      - Retocolite ulcerativa: PUCAI < 10 pontos.
   b) PCR (valores abaixo do limite superior do normal).
   c) Calprotectina fecal (100–250 mcg/g).
   d) Crescimento: recuperação do crescimento normal.
   Obs.: considerar mudar o tratamento se esses objetivos não forem alcançados.

III) Longo prazo
   a) Remissão endoscópica é definida como:
      - Doença de Crohn: SES-CD < 3 pontos ou sem ulcerações.
      - Retocolite ulcerativa: subescore endoscópico de Mayo = 0 ponto, ou UCEIS ≤ 1 ponto.
   b) QVRS: normalização.
   c) Incapacidades: ausência.
   Obs. 1: resposta clínica ou a remissão clínica são insuficientes para serem utilizadas a longo prazo.
   Obs. 2: considerar mudar o tratamento se esses objetivos não forem alcançados.

Cicatrização transmural e histológica:
A cicatrização transmural na DC e a cicatrização histológica na CU não são estratégias terapêuticas formais.

△: diminuição do valor inicial; CU: colite ulcerativa; DC: doença de Crohn; PCR: proteína C reativa; QVRS: qualidade de vida relacionada à saúde; wPCDAI: *weighted Pediatric Crohn's Disease Activity Index*.
Fonte: Turner et al.[1]

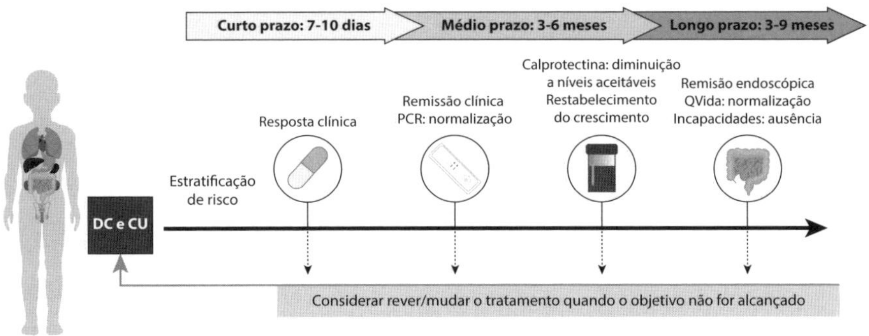

Figura 1 Estratégias de tratamento *treat-to-target* da DII na criança e no adolescente.
CU: colite ulcerativa; DC: doença de Crohn; PCR: proteína C reativa.
Fonte: Levine et al.;[2] Oba et al.;[14] de Ridder et al.[12]

✓ História clínica

- *Dor abdominal:*
  - 0 – nenhuma.
  - 5 – leve: breve, não interfere em atividade física.
  - 10 – moderada/grave: diária, longa duração, noturna, afeta as atividades.
- *Evacuações (por dia):*
  - 0 – 0 a 1 evacuação líquida, sem sangue.
  - 5 – até 2 semipastosas com pouco sangue, ou 2 a 5 líquidas.
  - 10 – sangramento intenso, ou 6 ou mais evacuações líquidas, ou diarreia noturna.
- *Estado geral:*
  - 0 – bom, sem limitação de atividade.
  - 5 – dificuldade ocasional em manter atividade apropriada para idade.
  - 10 – limitação frequente da atividade.

✓ Exame físico

- *Peso:*
  - 0 – ganho de peso, peso estabilizado ou perdido voluntariamente.
  - 5 – peso estabilizado involuntariamente, perda de 1 a 9%.
  - 10 – perda de peso ≥ 10%.
- *Estatura:*
  - *No diagnóstico:*
    - 0 – reduzida até 1 DP.
    - 5 – reduzida entre 1 e 2 DP.
    - 10 – reduzida mais que 2 DP
  - *No acompanhamento:*
    - 0 – velocidade de crescimento ≥ 1 DP.
    - 5 – velocidade de crescimento ≤ 1 DP e ≥ 2 DP.
    - 10 – velocidade de crescimento ≥ 2 DP.
- *Abdome:*
  - 0 – ausência de sensibilidade ou massa.
  - 5 – sensibilidade leve ou massa sem sensibilidade.
  - 10 – sensibilidade com defesa involuntária ou massa definida.
- *Doença perirretal:*
  - 0 – nenhuma.
  - 5 – 1 a 2 fístulas, drenagem escassa, sem sensibilidade.
  - 10 – fístula ativa, drenagem, sensibilidade ou abscesso.

✓ Manifestações extraintestinais:

Febre ≥ 38,5°C por 3 dias, artrite definida, uveíte, eritema nodoso. *P. gangrenosum.*

- 0 – nenhum.
- 5 – um.
- 10 – dois ou mais.

✓ Exames laboratoriais

- *Hematócrito (%):*

< 10 anos	11-19 anos feminino	11-14 anos masculino	15-19 anos masculino
0: > 33	0: ≥ 34	0: ≥ 35	0: ≥ 37
2,5: 28-32	2,5: 29-33	2,5: 30-34	2,5: 32-36
5: < 28	5: < 29	5: < 30	5: < 32

- *VHS (MM/h):*

0: < 20	2,5: 20-50	5: > 50

- *Albumina (g/dL):*

5: 3,1-3,4	0: ≥ 3,5	10: ≤ 3

Escore	Interpretação
0-10	Remissão
11-30	Doença com atividade leve
> 31	Doença com atividade moderada/grave
Soma dos pontos PCDAI: 0 a 100	

Figura 2 PCDAI: Índice Pediátrico de Atividade da Doença de Crohn.
DP: desvio padrão; VHS: velocidade de hemossedimentação.

Item	Pontos
1. Dor abdominal	
Nenhuma dor	0
Dor pode ser ignorada	5
Dor não pode ser ignorada	10
2. Sangramento retal	
Nenhum	0
Pequena quantidade apenas, em menos que 50% das evacuações	10
Pequena quantidade na maioria das evacuações	20
Grande quantidaade (> 50% das evacuações)	30
3. Consistência das fezes na maioria das evacuações	
Formadas	0
Parcialmente formadas	5
Completamente nao formadas	10
4. Número das evacuações nas 24 horas	
0-2	0
3-5	5
6-8	10
>8	15
5. Evacuações noturnas	
Não	0
Sim	10
6. Nível de atividade	
Não	0
Sim	10
7. Nível de atividade	
Nenhuma limitação das atividades	0
Limitação da atividade ocasional	5
Grave restrição das atividades	10

Escore	Interpretação
0-9	Remissão
10-34	Doença leve
35-64	Doença moderada
65-85	Doença grave

Soma do PUCAI (0-85)

Figura 3 PUCAI: Índice Pediátrico de Atividade de Retocolite Ulcerativa.

Na criança, a DC manifesta-se com dor abdominal inespecífica, diarreia, anemia, febre, perda de peso ou retardo de crescimento.[4] A tríade clássica dor abdominal, diarreia e perda de peso ocorre em até 25% dos pacientes. Muitas outras apresentações podem ocorrer a depender do segmento do trato digestório envolvido. A classificação do PCDAI tem melhor acurácia diagnóstica para remissão clínica que o wPCDAI, porém ambos não são precisos na avaliação da inflamação da mucosa.

CU diarreia com sangue é o sintoma de apresentação mais comum.[2] A remissão clínica na CU é definida como resolução da diarreia e/ou hábito intestinal alterado e do sangramento retal ou diminuição de pelo menos 20 pontos do PUCAI. Ao contrário da DC, a remissão clínica em crianças com CU utilizando o PUCAI prediz os resultados de longo prazo com tão boa acurácia como a avaliação endoscópica.[6] Adicionalmente, o prognóstico a longo prazo é melhor nos pacientes que alcançam remissão clínica (PUCAI < 10) durante os primeiros 3 meses após o diagnóstico.[1]

Crescimento, qualidade de vida relacionada à saúde e incapacidades

Até dois terços dos pacientes com DC têm diminuição da estatura no momento do diagnóstico, enquanto na CU o crescimento em geral é menos prejudicado.[4] Perda de peso, redução da massa óssea e atraso puberal também são preocupações associadas ao atraso do crescimento em pacientes recém-diagnosticados com DII e mais frequentes na DC. O atraso do crescimento, quando não corrigido, pode reduzir a estatura final e exige abordagem multidisciplinar.

O comprometimento do crescimento é definido por um escore Z de altura < 2,5 e tem causas multifatoriais representadas por aumento das perdas fecais, hábitos alimentares alterados, processos inflamatórios e uso de corticosteroides.

No acompanhamento do tratamento é indispensável avaliar o crescimento, a osteopenia, a sarcopenia, o desenvolvimento de modo sistemático, as questões nutricionais e a deficiência de vitaminas e minerais.

Qualidade de vida relacionada à saúde

Avalia a percepção dos pacientes sobre como a doença e os tratamentos afetam seu bem-estar físico, social e emocional.[7] Os relatos dos pacientes (PRO) podem ser avaliado por meio de questionários desenvolvidos e validados para cada faixa etária, com domínios e dimensões que são gerados exclusivamente pelos pacientes. Os questionários específicos como o Impact-III e genéricos como PedsQL4.0 são os mais utilizados em crianças/adolescentes com DII e são validados para a língua portuguesa (versão brasileira).[8,9]

A QVRS se correlaciona modestamente com marcadores de atividade apesar de o Food and Drug Administration (FDA) recomendar a inclusão dos PRO e medidas objetivas da atividade da doença nos ensaios clínicos para o registro de novas terapias. Deve-se estimular a socialização e os aspectos emocionais e a atividade física. Sobretudo o autocuidado pode melhorar a QVRS.

A Organização Mundial da Saúde (OMS) define incapacidade como "qualquer restrição ou falta (resultante de uma deficiência) da capacidade de realizar uma atividade da maneira habitual ou dentro da faixa considerada normal para um ser humano". Crianças com DII apresentam a saúde mais frágil e consequentemente incapacidades por dificuldades de acesso à educação e a oportunidades de trabalho, que a própria doença ou o tratamento impõe.[10] O objetivo final, a longo prazo, do tratamento da DII deve ser a redução das incapacidades, ou a recuperação da condição de saúde anterior à doença.

Endoscopia

A remissão endoscópica é amplamente aceita como a principal estratégia de tratamento tanto na DC quanto na CU pediátrica, dada sua comprovada associação com menores taxas de escalonamento de terapia, de hospitalização e de cirurgias.[6,11] A cicatrização da mucosa é avaliada por colonoscopia aproximadamente 6 a 9 meses após o início do tratamento.[5] A reavaliação endoscópica é recomendada nos casos de atividade persistente da doença, de recidiva grave, de novos sintomas inexplicáveis ou mudança de terapia, ou periodicamente, nos casos de doença de mais longa duração.

Simple Endoscopic Score for Crohn's Disease (SES-CD) é o escore de classificação mais amplamente utilizados para DC pediátrica. A cicatrização da mucosa é definida por ausência de inflamação da mucosa ou SES-CD < 3 pontos.[1] Porém, o grupo de Porto IBD da ESPGHAN (European Society for Paediatric Gastroenterology Hepatology and Nutrition) definiu remissão endoscópica como SES-CD ≤ 2, e ausência de ulceração mucosa em todos os segmentos explorados como estratégia ideal.[12]

Na CU a cicatrização da mucosa é definida pela ausência de inflamação da mucosa no subescore de classificação de Mayo igual a zero.[1]

Biomarcadores

Podem ser considerados marcadores inflamatórios úteis de atividade, particularmente para as crianças pelas dificuldades que o exame endoscópico impõe.

Proteína C reativa (PCR)

É um biomarcador não específico de inflamação para a avaliação de crianças com DII. O PCR tem meia-vida curta e retorna aos valores basais rapidamente, assim que o estímulo inflamatório foi resolvido.[4] Valores de PCR normais após o início do tratamento devem ser considerados uma meta mínima obrigatória de curto prazo, mas insuficiente a longo prazo.

Calprotectina fecal

Os valores de calprotectina fecal (CF) nas crianças normais abaixo de 4 anos de idade são maiores do que nos adultos.[13] Nas crianças maiores de 4 anos os valores de corte de 50 mcg/g são semelhantes aos dos adultos, muito embora crianças saudáveis possam ter níveis superiores a 100 mcg/g e, portanto, devem ser interpretados com especial cautela. O Stride-II considerou normal CF < 250 mcg/g para todas faixas etárias, por considerar que o intervalo de 100 a 250 mcg/g é uma zona cinzenta.[1]

Outro aspecto relevante é que a extensão da doença não se correlaciona necessariamente com os níveis de CF na criança, assim como não há evidências de que a avaliação da CF na doença em remissão clínica sustentada tenha algum valor para prever o curso da doença. Como a doença endoscópica pode estar presente em 20% das crianças com PUCAI < 10, é razoável avaliar a calprotectina para selecionar aqueles que vão requerer avaliação endoscópica.

Cicatrização transmural e histológica

A cicatrização transmural na DC avaliada por tomografia computadorizada, ou por ressonância magnética, ou enterografia ou ultrassonografia intestinal, representou importante avanço na avaliação morfológica do intestino delgado de crianças e adultos.

A cicatrização transmural na DC e a cicatrização histológica na CU não são estratégias terapêuticas formais pelo Stride-II.[1] Esses exames podem ser utilizados como um complemento à remissão endoscópica para avaliar um grau mais adequado de tratamento.

No futuro, a remissão histológica na CU pode ter maior probabilidade de impactar no curso da doença e nos resultados a longo prazo. Considerando que no cenário pediátrico o tempo de doença é mais longo que nos adultos, estratégias mais ambiciosas poderiam ter mais importância no futuro para avaliar um grau mais adequado de tratamento.

Em conclusão, o consenso Stride-II introduziu a estratégia T2T nas DII pediátricas. O controle precoce de DC e CU para evitar a progressão da doença pode ser crucial para adaptar individualmente cada etapa desse algoritmo. Mais estudos prospectivos são aguardados para identificar os preditores adequados para a população pediátrica e suas questões específicas.

REFERÊNCIAS BIBLIOGRÁFICAS

1. Turner D, Ricciuto A, Lewis A, D'Amico F, Dhaliwal J, Griffiths AM, et al. Stride-II: an update on the Selecting therapeutic targets in inflammatory bowel disease (Stride) initiative of the International Organization for the Study of IBD (IOIBD): determining therapeutic goals for treat-to-target strategies in IBD. Gastroenterology. 2021;160(5):1570-83.
2. Kobayashi T, Siegmund B, Le Berre C, Wei SC, Ferrante M, Shen B, et al. Ulcerative colitis. Nat Rev Dis Prim. 2020;6(1):74.
3. Roda G, Chien Ng S, Kotze PG, Argollo M, Panaccione R, Spinelli A, et al. Crohn's disease. Nat Rev Dis Prim. 2020;6(1).
4. Levine A, Koletzko S, Turner D, Escher JC, Cucchiara S, De Ridder L, et al. ESPGHAN revised porto criteria for the diagnosis of inflammatory bowel disease in children and adolescents. J Pediatr Gastroenterol Nutr. 2014;58(6):795-806.
5. D'Arcangelo G, Aloi M. Treat-to-target in pediatric inflammatory bowel disease: what does the evidence say? Pediatr Drugs. 2020;22(5):463-72.
6. Turner D, Ruemmele FM, Orlanski-Meyer E, Griffiths AM, De Carpi JM, Bronsky J, et al. Management of paediatric ulcerative colitis, part 1: Ambulatory care-an evidence-based guideline from European Crohn's and Colitis Organization and European Society of Paediatric Gastroenterology, Hepatology and Nutrition. J Pediatr Gastroenterol Nutr. 2018;67(2):257-91.
7. Perrin JM. Measuring quality of life in pediatric patients with inflammatory bowel disease: psychometric and clinical characteristics [Journal of Pediatric Gastroenterology and Nutrition (2008) 46, (164-171)]. J Pediatr Gastroenterol Nutr. 2008;46(4):482.
8. Hill RJ, Lewindon PJ, Muir R, Grangé I, Connor FL, Ee L, et al. Quality of life in children with crohn disease. J Pediatr Gastroenterol Nutr. 2010;51(1):35-40.
9. Varni JW, Burwinkle TM, Seid M, Skarr D. The PedsQL™* 4.0 as a pediatric population health measure: feasibility, reliability, and validity. Ambul Pediatr. 2003;3(6):329-41.
10. Eloi C, Foulon G, Bridoux-Henno L, Breton E, Pelatan C, Chaillou E, et al. Inflammatory Bowel diseases and school absenteeism. J Pediatr Gastroenterol Nutr. 2019;68(4):541-6.
11. van Rheenen PF, Aloi M, Assa A, Bronsky J, Escher JC, Fagerberg UL, et al. The medical management of paediatric Crohn's disease: an ECCO-ESPGHAN guideline update. J Crohn's Colitis. 2020 Oct 7:jjaa161.
12. de Ridder L, Biervliet V, Amil J, Manuel V, F SK, Ahmad N, et al. Endoscopy in pediatric inflammatory bowel disease: a position paper on behalf of the Porto IBD Group of the European Society for Pediatric Gastroenterology, Hepatology and Nutrition. Hepatol Nutr J Pediatr Gastroenterol Nutr. 2018;67(3):414-30.
13. Koninckx CR, Donat E, Benninga MA, Broekaert IJ, Gottrand F, Kolho K-L, et al. The use of fecal calprotectin testing in paediatric disorders: a position paper of the ESPGHAN Gastroenterology Committee. J Pediatr Gastroenterol Nutr. 2021;Publish Ah(4):617-40.
14. Oba J, Sobrado C, Damião AOMC, Azevedo M, Carlos A, Queiroz N, et al. Health-related quality of life in adolescents and young adults with inflammatory bowel disease is associated with reduction in school and work productivity rather than physical impairment: a multidisciplinary study. Arq Gastroenterol. 2021; p.1-7.
15. Wong K, Daniela, Isaac M, Eytan Wine. Growth delay in inflammatory bowel diseases: significance, causes, and management. Dig Dis Sci. 2021 Aug 15];66:954-64.

Índice remissivo

D

E

N

O

P

Q

R

S

T